Dr. h. c. Peter Jentschura · Josef Lohkämper

Die Pflanze, unsere Lehrmeisterin

sieht und fühlt
denkt und entscheidet
heilt und handelt
intelligent, klug, friedlich

J

Verlag Peter Jentschura · D-48161 Münster

Die Ratschläge in diesem Buch sind von den Autoren und dem Verlag sorgfältig erwogen und geprüft. Dennoch kann eine Garantie oder Gewährleistung von den Autoren oder dem Verlag nicht übernommen werden. Sie sollen auch nicht die Untersuchung oder den Rat eines Arztes oder Heilpraktikers ersetzen. Suchen Sie bei Beschwerden immer auch einen Arzt oder Heilpraktiker auf. Eine Haftung kann in Fällen der Nichtbefolgung dieses Rats nicht übernommen werden. Im Übrigen ist eine Haftung für Sach- und/oder Vermögensschäden im gesetzlich zulässigen Umfang ausgeschlossen.

Die Deutsche Bibliothek – CIP Einheitsaufnahme:

Jentschura, Dr. h. c. Peter, Lohkämper, Josef
Die Pflanze, unsere Lehrmeisterin:

[Pflanzen, Heilen, Natur, Naturachtung, Säure-Basen-Haushalt, Entsäuerung, Mensch und Planet] / Dr. h. c. Peter Jentschura; Josef Lohkämper. Münster: Verlag Peter Jentschura, 2015

www.verlag-jentschura.de

1. Auflage Dezember 2015
2. Auflage Januar 2023

ISBN: 978-3-933874-22-1

Inhaltsverzeichnis

Danksagungen

An dieser Stelle sprechen wir unserer Verlagsleiterin, Frau Julia van Acken, unseren ganz herzlichen Dank aus. Sie war diejenige, die uns die letzten Jahre immer wieder geschubst hat, doch endlich unser tiefes Wissen um die Pflanze und auch unsere Sicht über die Unterschiede von Intelligenz, Ethik und Friedfertigkeit zwischen Pflanze und Mensch in einem Buch zu artikulieren. Frau van Acken hat uns nicht nur den definitiven Anstoß zum Schreiben dieses Buches gegeben, sondern an diesem auch höchstqualifiziert mitgearbeitet.

Zu bedanken haben wir uns auch bei den Wissenschaftlern Dipl. Ing. Harald Thiers, seinem Sohn Hagen Thiers und bei Prof. Dr. Klaus Volkamer, die uns schriftlich oder in Gesprächen wertvollste Anregungen und Erkenntnisse vermittelt haben.

Danke und nochmal Dank sage ich meinem vor kurzem verstorbenen Freund und Co-Autoren Joseph Lohkämper, der am 09. Januar 2018 von uns gegangen ist. Er war 35 Jahre lang mein persönlicher Freund und mein intellektueller Partner. Er war per Pendel und Geist auch mein und unser Mittler hinauf in die Dimensionen der Akashachronik, die wir immer dann befragt haben, wenn wir mit dem eigenen Intellekt, dem eigenen Wissen oder per Recherche in unseren Gedanken und Forschungen nicht weiterkamen.

Ganz herzlich danke ich auch meiner seit mittlerweile 52 Jahren mit mir glücklich verheirateten Frau. Meine liebe Gertrud hat mir von Anfang an „den Rücken freigehalten“ und mir und uns damit den Aufbau eines großen Unternehmens ermöglicht, auch das Schreiben von mittlerweile drei Büchern zusammen mit Josef Lohkämper.

Vorwort 1. Auflage

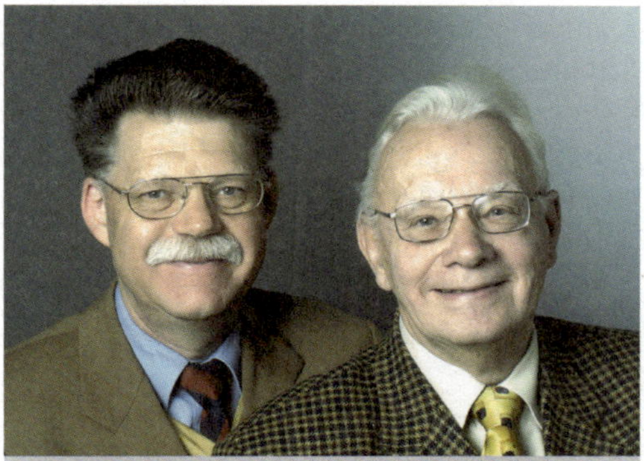

Dr. h. c. Peter Jentschura & Josef Lohkämper

Liebe Leserin, lieber Leser,

es ist zwanzig Jahre her, dass wir beide, Peter Jentschura und Josef Lohkämper, unser erstes Buch mit dem Titel „Gesundheit durch Entschlackung“ geschrieben haben, und es ist zehn Jahre her, dass wir unser Buch „zivilisatoselos – leben ohne die Zivilisationskrankheiten unserer Zeit“ verfasst haben.

Seit drei Jahren verdichteten sich mehr und mehr die beiden Themen des Ihnen jetzt vorliegenden Buches. Das ist einmal die Betrachtung, wie die augenblickliche moderne Menschheit die Natur sieht und mit ihr umgeht. Das ist andererseits ein immer tiefergehendes Verständnis der Natur, welches wir uns in vielen Jahrzehnten erarbeitet haben. In diesen letzten Jahren war es immer wieder die Leiterin unseres Verlages, Frau van Acken, die uns gebeten hat, diese beiden Themen in Form eines neuen Buches zu veröffentlichen.

Aller guten Dinge sind drei, dachten wir uns vor Kurzem, als wir mit einem guten alten Bekannten zusammensaßen.

Der Mann ist 82 Jahre alt, schaut aus wie das blühende Leben und bezeichnete in dem mit uns geführten Gespräch die von uns rezeptierte Teemischung als sein Lebenselixier. Das war für uns, die wir mittlerweile 75 und 85 Jahre alt sind, der kleine, aber dennoch auslösende Anlass, ein Buch zum Thema Tee, Pflanze und Gesundheit zu schreiben.

Bei unserer drogistischen Herkunft liegt es natürlich nahe, dass wir den Schwerpunkt nicht auf irgendeinen Genusstee, sondern auf die Heilkräuter und deren Wirkung gelegt haben. Diese Wirkung entzieht sich wissenschaftlicher Erkenntnis, beruhen die festgestellten Wirkungen doch auf einer Unzahl in jedem Tee enthaltener Mineralstoffe, Gerbstoffe, Schleime, Saponine, Glykoside, Alkaloide und zahlreicher anderer Stoffe, sodass ein wissenschaftlicher Wirksamkeitsnachweis nicht möglich ist, richtet sich dieser doch immer nur auf den Wirkungsnachweis eines einzelnen Stoffes.

Dieses Bestreben, eigentlich diese Notlage, Wirkungen auf diejenigen einzelner Stoffe reduzieren zu müssen, treibt dann regelrechte Blüten, wie weiland die Erforschung des Pyrrolizidinalkaloids (PA). Dieses Alkaloid hatte man vor etwa 15 Jahren in seiner chemischen Struktur erkannt, danach synthetisch hergestellt und Versuchstieren intravenös in abstrusen Mengen injiziert, wie sie weder als Monosubstanz noch in derart abartigen Mengen in der Natur vorkommen.

Logischerweise entgleiste der Stoffwechsel der bedauernswerten Versuchstiere mit bspw. der Bildung von Entgiftungsgeschwülsten, ebenso wie sie bei vergifteten Menschen an Organen, in Geweben oder auf der Haut auftreten.

Das Ergebnis war, dass man dem Huflattichblatt, in dem man das Pyrrolizidinalkaloid gefunden hatte, Kanzerogenität unterstellte, was natürlich ein wissenschaftlicher oder unwissenschaftlicher Unsinn ist, gibt es diesen Stoff doch nur in Feinstverteilung geringster Mengen, vergesellschaftet mit so nützlichen wie hilfreichen Symbionten.

Es kam dann hinzu, dass man das Pyrrolizidinalkaloid-Kind gleich mit dem Bade ausgeschüttet hat und alle Pflanzen, die dieses Alkaloid enthielten, wie das Fuchskreuzkraut, der Borretsch, die Pestwurz, der Beinwell und andere Pflanzen, gleichermaßen desavouiert und kriminalisiert hat.

Da waren gleich wieder einige der wertvollsten Kräuter für die Gesundheitsprävention oder für die kurative Behandlung von Haut und Knochen, von Diabetes mellitus und Beschwerden des Hals- und Rachenraumes aus dem Verkehr gezogen. „Honi soit, qui mal y pense!“ („Ein Schuft sei, wer Schlechtes dabei denkt.“)

In unserer verlagseigenen Bibliothek befinden sich etwa 100 Bücher, die sich mit Pflanzen und mit Pflanzenheilkunde beschäftigen. Diese haben wir einmal durchgesehen. Aber wir wollten natürlich kein Kompendium dessen schreiben, was Sie in beliebig vielen anderen Büchern und Rezepten nachlesen können oder vielleicht schon gelesen haben.

In den vielen Jahrzehnten, die wir als Gesundheitsberater und Buchautoren absolviert haben, hat sich eine eigene Sicht auf die Pflanze, auf die Materie und auf die Welt, in der wir leben, entwickelt. Diese Sicht hat sich für so viele Menschen und ihre Gesundheit als hilfreich erwiesen, dass wir sie in Form unseres Ihnen jetzt vorliegenden dritten Buches zu Papier bringen wollten.

Diese Sicht sieht uns Menschen, wie Tier und Pflanze, wie den Makro- und den Mikrokosmos als integrale Bestandteile der Natur. Schaut man sich jedoch den Umgang der modernen Menschheit mit der Natur an, dann stellen wir fest, dass die Natur keineswegs als integraler Bestandteil unseres Lebens betrachtet wird, nicht einmal als integrierter oder zu integrierender.

Ganz im Gegenteil beobachten wir eine von uns Menschen praktizierte Geringschätzung, um nicht zu sagen Verachtung der Natur.

Viele Kräuter sind für uns „Unkräuter“ und werden mit giftigsten Chemikalien bekämpft. Viele Insekten sind „Ungeziefer“ und werden gleichfalls vergiftet und bekämpft. Diese Rücksichtslosigkeit gegenüber der Natur hat z. B. zu einer totalen Dezimierung, fast zum Aussterben, der Schwalben geführt und mittlerweile die Bienenvölker des ganzen Planeten in existenzielle Not gebracht.

Die Verachtung der Natur macht auch vor großen Säugetieren nicht Halt. Diese ist, ob wir es wollen oder nicht, die für „wissenschaftlich“ gehaltene und damit ganz offensichtlich tragfähige Basis für den Tierversuch, die Massentierhaltung und die Massenschlachtung, welche wir mit Huhn und Gans, mit Kuh und Schwein ohne jedweden Skrupel praktizieren.

Unser im Augenblick zu beobachtendes niedriges ethisches Niveau der Natur gegenüber manifestiert sich nicht nur in diesem beklagenswerten Verhalten dem Insekt und dem Tier gegenüber, sondern es ist gleichfalls gegenüber dem Mikrokosmos der Bakterien und Viren, selbst gegenüber dem Gen und dem Atom zu beobachten.

Der Mensch unserer zivilisatorischen Epoche glaubt ganz offensichtlich, jegliche Erscheinungsform der Natur respekt- und achtungslos manipulieren und ausbeuten zu dürfen. Wir glauben das nicht!

Unsere Epoche ist nicht nur endlos fern von einer die Natur achtenden Integrierung aller unserer Lebensaspekte in die natürlichen Abläufe der Schöpfung. Wir sind erst recht endlos weit davon entfernt, uns selbst als integralen Bestandteil der Natur zu betrachten.

Wir setzen uns immer wieder in einen regelrecht feindlichen Gegensatz zur Natur und vertreiben sie möglichst effizient, wie natürlich ebenso rücksichtslos, aus unserer engen Umgebung, selbst aus unserem eigenen Organismus.

So effizient, wie wir unseren eigenen Organismus von angeblichen „Erregern" freihalten wollen, so effizient bauen wir deren Therapieresistenz auf, und so sehr verschmutzen wir mit der Reinhaltung unserer eigenen engen Umgebung unsere gesamte Umwelt. Hier muss ein generelles Umdenken hin zu einer Integrierung von uns Menschen in die göttliche Schöpfung hinein erfolgen.

Logischerweise schwebt uns ein ganz anderes Lebensmodell von uns Menschen vor. Wir hätten gern Familien, die sich mit vollem Bewusstsein in das Leben der Mikrobiologie, der Pflanzen und der Tiere dahingehend integrieren, dass jede Familie ca. 1500 bis 2500 qm Land bewohnt, auf dem sie Platz hat zu Spiel und trainierender körperlicher Bewegung, und wo sie ebenso Platz hat für Gartenbau und Kleintierhaltung.

Das wäre dann ein Mensch in und mit der Natur und nicht mehr ein solcher gegen und ohne die Natur, wie wir es im Augenblick zu beobachten haben.

Wir glauben auch nicht, dass es so leblose wie gedanken- und willenlose Materie gibt. Materie ist LEBEN! Sie atmet, pulst und lebt lediglich mit unterschiedlichen Frequenzen und Lebenszyklen. Dieses Leben pulst im Großen wie im Kleinen, wie schon einer der hermetischen Lehrsätze aus dem Alten Ägypten lehrt.

Wir sehen die Anwesenheit der göttlichen Lebenskraft in der gesamten Natur walten, so wie es auch die indische Philosophie formuliert:

Gott schläft im Stein.
Gott atmet in der Pflanze.
Gott träumt im Tier.
Gott erwacht im Menschen.

Wem fällt da nicht der zwischen Tag und Nacht wechselnde Atem der Pflanzen ein, der von der Sonne lichtgesteuert wird mit dem Einatmen von Kohlenstoffdioxid, dem berühmt-berüchtigten CO_2, über den Tag und mit dem Ausatmen von Sauerstoff in der Nacht?

Mit diesem Atmen und Atem gibt die Pflanze uns den Takt des Lebens vor, nur dass unser Takt genau umgekehrt läuft mit dem Einatmen von Sauerstoff und mit dem Ausatmen von CO_2.

Die Pflanze ist der für uns lebenswichtige Sauerstofferzeuger. Wir Menschen und die Tiere sind die für die Pflanze lebenswichtigen CO_2-Erzeuger. Wir beide sind integrale Bestandteile der Natur. Wir sind Lebenspartner.

Unsere Zivilisation scheint mit dem linken Fuß aufgestanden zu sein, und es wird Zeit, dass wir auf den rechten Fuß kommen und uns aus der beklagenswerten Ebene der Naturverachtung hochentwickeln zu einer Achtung und später zu einer Hochachtung der Natur. Dann werden wir auch die augenblicklich herrschende Zivilisation mit ihren wider die Natur gerichteten Maßnahmen der Genmanipulation, der Symptombekämpfung, der Nukleartechnologie, der Tierversuche und der Massentierhaltung überwinden, uns zuerst in die große Natur integrieren und uns in einigen Generationen als integraler Bestandteil der großen Mutter Natur betrachten und auch entsprechend verhalten.

Dann werden die modernen Zivilisationskrankheiten ebenso der Vergangenheit angehören wie die Umweltverschmutzung unserer jetzigen Zivilisation.

Es ist insbesondere unsere Betrachtung der Natur, die beim Atom als gleichzeitig kleinstem aber auch intelligentestem Teil unserer materiellen Welt beginnt. Dabei ist diese Intelligenz des Atoms nicht nur ein ethisch ambi- oder multivalenter Wert, sondern wir sehen im Atom eine Energie und eine Intelligenz angesiedelt, die mit einem göttlich hohen Intelligenzquotienten auf die Schaffung und Erhaltung von Leben gerichtet ist, eine Intelligenz, die nicht zwingend alles, aber doch so unendlich vieles weiß, kann, will und tut, dass wir sie nur als göttlich bezeichnen können.

Wegen dieses Wissens, Könnens, Wollens und Tuns gibt es Reaktionen zwischen chemischen Elementen. Wegen dieses Wissens, Könnens, Wollens und Tuns bewegen sich die Gestirne, die Gezeiten, der Wind, die Wolken, die Pflanzen, die Tiere und auch wir Menschen.

Damit sind wir bei Max Planck, der sich in seinem wissenschaftlichen Testament nicht gescheut hat, diese Kraft, dieses Wissen, Können und Wollen GOTT zu nennen.

Die Betrachtung der Pflanze hat uns immer tiefer in deren Wesenheit, auch in diejenige der Natur geführt, selbst in die Betrachtung deren sowohl materieller als auch immaterieller Wesenheit. Schließlich gelangten wir zu einem ganz und gar anderen Verständnis von Materie, Pflanze und Tier, als wir modernen Menschen des sog. Westens es zurzeit gelehrt bekommen und viele von uns es verinnerlicht haben.

Unsere Betrachtung von Pflanze, Tier, von materieller und immaterieller Welt hat auch zu einer eigenen Gottbetrachtung geführt. Möglicherweise hat das Testament von Max Planck uns dazu den Anstoß gegeben.

Der Bogen dieses Buches spannte sich weiter und weiter, und er spannte sich tiefer und tiefer, so unbedeutend der Auslöser zum Schreiben auch gewesen sein mag. Unser Bekannter, der uns den Schubs zum Schreiben dieses Buches gab, hatte die von uns entwickelte Teerezeptur als sein Lebenselixier bezeichnet. Das hat bei uns die Frage ausgelöst, was denn ein solcher Tee überhaupt alles kann bzw. bewirkt.

Wir waren verblüfft über die vielen Antworten, die wir uns auf diese Frage gegeben haben.

Das Trinken von Heilkräutertee bewirkt und bewahrt eine hervorragende Qualität des Blutes, löst Schadstoffe und transportiert sie ab, regt Organe und deren Funktionen an, wirkt antibiotisch und stärkt unsere Selbstheilungskraft. Kräuter und auch Gemüse, Samen und Nüsse sind Mineralstoff- und Vitalstoffversorger, welche die Nieren stärken, Parasiten austreiben können, das Immunsystem stärken und unsere Fruchtbarkeit bewirken.

Lesen Sie gern alle diese segensreichen Wirkungen von Kraut und Heilkraut, und vor allen Dingen erfahren Sie, wie diese Wirkungen zustande kommen. Wir beide waren auf alle Fälle heilfroh, über so viele Jahrzehnte unseres Lebens der Pflanze, da besonders dem Heilkraut, und damit der Natur, treu geblieben zu sein und sie immer tiefer erforscht zu haben.

Auf diesem Forschungswege, vollzogen nicht im Labor und nicht im Reagenzglas oder unter dem Mikroskop, sondern im und mit dem Geiste, wie es für Jahrtausende üblich war, sind wir auch zu einem ganz anderen Naturverständnis gelangt, als es bspw. den modernen Naturwissenschaften gelungen ist.

Sicherlich wird es für Sie interessant sein, einmal die Gegenüberstellung des Glaubensbekenntnisses der Naturwissenschaften versus das von uns erworbene Naturwissen zu lesen.

Insofern wünschen wir Ihnen viel Vergnügen bei der Lektüre, die sicherlich zu mancher spannenden und ggf. nachdenklich-konfliktiven Auseinandersetzung mit Ihren eigenen Naturvorstellungen führen wird.

Wichtige Schritte heraus aus der Naturverachtung sind bereits vollzogen, und wir müssen den eingeschlagenen Weg nur konsequent weitergehen. Diese ersten Schritte heißen „BIO“ mit der sich immer weiter durchsetzenden biologisch-dynamischen Landwirtschaft, mit unserem begonnenen Ausstieg aus der Nukleartechnologie und mit der sich ändernden Ernährungsweise hin zu immer mehr Vollwertkost und zu immer mehr vegetarischem oder veganem Essen.

Erste richtungsweisende Ansätze zu einem Umdenken liegen bereits mehr als hundert Jahre zurück. Anfang des 20. Jahrhunderts erwuchs in der deutschen Seelenregion Thüringen-Sachsen-Schlesien die sog. Reformbewegung, deren Gedankengut noch heute in den deutschen und österreichischen Reformhäusern gepflegt wird. Diese frühe Besinnung „zurück zu Natur und Natürlichkeit“ sollten wir jetzt getrost als Vorläufer der modernen Bio-Bewegung ansehen.

Im Zentrum der Reformbewegung stand schon vor mehr als 100 Jahren neben einem naturgemäßen Essen bezeichnenderweise das Heilkraut.

Betrachten wir uns also auf einem guten und richtigen Weg in eine lebenswerte Zukunft.

An dieser Stelle möchten wir beiden uns einmal ganz herzlich bei unseren Ehefrauen bedanken, die und seit Jahr und Tag den Rücken freigehalten, und uns somit nicht nur den Aufbau eines großen Unternehmens, sondern auch das Schreiben von mittlerweile drei Büchern ermöglicht haben.

Ihre

Dr. h. c. Peter Jentschura   Josef Lohkämper

Vorwort 2. Auflage

Wir schreiben den Winter 2017. Der Winter hört nicht auf, und von Angela Merkels Klimaerwärmung ist keine Rede mehr. Auch von dem jahrelang von ihr verteufelten angeblichen Treibhausgas, dem Kohlenstoffdioxid, dem berühmt-berüchtigten CO_2, spricht und schreibt keiner mehr.

Dafür sind Zeitungen, Funk und Presse voll von Schauermärchen über ein bislang unbekanntes Gespenst namens Stickoxid, NOx. Das soll mehr als 100 Jahre lang unerkannt den Dieselmotoren von PKWs, LKWs, Bussen und Schiffen und unzähligen mit Dieseltreibstoff betriebenen Industriemotoren entströmt sein. Wie konnte es sich nur bis vor Jahresfrist verborgen halten, fragt sich der erschrockene Zeitgenosse.

Was er als Autofahrer in jedem Frühjahr beobachtet, ist das jährliche Fällen von Gehölzen an den Rändern stark befahrenen Straßen und Autobahnen. Dort wuchert die Vegetation von Baum und Strauch, selbst auf den Mittelstreifen der Autobahnen trotz all der Schadstoffe, die von den Autos abgesondert werden sollen. Diese Gehölze wuchern dort nicht trotz sondern wegen der Gase, die wir Menschen als Schadgase verstehen können, die jedoch Nutzgase für Baum und Strauch sind. Die Pflanze sieht Materie, mithin jedes Molekül und jedes Atom, ganz anders als wir Menschen. Sie ist in der Lage, die meisten in der Natur vorkommenden Moleküle zu ihrem eigenen Nutzen bis in die Stufe der Atome hinunter zu zerlegen. Sie ist sogar in der Lage, Elemente zu verwandeln, sodass man in vielen Pflanzen chemische Elemente findet, welche im Boden gar nicht vorkamen, auf welchem sie gewachsen sind.

Wir sind als Schüler der deutschen Gymnasien vor Jahrzehnten mit der simplen Erkenntnis ins Leben entlassen worden, dass die Abgase von Mensch und Tier genau die Stoffe sind, welche die Pflanzen zu ihrem Wachstum benötigen. Der Kohlenstoff des CO_2 ist das Material der Pflanze für deren Holz und Stängel, während das Element unseres Lebens, der Sauerstoff als das Abgas der Pflanze von dieser ausgeschieden wird.

Das schwarze Erdöl, welches in vielen Ländern und Küsten unseres Planeten hochgepumpt wird, ist, beiläufig erwähnt, keineswegs fossilen Ursprungs. Sondern es handelt sich um ganz normal in der Erdkruste entstehende Kohlenwasserstoffe, die sich im Übrigen auch wieder neu bilden werden, wenn die augenblicklich törichte Phase unserer Menschheitsentwicklung vorbei sein wird.

Glauben Sie bitte nicht, dass wir beide, Peter Jentschura und Joseph Lohkämper, die Einzigen sind, welche die augenblickliche Darstellung betreffend Stickoxid als ausgemachten wissenschaftlichen Unsinn resp. als neueste offizielle Lüge ansehen. Gerade meldet sich mit einer inte-ressanten Bemerkung Prof. Dr. Matthias Klinger, immerhin Leiter des Fraunhofer-Institutes für Verkehrssysteme, Dresden, in der Sache „Feinstaub" zu Wort:

„Der Feinstaubgrenzwert ist eigentlich völlig widersinnig: Was wir mit den Messgeräten messen, ist zu 90 % natürlicher Feinstaub, und an diesem Feinstaub ist niemand gestorben bisher – der ist seit Jahrmillionen in der Luft. Der Anteil der Diesel-PKW daran ist so marginal, dass man ihn eigentlich gar nicht messen kann."

Da fragt man sich nur, was diese törichten Märchen von Treibhausgasen und Stickoxiden sollen, die immer eine Halbwertszeit von 10 – 12 Jahren haben, bevor sie klammheimlich von heute auf morgen aus der durch und durch manipulierten Berichterstattung von Presse, Funk und Fernsehen verschwinden. Es sind samt und sonders Maßnahmen, um uns Menschen zu dressieren, zu Sündern zu stempeln und natürlich, um uns dann finanziell abzukassieren.

Nachdem unser Industrieunternehmen zur Berufsgenossenschaft der Chemischen Industrie gehört, habe ich mir einmal die zur Verfügung stehenden Unterlagen betreffend die Gefährdung der Menschen durch Stickoxide schicken lassen. Ob Sie es glauben oder nicht, es findet sich kein einziges Wort darin zu Stickoxiden aus Dieselmotoren. Dieses Märchen, betreffend Stickoxide, ist als weitere Regierungslüge einzustufen. Das vorrangige Ziel ist dasjenige, dass wir Menschen dressiert werden sollen, jede regierungsamtliche Lüge zu glauben und uns, abgerichtet wie gut erzogene Hunde, den Strafen und Zahlungen zu unterwerfen, die bei Glaubensverweigerung oder irgendwelchen Missachtungen von Nutzungen, Fahrverboten o. a. über uns verhängt werden.

Es ist, wie gesagt, eine Maßnahme der Dressur respektive des Abrichtens. Diese Methode des Herrschens hat sich seit den Zeiten der Erfindung der Erbsünde und anderer Lügen samt deren drastischer Durchsetzung für die Regierenden bestens bewährt. Überlegen Sie einmal, wie weit Ihr eigener Dressurzustand gediehen ist.

Stickoxide dürften für die Pflanze keinerlei Giftwirkung haben, und wenn dem so wäre, würde das Pflanzenreich mit den unzähligen Dieselmotoren nicht gerade an Autobahnen und sogar auf dem Mittelstreifen so üppig gedeihen, wie es dort zu beobachten ist, sind doch Stickstoff und Sauerstoff die beiden Elemente, die 97 Prozent unserer erdumspannenden Atmosphäre ausmachen.

Im Grunde genommen weiß der Mensch genau, wie er der Pflanze schaden kann. Wenn er das will, benutzt er das in der Luft unseres Planeten nicht vorkommende Chlor und stellt zur Pflanzenvernichtung sogenannte chlorierte Kohlenwasserstoffe her. Stickstoff jedoch ist Bestandteil von Pflanzendünger!!

Kaum hatten wir dieses Vorwort bis zu diesem Absatz schlussredigiert, da stirbt mein jahrzehntelanger Freund, Mitforscher und Co-Autor Joseph Lohkämper am 09. Januar 2018. Wenige Tage später folgt ihm seine Ehefrau Goldis. Damit gingen 35 Jahre engster Freundschaft und Zusammenarbeit zu Ende. Viele Früchte dieser gemeinsamen Arbeit haben wir zusammen zur Reife gebracht. Viele große Dinge befinden sich noch in Entwicklung, wurden unsere Zukunftspläne doch mit zunehmendem Alter von uns beiden nicht kleiner sondern immer größer. Dazu zählen beispielsweise die Erforschung von Möglichkeiten zur Regenerierung degenerierter körperlicher Strukturen, die Überwindung der Malabsorption und die Überführung des Patienten in die Belabsorption von ihm benötigter Stoffe. Dazu gehört auch unser großer Plan zur Errichtung eines wegweisenden Reinigungs- und Regenerierungsinstitutes.

Manche von Ihnen werden Joseph Lohkämper auf unseren gemeinsamen Seminaren, Vorträgen und Messeauftritten persönlich kennengelernt und schätzen gelernt haben. Behalten wir ihn alle miteinander in guter und dankbarer Erinnerung und bauen wir darauf, dass er uns aus seiner neuen Position heraus so begleiten und unterstützen wird, wie er das mit mir zusammen 35 Jahre lang getan hat.

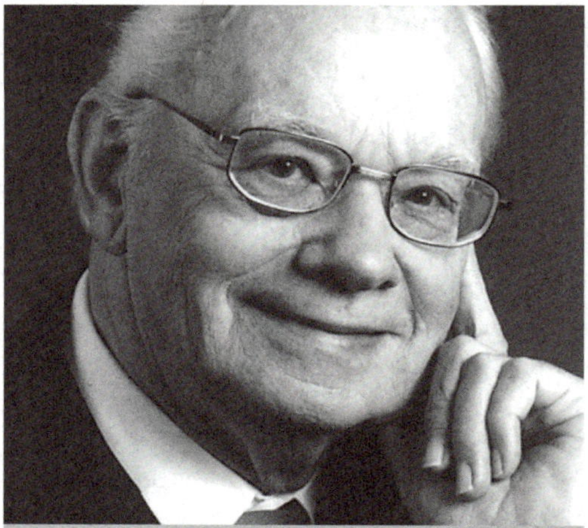

Josef Lohkämper
(geb. 3. September 1930 | † 9. Januar 2018)

Eines unserer letzten Gespräche hat sich um die von uns angestrebte Höherentwicklung unserer Menschheit gedreht. Dabei sind wir noch einmal die von uns gewünschten Schritte durchgegangen mit der angestrebten Überwindung der augenblicklichen Verachtung gegenüber der Natur hin zu deren Achtung und später Hochachtung. Wir haben dann noch weiter in die vor uns liegenden Jahrhunderte geträumt und die dann folgenden Schritte als Stufen der Naturverehrung und als letzte Stufe der Naturanbetung vorhergesehen.

Dann kam uns der hermetische Lehrsatz in den Sinn: „Der Schwung des Pendels nach rechts ist der Schwung des Pendels nach links". Die Tempel der Naturanbetung werden verfallen, und der Pendel wird zur Naturverachtung zurückschwingen, wie wir das auf unserem Planeten seit ewigen Zeiten beobachten. Oder sollten wir wirklich endlich einmal aus dieser Menschheitsstufe der wechselnden Pendelschwünge herauskommen und uns in eine spireale Aufwärtsentwicklung aufschwingen können? Diese Fragen, Betrachtungen und Träume standen am Ende unserer jahrzehntelangen Zusammenarbeit.

Was merken wir? Diesem Ende wohnt ein durch und durch hoffnungsvoller Anfang inne. Auch dafür gilt Joseph Lohkämper mein und unser herzlicher Dank.

Ihr Peter Jentschura

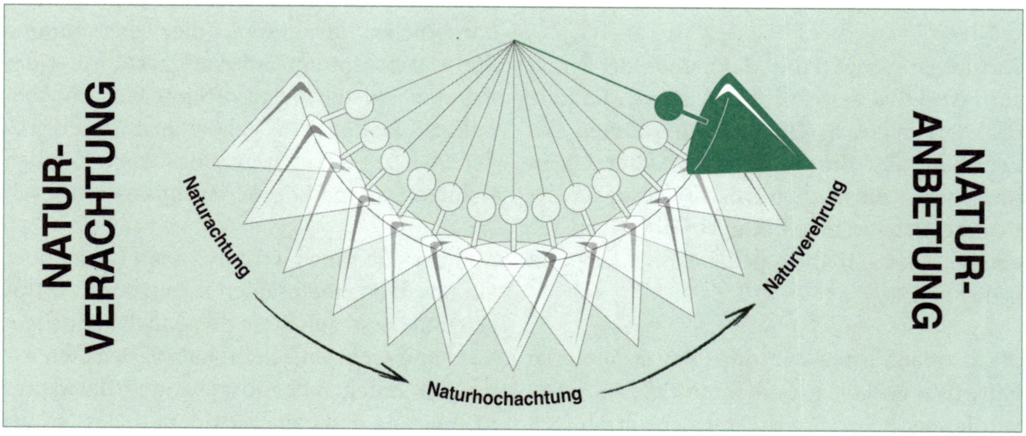

Einleitung

Pflanzen begleiten uns Menschen seit Urzeiten auf unserem paradiesischen Planeten. Das klingt natürlich mehr als selbstverständlich, doch hin und wieder sollten wir uns bewusst machen, dass LEBEN ohne die Pflanzen und ihr Betreiben der Fotosynthese unmöglich ist. Dasselbe gilt für das Wasser und die Sonne. Ganz sicher betreiben Pflanze, Wasser und Sonne nicht nur die Fotosynthese, sondern noch viel mehr Vorgänge in der materiellen und immateriellen Dimension unseres Lebens.

Das Wasser mit seinem neutralen chemischen Wert von pH 7 reinigt, spült, wäscht, transportiert und bewegt ständig Nährstoffe in unserem Organismus oder bringt Schadstoffe aus unserem Körper hinaus. Außerdem „wässert" es unser Gehirn und unsere Körperflüssigkeiten. Seine Anwesenheit macht das ständige Fließen sämtlicher Körpersäfte und Sekrete überhaupt erst möglich.

Im Übrigen denken wir mit Wasser, besteht unser Gehirn doch zu sage und schreibe 90 % aus Wasser. Dieses Hirnwasser, überhaupt unser Körperwasser, ist jedoch nicht identisch mit Leitungswasser, auch nicht mit demineralisiertem und auch nicht mit destilliertem Wasser.

Diese drei Wasserarten oder -qualitäten treten uns mit einem mehr oder weniger hohen Verschmutzungsgrad entgegen, auch mit einem durchgängig niedrigen Grad von Energiegehalt und Struktur.

Der Japaner Masuro Emoto hat uns mit seinen beeindruckenden Fotografien gezeigt, wie entweder absolut desolat und kläglich ein Wasser optisch ausschauen kann oder in wie wunderbarer Schönheit sich kristallisiertes Wasser präsentiert.

Wir kommen in dem Kapitel „Lebensenergie" dieses Buches auf dieses Phänomen der Wasserstruktur besonders zu sprechen, ist das Wasser doch das Lebenselement unseres Planeten, seiner Pflanzen, Tiere und auch von uns Menschen.

Die Sonne wiederum versorgt jedwedes Leben mit Licht und Wärme, was für das Keimen eines Samens und für den Fortbestand der Pflanzen auf unserem Planeten nicht wegzudenken ist. Ein Frühling ohne Sonne funktioniert nicht, ebenso die Gewinnung von Sauerstoff durch die eben erwähnte Fotosynthese.

Dass Pflanzen nicht nur durch ihr einfaches Dasein die Erde bereichern, sondern für uns Menschen geradezu von unschätzbarem Wert sein können, das möchten wir Ihnen, liebe Leserinnen und Leser, mit diesem Buch näherbringen.

Uns fällt das Zitat von Jean-Jacques Rousseau aus dem 18. Jahrhundert „Retour à la nature" ein, welches in den Achtziger Jahren des letzten Jahrhunderts als Forderung gegen die rasante technische Entwicklung öfter zu hören war. Heute ist diese Forderung sicherlich nicht so umsetzbar, wie er es damals gemeint hat. Doch wir Menschen sollten uns überlegen, wie wir die Natur, die uns umgibt, in Zukunft hegen, pflegen und erhalten wollen.

Im Augenblick behandeln wir jedoch sowohl die Pflanze als auch das Tier als Sachen, von denen wir glauben, dass wir sie beliebig manipulieren, benutzen und ausbeuten können. Je rücksichtsloser wir das tun, desto größer ist der angestrebte wirtschaftliche und pekuniäre Nutzen, den wir aus dieser Rücksichtslosigkeit ziehen.

Rücksichtslosigkeit und Respektlosigkeit sind überhaupt zwei Kriterien, die nicht nur unseren Umgang mit der Natur bestimmen. Das Gleiche gilt mittlerweile auch für den Umgang von uns Menschen untereinander. Vorbei ist es mit dem Respekt der jüngeren Generationen vor der alten Generation. Vorbei ist es mit Respekt und Rücksicht vor der Frau und vor dem ungeborenen Leben.

Derartige Weichenstellungen werden anfangs in Vorträgen, Vorlesungen oder auch in der Literatur vollzogen, bis sie dann Eingang in unsere Umgangs- und Verhaltensweisen finden.

Das erreichte Maß an ethischer, soziologischer und moralischer Rücksichtslosigkeit und Respektlosigkeit wird von einem Teil der Menschheit praktiziert und von dem anderen mit stummer Ergebenheit erduldet. So wie die Seelen vieler Menschen leiden, so leidet auch die Natur.

Die Natur aber ist kostbar, einzigartig und unsere einzige Überlebenschance, wenn wir nicht in unseren Müllbergen und in der durch die Abgase der Industrie und der Autos verunreinigten Luft untergehen wollen.

Im eigenen Haushalt z. B. kann man sich überlegen, ob man überhaupt noch ein chemisches Reinigungsmittel braucht, oder ob man mit dem guten alten Essigreiniger nicht ein ähnlich gutes Ergebnis erreichen kann. Plötzlich macht der Scheuersand, mit dem jahrhunderte- und jahrtausendelang Fußböden und Tische sehr effektiv und ohne Chemie gereinigt wurden, einen guten Sinn.

Im Garten hat sich auch der Brennnesselsud zur Abwehr von lästigen Blattläusen bewährt. Damit sind wir schon beim Nutzen, den uns die Pflanzen bringen können, so wir denn wissen, welche Pflanzen, Pflanzenstoffe oder Pflanzenbestandteile uns bei Krankheiten, Missbefindlichkeiten oder auch im Garten helfen können.

Doch es wäre zu einseitig gedacht, wenn wir davon ausgehen, dass Pflanzen ihre wertvollen Stoffe nur produzieren, um sie dem Menschen zur Verfügung zu stellen.

Ganz das Gegenteil ist der Fall, wie wir am Beispiel von Kamille und Mohn später noch sehen werden. Die Pflanzen haben ein eigenes Bestreben, ihr Leben zu leben, welches weit über die Gesetzmäßigkeit oder das Bedürfnis sich fortzupflanzen hinausgeht. Sie weiß, will, kann und tut etwas!

Wir sind sogar der Meinung, dass das scheinbar zufällige Blühen, Leben und Wachsen der Pflanzen intelligenter und sinnvoller ist als das angeblich sinn- und planvolle Handeln von uns Menschen. Es gibt zahlreiche Bücher über Heilpflanzen und deren Verwendung. Doch wir sind sicher, dass wir Ihnen in diesem Buch eine andere Sichtweise über das Naturverständnis und ganz bestimmt einige andere geistige Herausforderungen offenbaren werden, die Sie in den erwähnten anderen Pflanzenbüchern noch nicht gelesen haben.

Bevor wir Sie auf die spannende und interessante Entdeckungsreise um die Geheimnisse der Heilpflanzen mitnehmen und Sie zu Hause einige der zahlreichen Teerezepte ausprobieren werden, möchten wir Ihnen einen Überblick über die Geschichte und Tradition der Erforschung und Nutzung von Heilpflanzenwissen vermitteln.

Die Heilpflanzen haben während der gesamten Menschheitsgeschichte viele prominente Forscherinnen und Forscher in ihren Bann gezogen. Zu bedanken haben wir uns bei denjenigen unter ihnen, die sich die Mühe gemacht haben, all ihre Forschungsergebnisse, Entdeckungen und unzähligen Versuche niederzuschreiben, um ihren Nachkommen ihr wertvolles Wissen weiterzugeben und sie daran teilhaben zu lassen.

In den Fünfzigerjahren entdeckte ein Forscher namens Ralph Solecki in einer Höhle bei Shanidar im Irak ein etwa 60.000 Jahre altes Grab, in dem die Toten auf Büscheln von Heilkräutern gebettet lagen. Die Analyse des Pflanzenstaubes ergab, dass es sich um verschiedene Arten von Blütenpollen und Heilpflanzen handelte. Darunter waren u. a. die Schafgarbe, der Eibisch, das Tausendgüldenkraut, der Beifuß und das Meerträubel zu finden.

Auch der bekannte „Ötzi“ hat ganz offensichtlich bei der Alpenüberquerung Heilkräuter mit sich geführt, wie sich bei der Untersuchung seiner Mumie herausgestellt hat. Man schätzt, dass er ca. 5300 v. Chr. auf seinem Weg durch die Alpen verstarb.

Die Alten Ägypter beschrieben den Einsatz von Heilkräutern im alten „Papyrus Ebers“. Dort heißt es beim „Heilmittel zum Aufhören des Ausscheidens“, womit wahrscheinlich der Durchfall gemeint war: „Frische Koloquinthe mit Fett und Honig, Bienenwachs und Wasser verrühren und an vier Tagen essen.“ Die Koloquinthe ist eine Pflanze aus der Familie der Kürbisgewächse und wird heute wegen ihrer Giftigkeit nur noch in der Homöopathie angewendet.

In der Antike war es kein Geringerer als Hippokrates, der sich ausführlich mit den Heilpflanzen beschäftigte und mit seinem Zitat „Alles was zuviel ist, wird der Natur zuwider“ einen ersten Hinweis auf ein richtiges Maß bei der Verwendung von Lebensmitteln und Heilkräutern gab. Er begründete die Vier-Säfte-Lehre „Blut, Schleim, Gelbe Galle und Schwarze Galle“ und beschrieb damals schon die Anwendung von Aderlässen und Schröpfköpfen!

Aderlass und blutiges Schröpfen werden auch heute noch praktiziert. Seit etwa 150 Jahren gibt es eine weitere moderne Form der invasiven Reinigung des Organismus, das Baunscheidtieren. Auch das ist ein mittlerweile bewährtes Prozedere, die „schlechten Säfte“, von denen schon Hildegard von Bingen sprach, resp. die Schadstoffe unserer modernen Zeit, aus unserem oftmals vergifteten, versauerten und verschlackten Organismus zu entfernen. Diese im Organismus verbliebenen oder verbleibenden nicht ausgeschiedenen Schadstoffe sind sicherlich die Hauptursache für die sog. modernen Zivilisationskrankheiten.

In der Antike gab es den Griechen Dioskurides, der erstmalig in seiner Schrift „Materia Medica“ über 800 Heilpflanzen mit deren Anwendung und Zubereitung beschrieb. Im antiken Rom widmete sich der berühmte Arzt Galenos von Pergamon mit seinen teilweise komplizierten und filigranen Rezepturen der Erforschung der Heilkräuter. Sein medizinisches Werk „Methodus medendi“ umfasst 14 Bücher, in denen er den Menschen als eine „Leib-Seele-Einheit“ begreift und darstellt.

Bei den Kelten und Germanen waren es die Druiden und Priester, denen die Behandlung von Kranken und deren Therapie mit Heilkräutern vorbehalten war. Im fünften Jahrhundert schrieb der gebürtige Gallier Marcellus Empiricus Heilrezepte mit Pflanzen auf. So nahm die Verbreitung des Pflanzenheilwissens unweigerlich ihren Lauf.

Im achten Jahrhundert entstand eines der ältesten deutschen Arzneibücher, nämlich das „Lorscher Arzneibuch". Später folgte das Kräuterbuch des Abtes Walafrid Strabo, das er „Hortulus", das „Gärtlein", nannte. Damit nähern wir uns ganz langsam der Klostermedizin. In den Klöstern wurden ganze Kräutergärten eingerichtet, und viele Mönche studierten u.a. auf Anweisung von Karl dem Großen die Heilkräuter und deren Anwendungen.

Allerdings enthielten diese Klostergärten fast ausschließlich mediterrane Heilpflanzen und berücksichtigten nicht das aus germanischen Zeiten stammende Wissen um heimische Heilkräuter und deren Wirkungen. Bedauerlicherweise fielen im Mittelalter viele kluge und gebildete Frauen, welche dieses Wissen über Generationen bewahrten und weitertrugen, den Scheiterhaufen der Inquisition zum Opfer.

Die wohl berühmteste unter den Naturforscherinnen ist immer noch Hildegard von Bingen, die die Pflanzen und Lebensmittel studierte. Sie war die erste, die eine Heilmittellehre herausgab. Sie beschreibt in ihren wichtigen Werken „Physica" und „Causae et curae" die Wirkung und Anwendung von Heilpflanzen und von Lebensmitteln wie z. B. vom Dinkel.

Obwohl Hildegard in ihrer Zeit, genau wie Dioskurides, die Alten Römer und alle anderen Naturforscher vor ihr, weder ein Mikroskop noch irgendwelche chemischen Lösungen zur Verfügung hatte, um Pflanzen nach ihren Inhaltsstoffen zu untersuchen und diese zu bestimmen, gelang es ihr, deren Heilwirkungen und Anwendungsgebiete zu ermitteln. Wie hat sie das geschafft? Durch Intuition und die Überlieferungen der ihr vorangegangenen Forscher? Oder war es ihr „guter Draht nach oben"?

Feststeht, dass Hildegard viel Sensitivität im Umgang mit Pflanzen gehabt haben muss, denn sie beschreibt als erste auch die Thermik von Lebensmitteln, also welche Pflanzen, Getreide und Gemüse den Körper kühlen oder welche ihn wärmen. Vor allem ihre Beschreibungen und vielen Rezepte rund um den Dinkel haben vielen Menschen mit Darmproblemen sehr geholfen und sie sogar nachhaltig geheilt.

Sie wandte auch die Signaturenlehre an, die quasi die Visitenkarte einer Pflanze ist. Damit ist gemeint, welche Form eine Pflanze hat, an welchem Standort sie wächst, wie ihre Blätter und Blüten aussehen, wie sie riecht oder duftet, in welcher Gesellschaft sie sich befindet und welchen Geschmack ihre Blätter oder Blüten haben. So konnte man Pflanzen und ihre Heilwirkungen besser zuordnen und sicherer bestimmen.

Nach Hildegard von Bingen begann langsam die Zeit der Hexenmedizin und Zauberpflanzen. Es wurde mit Beschwörungsformeln und Zaubersprüchen gearbeitet, bis im späten Mittelalter die Zeit der Hexenverfolgungen und in der frühen Neuzeit die Inquisition begannen. Überall wurden Ketzer vermutet, verfolgt und auf den berüchtigten Scheiterhaufen hingerichtet.

In diesem dunklen Zeitalter, das von Hungersnöten, Krankheiten und Kriegen geplagt war, wuchs ein junger Arzt namens Theophrastus Bombastus von Hohenheim auf. Besser bekannt unter „Paracelsus", wurde er einer der berühmtesten Ärzte und Naturforscher der Welt. Er war sowohl Astronom als auch Alchimist und Philosoph.

Paracelsus glaubte, dass man intuitiv Heilpflanzen in der Natur erkennen könne und dass es sich bei den Pflanzen um übernatürliche Wesen handele. Auch er arbeitete mit der Signaturenlehre, wie Hildegard vor ihm. Er machte sich jedoch seine eigenen Gedanken, und er war überzeugt davon, dass die Natur „lebt" und von einem göttlichen Geist durchdrungen ist.

Wir jedoch gehen noch ein paar Schritte weiter, als Paracelsus es zu seiner Zeit getan hat, und unterstellen den Pflanzen, dass sie ihr eigenes Leben, ihre eigene Sprache und ihre eigene Kommunikation haben. Außerdem glauben wir, dass viele Pflanzen nicht irgendwo zufällig keimen und wachsen, sondern dass auch sie ihre Bestimmung, sogar ihren eigenen Willen haben.

Ebenso haben die Pflanzen einen enorm hohen Intelligenzquotienten und besitzen durchaus ein Gedächtnis, wie wir das in der Geschichte mit den Gummibäumen (Seite 28) eindrucksvoll beobachtet und beschrieben haben.

Trotz ihrer Kommunikationsfähigkeit und ihres hohen Intelligenzquotienten sind Pflanzen friedliche Mitbewohner unseres Planeten. Das kann man von unserer menschlichen Spezies nicht durchgängig behaupten. Gehen Sie in die schönen Wälder unseres Planeten und bewundern Sie, wie dort unzählige Bäume friedlich nebeneinander stehen.

Zurück zu Paracelsus und in die frühe Neuzeit, in der die Heilkunde wegen der damals herrschenden furchtbaren hygienischen Zustände, wegen der Seuchen und der Inquisition einen schweren Stand hatte. Alle Menschen, die die Naturheilkunde beherrschten, mussten aufpassen, dass sie mit ihrer Heilkunst nicht auffielen und damit Opfer der Inquisitoren wurden.

Immerhin gab es zu Anfang des 16. Jahrhunderts schon den von Johannes Gutenberg erfundenen Buchdruck, sodass es möglich war, Kräuterwissen erstmals zu vervielfältigen und angehenden Ärzten und Heilern zukommen zu lassen.

So waren es die beiden Deutschen Leonhart Fuchs und Otto Brunfels, die sich die Mühe machten, ihr Kräuterwissen niederzuschreiben und zu veröffentlichen. Im „New Kreüterbuch" und „Contrafeyt Kreuterbuch" finden sich nicht nur Pflanzenbeschreibungen, sondern auch wundervolle und exakte Zeichnungen.

Bis in das 18. Jahrhundert hinein erlebte die Entwicklung in der Medizin eine regelrechte Ebbe und war eher rückschrittlich als fortschrittlich. Es wurde mit Arsen und sogar mit Quecksilber therapiert, was den damaligen Ärzten den Spottnamen „Quacksalber" einbrachte.

Carl von Linné arbeitete in dieser Zeit an einer Klassifizierung und Systematisierung von Pflanzen allgemein. Auch Samuel Hahnemann machte sich Gedanken darüber, ob man eventuell „Gleiches mit Gleichem" behandeln und heilen könne und entwickelte den homöopathischen Heilkundeweg.

Pfarrer Sebastian Kneipp benannte die Pflanzenheilkunde als eine der fünf Säulen seiner Therapie. Er war auch der Meinung, dass man mit Kräutern der Krankheit präventiv vorbeugen könne. Neben seinen berühmten Wassertherapien, die bis heute bei vielen Menschen und Kneipp-Vereinen ihre Anwendung finden, hat er, wie vor ihm schon Hippokrates und Paracelsus, die „richtige Dosis" angemahnt.

Mit seiner Erkenntnis *„Im Maße liegt die Ordnung. Jedes Zuviel oder Zuwenig setzt anstelle* *von Gesundheit die Krankheit!*" untermauert er, dass es einzig und allein auf die richtige Dosierung beim Essen und Trinken ankomme. Selbstredend kommt es nicht nur auf die richtige Dosierung an, sondern auch darauf, dass man überhaupt das Richtige isst und trinkt.

Dieses „Richtige" ist dabei nicht zwingend für alle Menschen gleichermaßen richtig. Jeder Mensch hat für jeden Stoff SEIN Maß, SEINE Zeit, SEINE Temperatur usw.

Im Lande Sumer, im heutigen Zweistromland, dem Irak, ist uns im überschaubaren Zeitraum der einsehbaren Weltgeschichte das Gefühl entgleist, was denn an einzelnen Lebensmitteln richtig, zu viel oder zu wenig sei.

Es ist 5000 oder sogar 6000 Jahre her, da bildeten zwei Städte im Lande Sumer den Mittelpunkt der damals bekannten Welt. Das waren die Städte Ur und Chaldäa. Diese Stadt Ur meinen wir, wenn uns einmal herausrutscht, dass dieses und jenes doch seit Urzeiten so sei, sich so entwickelt habe, so feststehe o. a.

Ganz offensichtlich sind damals einige ungeschickte Weichenstellungen in Bezug auf unsere Ernährung erfolgt. Die eine Weichenstellung führte in den Weizenkonsum und die andere Weichenstellung in den Kochsalzkonsum hinein. Dieses Zuviel an Weizen und dieses Zuviel an Kochsalz sind bis auf den heutigen Tag die beiden großen Todsünden unserer Ernährung geblieben.

Es müssen diese beiden Nahrungsmittel sein, die uns Menschen für einige Jahrzehnte zu einer großen Arbeitsleistung befähigen, jedoch leider nach deren Vollbringung dafür sorgen, dass unsere Inkarnationszeit nicht 120 bis 140 Jahre beträgt, sondern lediglich 70 bis 80 Jahre.

Im 19. Jahrhundert kam dann noch der weiße Industriezucker dazu und als verspätete „Rache der Indianer" die Genussmittel Kaffee, Cocain, Tabak, Koffein, Marihuana und Heroin und andere Rauschmittel.

Wir sollten uns von den großen Ernährungssünden des Weizens, des Salzes, des Zuckers und auch des Alkohols verabschieden, auch von den Genussmitteln und sog. Zusatzstoffen, stattdessen sollten wir zu einer Omnimolekularität, d. h. zu der von uns geforderten Vielfalt und Bescheidenheit der Ernährung zurückfinden.

Nicht nur das, wir müssen auch zur Natürlichkeit unserer Lebensmittel zurückfinden. Das gilt für die genmanipulierte Tomate ebenso wie für die Milch, die mittlerweile regelrecht zum Raffinerieprodukt verkommen ist. Es heißt: Heraus aus der überbordenden Quantität in den Verzehr geringerer Mengen von höchster Qualität.

Es heißt auch: Heraus aus dem Missbrauch der Kuh und zurück zu einer Milchleistung von zehn Litern pro Tag o. ä. Wie kann man einer Kuh nur bis zu vierzig Liter Milch pro Tag abverlangen?!

Nach diesem historischen Ausflug in die Pflanzen- und Naturheilkunde und auch in die Betrachtung unseres derzeitigen Umganges mit der Natur und mit dem Tier wünschen wir Ihnen nun viel Freude beim Weiterlesen!

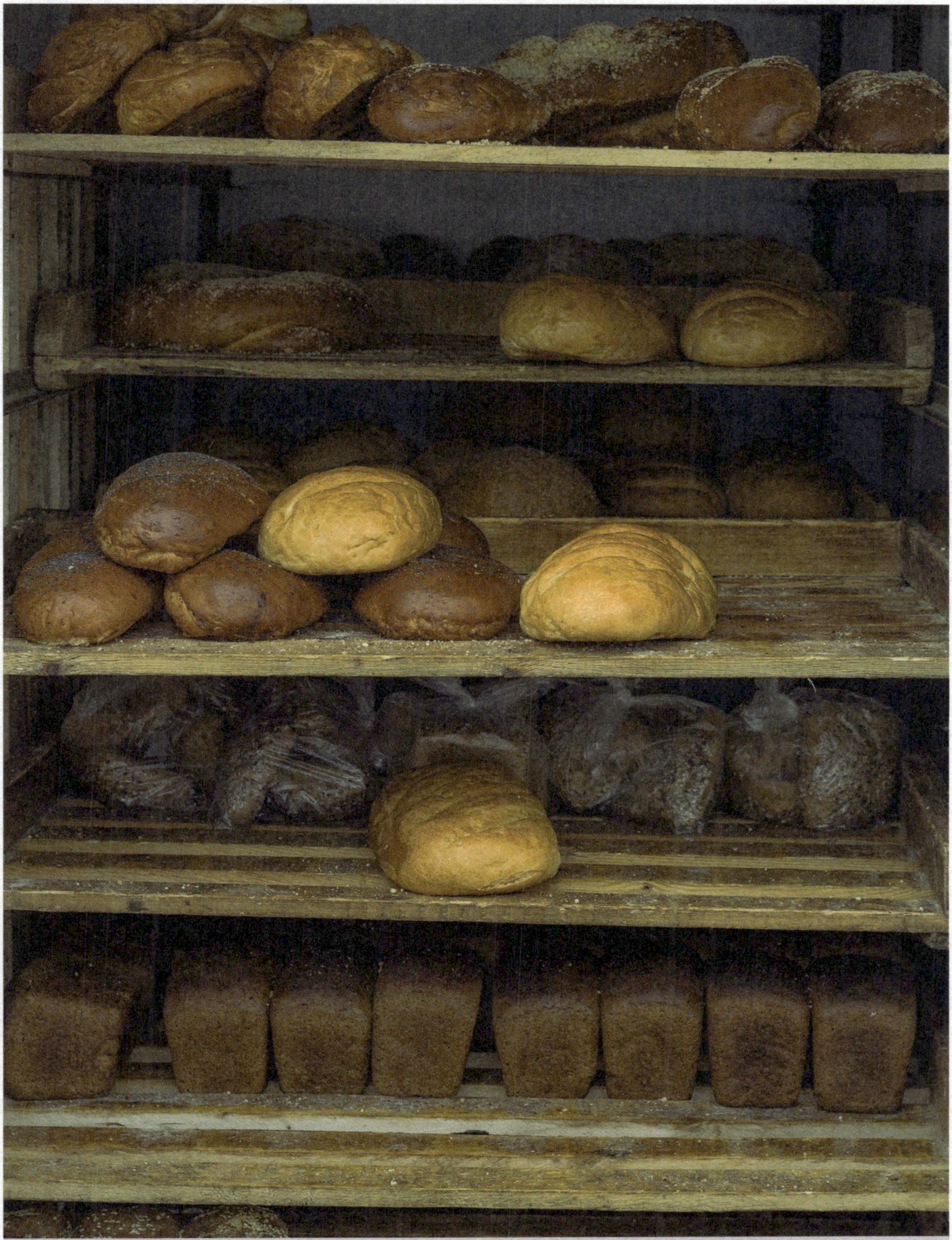

Übermäßiger Weizenkonsum – eine der Weichen für „falsche“ Ernährung

„Alles, was der Erde entsprießt,
trägt zur Vollendung der Schöpfung bei.“

Ambrosius

Teil 1

Die Pflanze, unsere Lehrmeisterin

sieht und fühlt
denkt und entscheidet
heilt und handelt
intelligent, klug, friedlich

als Strategin
als Heilerin
als Überlebenskünstlerin
als Vorbild

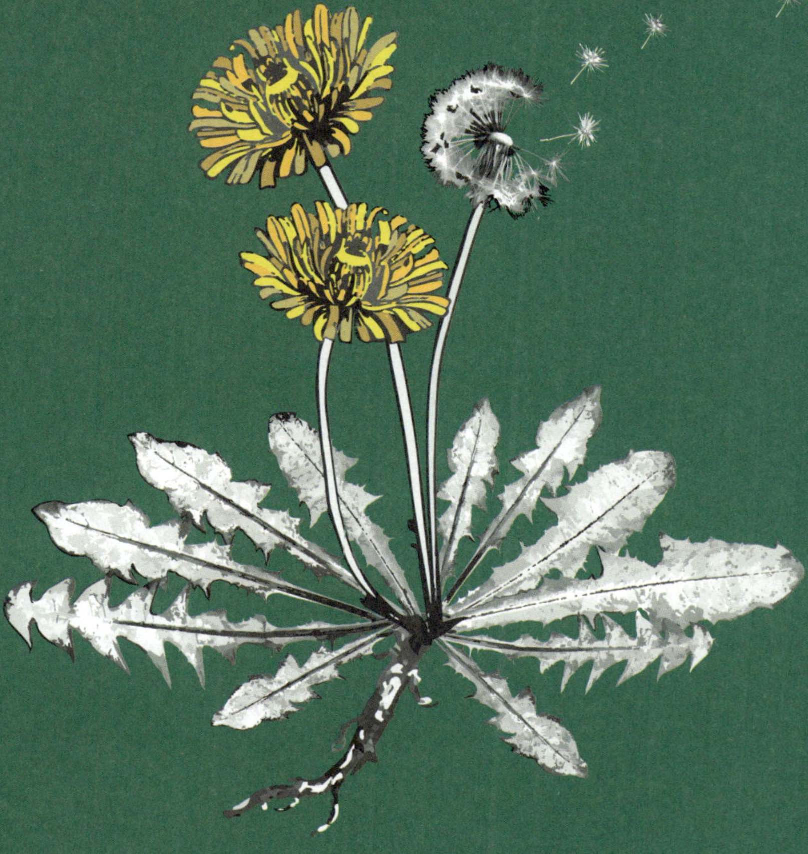

Das Periodensystem der Elemente

Legende:

- Halogene
- Alkalimetalle
- Erdalkalimetalle
- Übergangsmetalle
- Metalle
- Edelgase
- Nichtmetalle
- Halbmetalle
- Lanthanoide
- Actinoide

Beispiel:

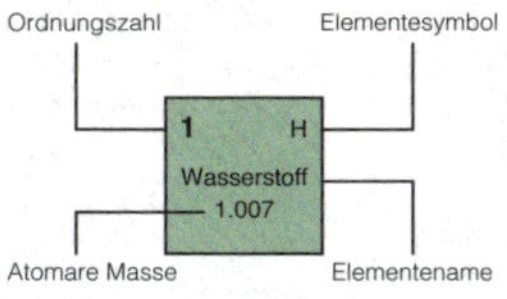

1 H Wasserstoff 1.007																	2 He Helium 4.002
3 Li Lithium 6.941	4 Be Beryllium 9.012											5 B Bor 10.81	6 C Kohlenstoff 12.011	7 N Stickstoff 14.006	8 O Sauerstoff 15.999	9 F Fluor 18.998	10 Ne Neon 20.179
11 Na Natrium 22.989	12 Mg Magnesium 24.305											13 Al Aluminium 26.981	14 Si Silicium 28.085	15 P Phosphor 30.873	16 S Schwefel 32.06	17 Cl Chlor 35.45	18 Ar Argon 39.948
19 K Kalium 39.098	20 Ca Calcium 40.078	21 Sc Scandium 44.955	22 Ti Titan 47.867	23 V Vanadium 50.941	24 Cr Chrom 51.996	25 Mn Mangan 54.938	26 Fe Eisen 55.845	27 Co Cobalt 58.933	28 Ni Nickel 58.693	29 Cu Kupfer 63.546	30 Zn Zink 65.409	31 Ga Galium 69.723	32 Ge Germanium 72.63	33 As Arsen 74.921	34 Se Selen 78.96	35 Br Brom 79.904	36 Kr Krypton 83.798
37 Rb Rubidium 85.467	38 Sr Strontium 87.62	39 Y Yttrium 88.905	40 Zr Zirconium 91.224	41 Nb Niob 92.906	42 Mo Molybdän 95.94	43 Tc Technetium 98.906	44 Ru Ruthenium 101.07	45 Rh Rhodium 102.905	46 Pd Pelladium 106.42	47 Ag Silber 107.868	48 Cd Cadmium 112.411	49 In Indium 114.818	50 Sn Zinn 118.710	51 Sb Antimon 121.750	52 Te Tellur 127.60	53 I Iod 126.904	54 Xe Xenon 131.293
55 Cs Caesium 132.905	56 Ba Barium 137.327		72 Hf Hafnium 178.49	73 Ta Tantal 180.947	74 W Wolfram 183.84	75 Pe Rhenium 186.207	76 Os Osmium 190.23	77 Ir Iridium 192.217	78 Pt Platin 195.084	79 Au Gold 196.966	80 Hg Quecksilber 200.59	81 Tl Thallium 204.38	82 Pb Blei 204.38	83 Bi Bismut 208.980	84 Po Polonium 209.98	85 At Astat 209.987	86 Rn Radon [222]
87 Fr Francium 223.019	88 Ra Radium 226		104 Rf Rutherfordium 261.108	105 Db Dubnium 262.113	106 Sg Seaborgium 263.118	107 Bh Bohrium 262.122	108 Hs Hassium [265]	109 Mt Meitnerium [268]	110 Ds Darmstadium [281]	111 Rg Röntgenium [280]	112 Cn Copernicum [277]	113 Uut Ununtrium [287]	114 Uuq Ununquandium [289]	115 Uup Ununpentium [288]	116 Uuh Ununhexium [289]	117 Uus Ununseptium [294]	118 Uuo Ununoctium [294]

57 La Lanthan 138.905	58 Ce Cer 140.116	59 Pr Praseodym 140.907	60 Nd Neodym 144.24	61 Pm Promethium [145]	62 Sm Samarium 150.36	63 Eu Europium 151.964	64 Gd Gadolinium 157.25	65 Tb Terbium 158.925	66 Dy Dysprosium 162.50	67 Ho Holmium 164.930	68 Er Erbium 167.259	69 Tm Thulium 168.934	70 Yb Ytterbium 173.04	71 Lu Lutetium 174.967
89 Ac Actinium 227.027	90 Th Thorium 232.038	91 Pa Protactinium 231.035	92 U Uran 238.028	93 Np Neptunium 237.048	94 Pu Plutonium 244.064	95 Am Americium 243.061	96 Cm Curium 247.07	97 Bk Berkelium [247]	98 Cr Californium [251]	99 Es Einsteinium [252]	100 Fm Fermium [257]	101 Md Mendelevium [258]	102 No Nobelium [259]	103 Lr Lawrencium [262]

Kräuter und Kräuterhexen

Wahrscheinlich gehören wir beide, Peter Jentschura und Josef Lohkämper, zu den wenigen noch lebenden „Kräuterhexen" unseres Volkes. Umso mehr Mühe haben wir uns gegeben als von Katharina Vanselow-Leisen eingesetzte Erben des wissenschaftlichen Vermächtnisses dieser Familie, möglichst viel Kräuterwissen an die Menschen heranzutragen und auch für ihre Ernährung das Beste zu lehren und zu rezeptieren.

Vater und Tochter Leisen haben ihren berühmten „Riegeltee" rezeptiert. Er basierte auf dem wissenschaftlichen Anspruch, dass in diesem Tee alle Elemente des chemischen Periodensystems enthalten sein sollten. Wir haben das von den beiden Leisens praktizierte Spektrum von 48 Elementen auf 55 erweitert, womit wir glauben, alle für die menschliche Gesundheit relevanten Elemente abgedeckt zu haben.

Wir unterstellen, dass in den von uns rezeptierten Lebensmitteln neben den 55 Elementen, mit denen wir arbeiten, auch die restlichen etwa 56 Elemente des Periodensystems enthalten sind.

Nächst dieser Erweiterung des Elementespektrums war unser Bestreben, einen Tee zu schaffen, der nicht nur jedes Element wenigstens einmal, sondern jedes Element wenigstens fünfmal in sich barg. Bis diese Mischung fertig war, waren es insgesamt 49 Kräuter. Diese Zahl 49 haben wir als 7x7 Tee etwas mystifiziert.

Anfangs hatten wir erhebliche Auseinandersetzungsprobleme, meistens mit drogistischen Kollegen und mit Apothekern. Alle Kritiker waren der Meinung, dass dieser Tee doch nichts bewirken könne, seien in ihm doch sedierende und laxierende Heilkräuter ebenso enthalten wie stimulierende, schleimlösende, antibiotisch wirkende o. a.

Wir sind da einer ganz anderen Meinung und lassen viele Hersteller gerne ihre entsprechend einseitig wirkenden Teemischungen herstel-

Riegel	Sb Al Ag	Au Bi As	Ca Cu Cr	Ce Cl Cs	Er Cd Fe	F Gra Ge	H Hf In	Ir K J	La Co Li	Mg Mn Hg	Ni Na N	Os P O	Pb Pt Rb	Sn Sm Se	Si S V	W Zn Zr
Johanniskraut	■	■■	■			■	■		■	■■		■		■■■	■■	■■
Schafgarbe	■ ■	■	■■	■	■ ■	■	■ ■	■■	■ ■	■■	■■■	■ ■	■	■■	■■	■ ■
Ringelblume	■ ■	■	■■	■	■■	■	■■	■■	■		■	■■	■		■ ■	■■
Kamille	■■	■			■	■				■	■	■ ■	■	■■	■	■■■
Schöllkraut		■■		■■	■	■■		■	■ ■		■		■	■ ■	■■■	■■
Holunderblüte	■		■■■		■■■		■■	■		■■		■■	■	■	■	■■
Bohnenhülsen	■		■	■			■	■■■	■■	■	■		■	■	■■■	■
Lindenblüte	■■			■							■				■	■
Zinnkraut	■■	■	■	■	■	■	■	■	■		■	■	■		■■	■ ■
Löwenzahn		■			■	■■		■			■	■	■	■	■■	■ ■

Aus dem Buch: „Die Leisenkur", Vanselow-Feist, Turm-Verlag

len. Unsere Absicht war auch gar nicht, einen Arzneitee, sondern ein wirkliches Lebensmittel herzustellen.

Die Basis des von uns in Jahrzehnten entwickelten Naturwissens ist nämlich diejenige, dass man den Organismus grundsätzlich und ein Leben lang omnimolekular und damit allumfassend zu versorgen hat. In dieser omnimolekularen Versorgung gibt es keine dominierenden Monosubstanzen, sondern jeder einzelne Stoff und jedes Element sind vergesellschaftet mit zahllosen Symbionten, sodass die Mehrzahl dieser Stoffe ganz bestimmt so unbekannt wie unerforscht sein dürfte.

Unsere Hypothese ist diejenige, dass unser kluger Organismus, dass sich jedes Organ und jede Zelle, jedes Gewebe und jede Organelle, jedes Mitochondrium und jedes für uns lebenswichtige Bakterium genau die Substanzen und die mehr oder weniger komplizierten Moleküle aus diesem Angebot heraussuchen wird, die es zu seinem Erhalt oder zur Verbesserung seiner Struktur oder seiner Funktionen benötigt.

Zwanzig Jahre 7x7 Kräutertee geben uns überwältigend recht. Zahllose Menschen auf der ganzen Welt trinken diesen Tee als ihr tägliches Lebensmittel. Viele bezeichnen diesen Tee als ihr Lebenselixier. Für manchen ist dieser Tee das immer zuverlässige und milde Abführmittel, für den Nächsten der Kaffeeersatz und für sehr viele der wirkungsvollste Zellspüler, den sie je probiert haben.

Diese Funktion der Zellspülung funktioniert deshalb so hervorragend, weil quasi durch eine homöopathische D_4- bis D_6-Verdünnung alle den Organismus möglicherweise als Schlacken belästigenden Elemente von dieser Verdünnung gelöst werden. Wir haben deshalb den Satz von Samuel Hahnemann: „Similia similibus curantur" geändert in „Similia similibus diluentur".

In Bezug auf unsere Ernährung haben wir immer die beiden gleichen guten Tipps:

1. **Trinken Sie Tee**, ob breit gefächerte wie den 7x7 Kräutertee, oder andere Entschlackungstees von Sidroga, Salus u. a. Herstellern, und trinken Sie Wasser ohne Kohlensäure dazu!

   Denken Sie immer daran, dass jeder Tee auch ein Lösungsmittel ist. Versorgen Sie Ihren Organismus grundsätzlich zur Stärkung Ihrer Ausscheidungsfunktionen reichlich mit basenbildenden Mineralstoffen. Das tun Sie desto konsequenter, je mehr Tee Sie trinken!

2. **Essen Sie vollwertig-vegetarisch** und variieren Sie in Ihrer Küche immer wieder die verschiedenen Geschmäcker und die verschiedenen Farben.

   Und vergessen Sie die Bitterstoffe nicht, die man leider aus vielen Gemüsen herausgezüchtet hat. Wer alt genug ist, der erinnert sich daran, wie Radieschen oder Tomaten vor Jahrzehnten noch geschmeckt haben!

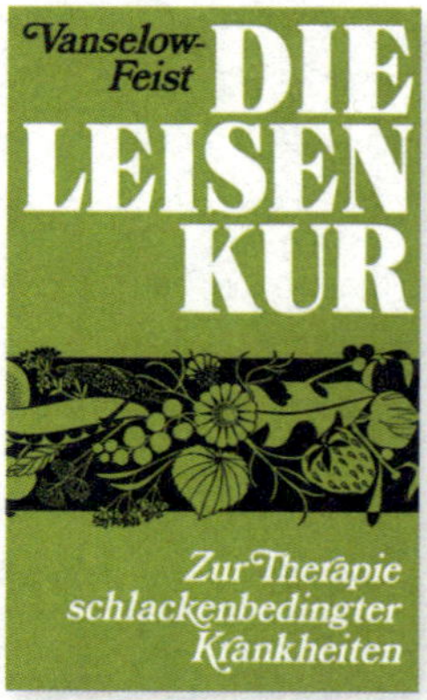

Vanselow-Leisen, Katharina u. Feist, L. Dr.:
„Die Leisenkur"
Turm Verlag Bietigheim

Was weiß, kann, will und was tut die Pflanze?

Die katholische Soziallehre sieht das Tier als seelenlose „Sache“. Die gleiche Definition des Tieres als Sache finden wir im Paragrafen 90 in unserem Bürgerlichen Gesetzbuch (BGB). Dieser Paragraph hat allerdings gerade eine aktuelle Änderung mit dem neu eingefügten Paragraphen 90 a BGB erfahren. Dieser besagt, dass Tiere keine Sachen sind und durch besondere Gesetze geschützt werden.

Allerdings sind auf Tiere auch weiterhin dieselben Vorschriften anzuwenden, die auch für Sachen gelten, soweit im Gesetz nicht etwas anderes bestimmt ist. Das bedeutet, dass man bspw. einen Hund ohne weiteres nach den Vorschriften über den Kaufvertrag kaufen und nach den sachenrechtlichen Vorschriften übereignen kann.

Das mag ein Fortschritt sein oder auch keiner. Diese Einfügung erinnert an die Echternacher Springprozession, die sich langsam aber sicher mit jeweils zwei Schritten voran und einem Schritt zurück voranbewegt.

Geht es nach der modernen Naturwissenschaft, dann ist nicht nur das Tier eine seelen- und gefühllose Sache, sondern dann gilt das Gleiche erst recht für die Pflanze, die nichts ist als Materie ohne Bewusstsein. Eine Pflanze hat keine Innerlichkeit, keine Subjektivität, keine Ansichten und erst recht kein Wissen, Denken, kein Fühlen und kein Wollen. Erst recht tut sie nichts, handelt sie nicht, entscheidet sie nicht, am wenigsten wissentlich, willentlich und mit Absicht.

Das sehen wir ganz und gar anders und befinden uns dabei in bester Gesellschaft von bspw. Friedrich Schiller, dessen Ansicht oder Einsicht und daraus an uns Menschen abgeleiteten Imperativ wir Ihnen hier zitieren:

Suchst du das Höchste, das Größte?
Die Pflanze kann es Dich lehren.
Was sie willenlos ist, sei Du es wollend –
das ist's!

Quelle: Das Höchste

Wie Sie feststellen, gehen wir noch über Friedrich Schiller hinaus und unterstellen der Pflanze eigenen Willen, eigenes Wollen und damit auch eigenes Entscheiden.

Wir ziehen für die Erarbeitung dieses Beitrages eine Betrachtung bei, wie wir sie gegenüber unseren Mitarbeitern, Freunden oder Geschäftspartnern anwenden. Wir stellen uns immer vier Fragen:

Was weiß xyz?
Was kann xyz?
Was tut xyz?
Was will xyz?

Aus einer derartigen Bestandsaufnahme machen wir uns dann ein Bild über die Qualität des beurteilten Menschen oder der beurteilten oder bewerteten Organisation o. a.

Was weiß die Pflanze? Lesen Sie dazu gerne auf der Seite 113 von der von uns beiden durchgeführten Baumbefragung betreffend die von den Bäumen wahrgenommenen Ursachen des Baumsterbens. Es gab keine einzige Antwort: „Es ist der saure Regen, der uns umbringt!“ Alle Antworten lauteten gleichermaßen: „Es ist eine energetische Überfrachtung, mit der wir nicht fertigwerden.“

Wir beide sind längst nicht die Einzigen, die sich mit dem Wissen, Können, Wollen und Tun der Pflanze beschäftigen. Lesen Sie zu diesem Thema gern Bücher wie „Die Sprache der Pflanzen“ aus dem Albatros Verlag. Die Autoren sind Dagny und Imre Kerner, oder lesen Sie „Das geheime Leben der Pflanzen“ von Peter Tompkins und Christopher Bird. Darin wird u.a. von einem dichtenden Magnolienbaum geschrieben. Lesen Sie dessen Gedichte. Dann meinen Sie bald, die könnten von Charles Baudelaire geschrieben sein.

Oder Sie erfahren von einem Experiment mit einem Lügendetektor. Das Experiment war folgendes: Man stellte sieben Gummibäume in einen Raum und beschäftigte mit dem Experiment sieben Studenten. Einer nach dem anderen ging in den Raum, riss einem Baum alle Blätter ab und zerbrach den Stamm, sodass dieser Baum nicht nur malträtiert, sondern regelrecht getötet wurde.

Sechs Studenten ruinierten sechs Bäume. Nur einer ging als dritter oder vierter durch den Raum und streichelte die Blätter der noch lebenden Artgenossen. Als nur noch ein Baum übrig war, fing das Experiment mit dem Lügendetektor an.

Drei Mörder wurden einer nach dem anderen in den Raum geschickt. Jedes Mal kreischte der angeschlossene überlebende Gummibaum vor Angst auf, sodass diese Studenten als Täter überführt wurden. Dann kam der Freund der Bäume, und unser überlebender Gummibaum artikulierte Zustimmung und Liebe, bis die nächsten Mörder wieder einwandfrei von dem Detektor überführt wurden.

Eine Pflanze sieht also, ohne menschliche oder tierische Augen zu besitzen, und sie weiß, Charakter, Tun oder Ereignis zu bewerten. Eine Pflanze kann also nicht nur sehen und bewerten. Sie kann auch kommunizieren. Ganz offensichtlich sind ihre Fähigkeiten jedoch ebenso unterschiedlich ausgeprägt, wie wir das bei uns Menschen, bei Pferden, Hunden und Katzen beobachten. Sie haben nicht nur unterschiedliche Charaktere, sondern auch ganz offensichtlich unterschiedliche Intelligenzgrade. Ganz sicher sind herausragende Dichter unter den Pflanzen ebenso selten wie unter uns Menschen.

Pflanzen sind im Übrigen nicht nur von engelhaftem Charakter, sondern sie scheinen auch Böses in sich veranlagt zu haben, wie das bei Mensch und Tier gleichermaßen der Fall ist.

Wir haben einmal von einem schier unfassbaren Vorgang gehört, wozu es sogar einen Videofilm geben soll: Ein Junge reitet fröhlich durch einen Wald unter Bäumen entlang. Plötzlich holt ein armdicker Buchenast aus, schnellt nach vorn und bricht dem Jungen, der gerade vorbeigeritten ist, von hinten das Genick.

So vergiftend und rücksichtslos verbrauchend, wie wir Menschen im Augenblick mit Baum, Strauch und Pflanze umgehen, mag uns eine derartige Aggressivität nicht wundern. Wenn sie denn tatsächlich in Baum und Pflanze vorhanden ist, dann hätten wir uns schon längst über die schier unendliche Leidensfähigkeit und gnadenvolle Nachsicht des Pflanzenreiches zu wundern.

Selbstverständlich tun wir das nicht, haben wir doch seit der unseligen Baumfällerei des unheiligen Bonifatius eingebläut bekommen, dass Pflanzen und damit natürlich auch Bäume nichts sind als Sachen, die zu keinerlei Schmerzempfindung in der Lage sind.

Da standen sie dann, unsere naturgläubigen, die Natur anbetenden germanischen Vorfahren und schauten dem frevelhaften Treiben dieses „Baumabhackers“ vor Entsetzen starr zu, in der

Hoffnung, dass Gott Thor gleich auf ihn herniederfahren möge und seinem schrecklichen Treiben Einhalt gebietet. Nichts dergleichen geschah.

Auch Thor wandte sich vor Schreck und Entsetzen starr ab und entließ die germanische Welt in die seither laufende Lehr- und Unterrichtsstufe mit dem Generalthema „Naturverachtung“.

Bald läutet es zur Pause, und diese Lernstufe mit den Unterrichtsfächern „Naturverachtung, Lüge, Raub, Mord und kämpfende Staaten und Völker“ ist zu Ende. In der Pause gibt es noch einmal eine nicht mehr für möglich gehaltene Keilerei und Prügelei, aber die nächste Stufe heißt dann „Das Goldene Zeitalter.“

Kraut und Pflanze können heilen

In der Pflanze wirken ganz unterschiedliche Energien und Stoffe. Pflanzen wirken mit ihren Inhaltsstoffen auf ganz bestimmte Organe, Drüsen, Gewebe und Funktionen. Sie wirken auch mit den in ihnen enthaltenen Elementen. Am Beispiel der 49 Kräuter unserer Lieblingsrezeptur können Sie sich davon überzeugen, welche Wirkungen die einzelnen Kräuter entfalten können, welche zahllosen Wirkstoffe in den einzelnen Pflanzen enthalten sind. Auf der Basis der Forschungen der Heilpraktikerfamilie Leisen und von Joseph Lohkämper haben wir Ihnen auch die in den einzelnen Pflanzen wirksamen Elemente aufgezählt.

Wir sehen einen Tee nicht nur von den bekannten und erhofften Wirkungen her, sondern wir sehen einen aufgebrühten Kräutertee auch als eine homöopathische D_4-D_6-Lösung der in einem Kraut enthaltenen Elemente an. In den nachfolgenden Kräutern sind sicherlich sämtliche Elemente des chemischen Periodensystems enthalten, sodass eine derartige Mischung in der Lage sein sollte, sämtliche in einem Organismus als Schlacken abgelagerten Elemente zu lösen, ganz abgesehen von den arzneilich wirkenden wissenschaftlich nachgewiesenen Wirkungen.

Es gibt also stimulierende und laxierende, diuretisch wirkende und sedierende Kräuter, aber auch wärmende oder kühlende. Diese entweder wärmende oder kühlende Wirkung erkennen Sie am augenfälligsten an der Wirkung der ätherischen Öle der betrachteten Pflanzen.

So sind bspw. die ätherischen Öle von Salbei und Wacholder wärmend, während die ätherischen Öle von Krause- oder Pfefferminze oder von Lavendel kühlend wirken. Insofern kann man sich bei kalten Füßen ein Fußöl zubereiten, welches aus 50 ml Rizinusöl besteht, dem man jeweils 10 Tropfen ätherisches Salbeiöl und 10 Tropfen ätherisches Wacholderöl zugibt.

Pflanzen wie Kamille, Klatschmohn und Kornblume enthalten die Frequenz der Selbstheilungskraft nach Dipl.-Ing. Paul Schmidt, die positiv-rechtsdrehende Frequenz 12,5. Das ist eine rein energetische Wirkung, ohne dass diese einem bestimmten Element oder Molekül der Kamille zuzuschreiben wäre.

Es ist wie bei einem großen Orchester, in welchem 50 oder 70 Musiker unterschiedliche Instrumente spielen. Analog zu diesen Elementen wirken in der Pflanze zahllose Elemente und Moleküle. Die Kamille sendet jedoch nur eine einzige starke Welle, quasi einen einzigen Klang, oder wie man heutzutage auf Helotendeutsch sagen würde, einen einzigen Sound. Was der Kamille ihre Welle der Selbstheilungskraft ist, das ist dem Orchester sein Klang.

Chemische Elemente haben in Pflanzen bestimmte Funktionen. Es gibt nämlich Elemente, denen ganz bestimmte Funktionen zuzuordnen sind. So betrachten wir das Sauerstoffatom als das Fruchtbarkeitselement der Frau und das Wasserstoffatom als das Fruchtbarkeitselement des Mannes. Das Gold betrachten wir neben dem Wasser als besonders wichtig für die Gehirnfunktionen.

Kräuter enthalten zahlreiche sekundäre Pflanzenstoffe, die wir Ihnen im Kapitel über „Phytamine“ (auf Seite 120) vorstellen werden. Diese sekundären Pflanzenstoffe oder Phytamine sind neben Vitaminen, Mineralstoffen und Spurenelementen und neben den in Pflanzen enthaltenen Energien für die Heilwirkungen von Pflanzen und Kräutern verantwortlich.

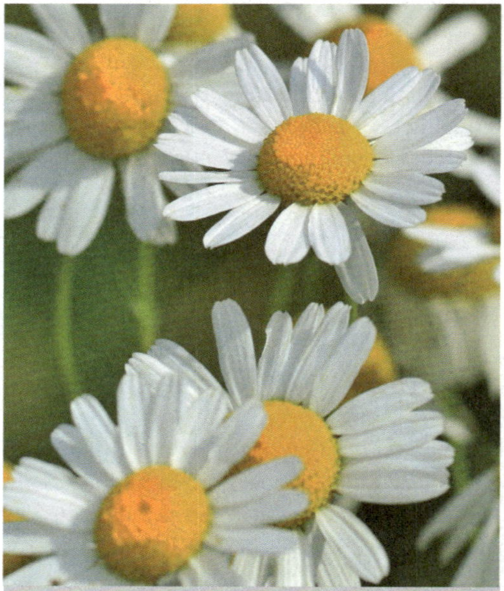

Pflanzen, bspw. die Kamille, verfügen über die Welle der Selbstheilungskraft 12,5

Kraut	Wirkungen	Wirkstoffe	Elemente
Thymian	anregend, antibakteriell, beruhigend, blutstillend, entzündungshemmend, krampflösend, fungizid, schleimlösend, schmerzstillend, schweißtreibend, tonisierend, milchbildend, menstruationsfördernd, parasitenaustreibend	ätherisches Öl (Thymol, Carvacrol, Zineol, Geraniol, Limonen, Linalool, Menthon, Terpinen), Bitterstoffe, Gerbstoffe, Flavonoide, Glykoside (Cumarin, Saponine, Salicylate), Harz, Schleimstoff Pentosan, Phytosterine (Stigmasterol, Beta-Sitosterol), Zink	Al, B, Br, Cs, Fe, I, Li, Mg, Na, P, Sb, Sr, W
Zimtrinde	antibakteriell, fungistatisch, motilitätsfördernd, krampflösend (Darm), verdauungsfördernd, antidiabetisch, steigert die Magensaftsekretion	ätherisches Öl (Zimtaldehyd, Eugenol),Phenylproganoide, Phenolcarbonsäuren, Terpenoide, Gerbstoffe, Cumarine	Au, Bi, C, Ca, Cr, F, Ge, Hf, Hg, K, Mg, O, Pt, Sm, Te

Kraut	Wirkungen	Wirkstoffe	Elemente
Melissenblätter	anregend, antibakteriell, aufmunternd, beruhigend (Nervensystem), entspannend, krampflösend, kühlend, fungizid, schmerzstillend, schweißtreibend, antiviral, menstruationsfördernd, milchbildend	ätherisches Öl (Thymol), Bitterstoffe, Gerbstoffe, Gerbsäuren, Harz, Schleim, Glykoside (Saponine)	Al, Ba, Br, Cs, Li, Mg, Mo, P, Se, Zn
Lemongras	entblähend, antibakeriell, beruhigend, entzündungshemmend	ätherisches Öl (Citral, Myrcen, Triterpene), Flavonoide	Ag, Al, Au, C, Ca, Cd, Cl, Cu, Er, Ge, H, In, J, K, La, Li, Mg Mo, N, Na, O, P, Rb, S, Sb, Si, Sn, Ti, Zn
Zitronenschale	antioxidativ	ätherisches Öl (Citronenöl PhEur),Flavonoide, Carotinoide, Säure (Zitronensäure)	Al, Ba, Bi, Ca, Cd, Co, Cr, Cs, I, K, Li, Na, O, Os, P, Pt, Zn, Zr
Liebstockwurzel	krampflösend, harntreibend, blähungstreibend, photosensibilisierend	ätherische Öle, Bitterstoffe, Cumarine, Furocumarine, Phenolcarbonsäuren, Harze	Ag, Al, Au, Bi, C, Ca, Cl, Co, Cu, Fe, Hf, In, Ir, K, Mg, Mn, Mo, Ni, O, Os, P, Rb, S, Sb, Sm, Sn, V, W, Zn
Majorankraut	antimikrobiell, antiviral, antioxidativ	ätherische Öle, Phenolcarbonsäuren, Arbutin, Hydrochinon	Bi, Cr, Fe, K, La, Mg, Mo, Na, O, P, S, Sr, Te
Quendelkraut	antibakteriell, beruhigend (Nervensystem), blutstillend, entzündungshemmend, krampflösend, schleimlösend, schweißtreibend, menstruationsfördernd, verdauungsfördernd	ätherisches ÖL (Borneol, Carvacrol, Citronellol, Geraniol, Camphen, Pinen, Terpineol, Thymol), Bitterstoffe, Gerbstoffe, Gerbsäuren, Flavonoide	Ag, Al, Au, Bi, Cd, Ce, Cl, Co, Cs, Cu, Ge, Hg, Hf, H, Ir, J, K, La, Li, Mg, Mn, Mo, N, Na, Ni, O, Pt, Rb, S, Sb, Si, Sm, Sn, Ti, W, Zn
Spitzwegerichkraut	reizmildernd, adstringierend, antibakeriell, antiphlogistisch, wundheilungsfördernd, immunstimulierend	Iridoidglykoside, Phenylethanoide, Schleimstoffe, Gerbstoffe, Flavonoide, Kaffee- u. Zimtsäurederivate, Kieselsäure	Al, Ba, Bi, C, Ce, Cl, Co, Cu, F, Fe, Ge, I, In, Mg, Na, Ni, P, Rb, Sb, Se, Si, Sn, Sr, V, Zn, Zr

Kraut	Wirkungen	Wirkstoffe	Elemente
Weinblätter	adstringierend, blutstillend	Gerbstoffe, Weinsäure, Apfelsäure, Bernsteinsäure, Wachs	As, Bi, C, Ce, Co, Cr, Cs, Er, F, H, Hg, Ir, K, Li, Mg, Na, Ni, Os, P, Pb, S, Sb, Si, Sm, Te, W
Ysopkraut	harntreibend, entzündungshemmend, schleimlösend, schweißhemmend, menstruationsfördernd, galletreibend, leicht abführend, appetitanregend	ätherisches Öl, Flavonoide (Hesperidin, Dosmin), Gerbstoffe, Cholin, Apfelsäure, Harz, Gummi, Farbstoff Hyssopin	Ag, Br, Ca, Ge, K, Mo, Na, Si, Z
Eisenkrautblätter – duftend	adstringierend, anregend, antibakteriell, blutreinigend, entzündungshemmend, harntreibend, krampflösend, schmerzstillend, schweißtreibend, tonisierend, galletreibend, cholesterinsenkend, menstruationsfördernd, milchbildend, appetitanregend	ätherisches Öl, Glykoside (Verbenalin, Verbenin, Aucubin), Bitterstoffe, Alkaloide, Phytosterine (Alpha-Sitosterol), Gerbstoffe, Gerbsäuren, Schleim, Kieselsäure	Ba, Ca, Fe, J, Mg, Ni, O, P, Pb, Ti, Zn, Zr
Apfel	blutreinigend, schlaffördernd, Gicht,Durchfall, Verstopfung, Kopfschmerzen	Vitamine, Fruchtsäuren, Gerbsäure, Salizylsäure, Flavonoide, Pektin	B, C, Cl, Cs, Fe, Hf, I, K, Li, Na, O, P, S, Si, Zn, Zr
Artischockenkraut	verdauungsfördernd, appetitanregend, antioxidativ, galle- und pankreassafttreibend, cholesterinsenkend, entzündungshemmend, krampflösend	Bitterstoffe (Cynarin, Cynaropikrin), Cynarosid, Flavonoide, Gerbsäuren, Chlorogensäure, Inulin	Ag, Al, Ca, Cr, F, La, O, Os, Sb, Ti, W, Zn
Bärlauchkraut	adstringierend, anregend, antibakteriell, blutreinigend, cholesterinsenkend, entzündungshemmend, harntreibend, schleimlösend, schweißtreibend,tonisierend, parasitenaustreibend	Vitamin C, Eisen, Allicin (tränenreizend), ätherisches Öl, Senfölglykoside (Vinylsulfid), Mercaptan (bindet Quecksilber),Schleim	Ba, Br, F, Hf, In, K, Na, P, Se, Sr, Ti, Zn
Fenchelfrüchte – süß	blähungshemmend, krampflösend, appetitanregend, auswurffördernd, keimhemmend (bronchial), schleimlösend	ätherische Öle (Anethol, Fenchon), Estragol, fettes Öl, Eiweiß, Flavonoide	Br, Cr, Cs, Fe, H, Li, Pt, S, Si, Sm, Te, Zn

Kraut	Wirkungen	Wirkstoffe	Elemente
Buchweizenkraut	antihämorrhagisch, antioxidativ, durchblutungsfördernd, entzündungshemmend, gefäßstärkend, gefäßverbessernd, ödemprotektiv, schleimlösend	Flavonoide (Rutin, Hyperosid, Quercitrin), Glykoside (Vitexin, Orientin), Phytosterine (Sitosterol), Anthocyane, Pflanzensäuren	Au, B, Ba, C, Ce, Cr, Cs, Er, Fe, H, Hg, I, Ir, La, Mg, O, P, Pt, Rb, Sb, Se, Si, Sn, Sr, Te,Ti, V, W, Zn
Kreuzkümmel	anregend, antibakteriell, krampflösend, tonisierend	Vitamin A und B6, Calciferol, Cobalamine, Ascorbinsäure, Eisen, Magnesium	Ag, Al, Au, As, C, Ce, Cd, Cr, Cs, Cu, F, Fe, H, Hg, Hf, Ir, J, La, Li,Mg, Mo, N, Na, P, Pb, Pt, Rb, S, Se, Si, Sr, Ti, V, W
Lindenblüten silber	beruhigend, blutreinigend, entspannend, entzündungshemmend, harntreibend, krampflösend, schleimlösend, schweißtreibend, appetitanregend, verdauungsfördernd, ödemhemmend	ätherisches Öl, Farnesol, Glykoside (Saponine), Flavonoide, Gerbstoffe, Gerbsäuren, Schleim	As, Ba, Br, Ce, Cr, Fe, H, N, Na, Os, Pt, S, Sb, Se, Si, Sr, Ti, W, Zn
Rosmarinblätter	adstringierend, tonisierend, antibakteriell, entspannend (Nervensystem), entzündungshemmend, krampflösend, fungizid, schmerzstillend, tonisierend, adstringierend, appetitfördernd, menstruationsfördernd, galletreibend	ätherisches Öl (Terpen, Thymol, Verbenol), Bitterstoffe, Gerbstoffe, Gerbsäuren, Kampfer, Phytosterine (Beta-Sitosterol), Flavonoide, Glykoside (Salicylate, Saponine – Schaumbildner)	Ag, As, Ba, Bi, C, Ca, Cs, Li, O, P, S, Si
Süßholzwurzel	abführend, antibakteriell, blutdrucksteigernd, blutreinigend, cholesterinsenkend, entzündungshemmend, fungizid, harntreibend, schleimlösend, schmerzlindernd	Glykoside (Glycyrrhizin, Glabrinsäure, Liquiritin, Oleanolsäurederivate), Flavonoide, Isoflavone, Cumarine	C, Cu, Fe, I, Mg, P, Ti, Zn
Anisfrüchte	blähungswidrig, schwach krampflösend, antibakteriell, antiviral, auswurffördernd, steigert Speichel- und Magensaftsekretion	ätherische Öle (trans-Anethol, Estragol, Anisaldehyd), fettes Öl, Eiweiße, Phenolcarbonsäure, Flavonoide	Bi, Cu, Fe, Na, P, Pb, Pt, Si, Sn, Zn

Kraut	Wirkungen	Wirkstoffe	Elemente
Basilikumblätter	antioxidativ, Senkung Blutfett, Senkung Blutzuckerspiegel, antimikrobiell	ätherisches Öl (Basilikumöl)	Bi, C, Ca, Cl, Cu, N, Na, Ni, O, Si, Sm, Te, Zn
Hagebuttenschalen	stärkt Abwehrkräfte, entzündungshemmend, schmerzlindernd, antioxidativ	Ascorbinsäure, Gerbstoffe, Fruchtsäuren, Carotinoide, Pektine	Al, B, Ce, Cu, Er, F, Fe, In, Ir, Li, Mg, Mo, Na, P, Rb, Sn, Ti, V, Zn
Lavendelblüten	antiseptisch, beruhigend (Nervensystem, Herzbeschwerden), blähungstreibend, harntreibend, krampflösend, galletreibend, verdauungsfördernd	ätherisches Öl, Gerbstoffe, Glykoside(Saponie)	Ag, Au, B, Ba, C, Cr, Cs, Er, Fe, Hf, Ir, Li, Mg, Mo, P, Rb, Sb, Sr, V, Zn
Lungenkraut	adstringierend, blutstillend, erweichend, harntreibend, schleimlösend, schweißtreibend, entzündungshemmend	Gerbstoffe, Gerbsäuren, Glykoside (Saponine), Schleimstoffe, Allantoin, Kieselsäure	B, Ba, Cu, Fe, I, Mg, Mo, Na, O, P, Si, Sn, Zn
Bohnenkraut	appetitanregend, verdauungsfördernd,entzündungshemmend, krampflösend	ätherisches Öl, Gerbstoffe, Bitterstoffe	As, Au, B, Ba, Bi, Br, Ca, Cs, Cu, Fe, Li, Na, Ni, P, Pb, S, W
Erdbeerblätter	menstruationshemmend, blutreinigend,adstringierend, harntreibend	ätherisches Öl, Gerbstoffe, Flavonoide	Br, Li, Mg, Sn, Sr, Ti, Zn
Eukalyptusblätter	anregend, antibakteriell, antiviral, auswurffördernd, blutzuckersenkend, bronchienerweiternd, durchblutungsfördernd, entzündungshemmend, fiebersenkend, harntreibend, krampflösend, fungizid, schleimbildungshemmend, schleimlösend	ätherisches Öl (Zineol, Pinen, Cymen, Limonen, Geraniol, Triterpen, Euglobale (Terpen), Bitterstoffe, Gerbstoffe, Flavonoide, Harze, Proanthocyane, Phenolcarbonsäuren	Ag, Al, Au, C, Ca, Ce, Cr, Cs, Er, Fe, Ge, H, Hf, Hg, Ir, J, K, La, Li, Mg, Mo, N, Na, O, Os, P, Rb, S, Se, Si, Sm, Ti, V, Zn
Holunderblüten	schweisstreibend, fiebersenkend, entzündungshemmend, schleimlösend	Flavonoide (Rutin, Isoquercitrin, Hyperosid), ätherisches Öl, Chlorogensäure, Kaffeesäureester, Gerbstoffe, Phytosterine, Schleim	Al, Ca, Cd, Cr, Cu, Er, Fe, H, Hg, Ir, Mg, O, P, Pt, Se, Te, Ti, V, Zn, Zr

Kraut	Wirkungen	Wirkstoffe	Elemente
Johannis- beer- blätter	harntreibend (Gicht, Rheuma), schweißtreibend, adstringierend, blutdruck- senkend, antioxidativ	ätherisches Öl, Kaffeesäure, Chlorogensäure, Proto- catechusäure, Proanthocya- ne (Catechin, Epicatechin, Gallocatechin), Glykoside (Myrecetin, Isorhamnetin), Flavonoide (Kampferol, Querzetin), Vitamin C	Ag, Al, As, Au, Bi, C, Ca, Cd, Co, Cr, Cu, Fe, Ge, H, Hf, In, Ir, J, Li, Mg, Mn, N, Na, O, P, Pt, Rb, S, Se, Si, Sr, Ti, V, Zn, Zr
Koriander	appetitanregend, sekre- tionsfördernd,krampflösend, blähungswidrig	ätherische Öle, fettes Öl, Eiweiß, Kaffeesäurederivate, Vitamin C	Bi, Ce, Cu, H, Hg, K, O, Sn
Kümmel- früchte	blähungstreibend, krampf- lösend, verdauungsfördernd, appetitanregend, durchblutungsfördernd, keimhemmend, mild auswurffördernd, desinfizierend, choleretisch	ätherische Öle (Carvon, Limonen, Dihydrocarveol, Carveol), fettes Öl, Eiweß, Gerbstoffe, Zucker, Flavonoide, Phenylcarbon- säure	Ag, B, Ba, Br, C, Ca, Cu, Er, Fe, Ge, H, In, Mg, Mo, Ni, Os, Pt, S, Se, Si, Sr, V, W, Zn, Zr
Löwen- zahn- blätter	verdauungsfördernd, appetit- anregend, gallensekretions- fördernd stoffwechselanre- gend, harntreibend	Bitterstoffe, Vitamine, Mineralstoffe, Triterpene, Schleimstoffe, Inulin, Kalium	Bi, C, Fe, Ge, K, Na, P, Pb, S, Si, Sm, W, Zn
Orangen- schalen	appetitanregend	ätherisches Öl, Bitterstoffe, Carotinoide, Flavonoide	Ag, Al, Au, Cd, Cl, Co, Cr, Cs, Er, F, Fe, H, Hf, J, K, Li, Mg, Mn, Mo, Na, O, Os, p, Rb, S, Se, Si, Sn, Ti, W, Zr
Hopfen- blüten	antibakteriell, beruhigend, blutreinigend, entzündungs- hemmend, schmerzstillend, tonisierend, appetitanregend	Hopfenbitter (Humulon, Humulen, Lupulon, Lupulin, Eugenol), ätherisches Öl, Gerbsäure, Harze, Phytosterine (Campesterol, Stigmasterol, Beta- Sitosterol), Farnesol, Isovalerinsäure	Ag, B, Ba, Br, Mg, Mo, O, S, Si, Sm, Zn
Bren- nessel- blätter	blutreinigend (Gicht), cholesterinsenkend, blutbildend, blutstillend, verdauungsfördernd, appetitanregend, galletreibend, harntreibend	Nesselgift, Eisen, Histamin, Sekretin (stoppt Magen- saftausschüttung, fördert Gallensaftausscheidung)	B, Ba, Cd, Mo, Na, Os, P, Pb, Se, Sr, Te, Zn

Kraut	Wirkungen	Wirkstoffe	Elemente
Brombeerblätter	adstringierend, blutreinigend, blutstillend, harntreibend, schleimlösend, tonisierend, krampflösend	ätherisches Öl, Gerbstoffe, Flavonoide	Au, Cd, P, Se, Sr
Dillfrüchte	krampflösend, beruhigend, bakteriostatisch, milchtreibend	Cumarinderivate, ätherisches Öl, Kaffeesäurederivate	Ag, Al, As, Au, C, Ca, Cl, Cs, Cu, Fe, Ge, H, Ir, J, K, La, Li, Mg, Mn, Mo, N, Na, O, P, S, Se, Sm, Sn, Ti, Zn
Heidelbeerblätter	adstringierend, kappillarabdichtend, ödemprotektiv, entzündungshemmend, stopfend, brechreizlindernd	Gerbstoffe, Proanthozyanidine, Anthocyane, Flavonoide	Cr, Mg, Mo, N, Na, P, Pb, Te
Hibiskusblüten	blutdrucksenkend, lipidsenkend	Pflanzensäuren (Zitronensäure, Apfelsäure, Ascorbinsäure), Anthocyane	Ag, Al, As, C, Ca, Ce, Cu, Er, Ge, H, J, La, Mg, Mo, N, Na, S, Si, Sn, Te, Zn, Zr
Himbeerblätter	schweißtreibend, galletreibend, harntreibend, blutreinigend, entzündungshemmend	Gerbstoffe, Flavonoide, Fruchtsäuren	Al, Au, Ba, Ca, Cd, Cl, Co, Cu, Fe, Ge, Hf, I, In, K, La, Li, Mn, N, Na, O, Pt, Rb, Se, Si, Sn, Sr, Te, Ti, V, Zn
Ingwerwurzel	brechreizlindernd, appetitanregend, spasmolytisch, keimtötend, durchblutungsfördernd, blähungstreibend	ätherische Öle (Zingiberen, Zingiberol),Scharfstoffe (Gingerol, Shogaol), Bitterstoffe, Fette, Zucker, Schleime	Ag, Al, Au, Bi, C, Ca, Ce, Cl, Co, Cr, Cs, Cu, Er, F, Ge, H, Hf, Hg, In, J, K, La, Mg, Mn, Mo, Na, Ni, O, Os, P, Pt, S, Se, Si, Sm, Ti, W, Zn
Kardamom	krampflösend, durchblutungsfördernd, galletreibend, virustatisch	ätherisches Öl	As, B, Ba, Ca, Cd, Cr, Cu, Fe, Ge, K, Mg, Os, Pb, Sn, Zn
Ringelblumenblüten	entzündungshemmend, granulationsfördernd, lymphabflussfördernd, durchblutungsfördernd	ätherisches Öl (Cineol, Campher), Laminaceengerbstoff mit Rosmarinsäure, bittere Diterpenphenole	Ag, Al, Au, Ba, Ca, Cr, Cs, Cu, Er, F, Fe, H, I, In, Ir, Li, Mo, Ni, O, P, Rb, S, Sr, V, Zn, Zr

Kraut	Wirkungen	Wirkstoffe	Elemente
Estragonblätter	beruhigend, harntreibend (Rheuma, Gicht), galletreibend, schmerzstillend, krampflösend, parasitenaustreibend, appetitanregend, menstruationsfördernd, krampflösend, ödemprotektiv	ätherisches Öl (Limonen, Carvon, Eugenol, Kampfer), Asparaginsäure, Glutaminsäure, Phytosterole (Beta-Sitosterol), Glykoside (Cumarin, Umbelliferon, Salizylsäure), Estragol, Gerbstoffe, Kalium, Jod, Zink, Vitamin C	Ag, Al, Au, Bi, C, Ca, Cl, Cr, Cu, F, Ge, H, Hf, Hg, I, In, La, Mg, Na, Ni, Os, Pb, Pt, S, Se, Si, Sn, Sr, Zn
Dillkraut	krampflösend, antibakteriell	ätherisches Öl (Carvon)	Ag, Au, B, Br, C, Ca, Cd, Ce, Co, Cr, Cs, Cu, Fe, Ge, H, I, In, Li, Mn, Na, Os, Pt, Rb, S, Sb, Se, Si, Sn, Sr, Zn
Heidelbeerfrüchte	stopfend, entzündungshemmend, zusammenziehend, brechreizlindernd, keimhemmend	Gerbstoffe, Proanthozyanidine, Anthocyane, Flavonoide, Invertzucker, Pektine, Mineralstoffe, Fruchtsäuren, Vitamine	Al, As, Ba, C, Ca, Cd, Co, Cu, Fe, Ge, Hg, In, Ir, K, Mg, Mn, Mo, O, Os, P, Pb, S, Sm, Sr, V, Zn
Rosenblütenblätter – rosa	adstringierend, blutreinigend, blutstillend, nervenstärkend, schmerzlindernd, verdauungsfördernd	ätherische Öle (Geraniol), Gerbstoffe, Gerbsäuren, Glykoside (Saponine)	Au, Co, Cr, Cs, Fe, H, I, Mg, P, Si, Sr

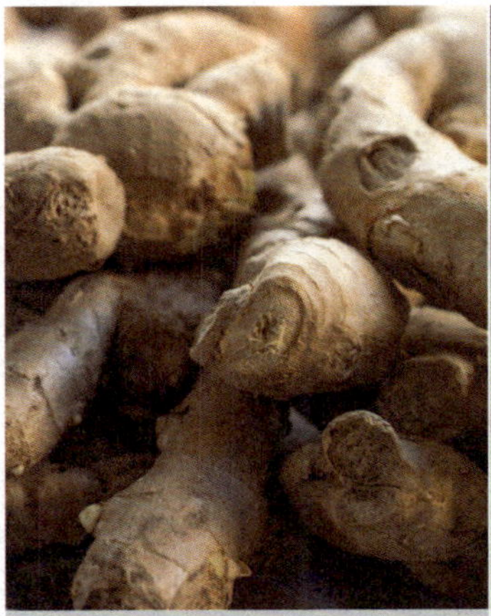

Ingwerwurzel

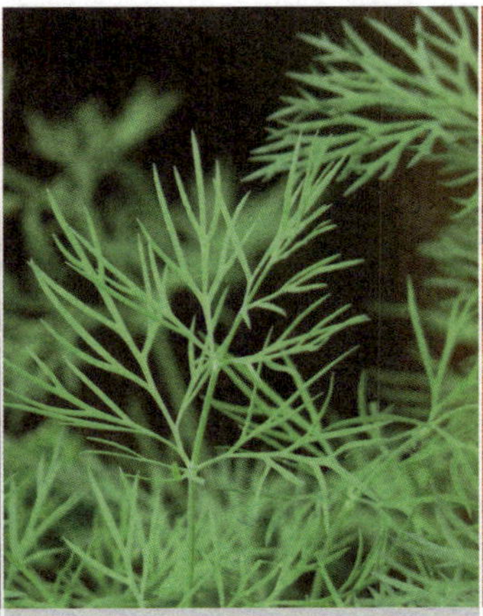

Dillkraut

Ringelblume

Pflanzen sind Strategen

Wer sich mit den Erfolgsgesetzen des Lebens beschäftigt, der kommt an der Betrachtung nicht vorbei, wie Pflanzen zum Erfolg ihrer Spezies gelangen. Abstrahiert und analysiert man ihren Erfolg, dann kommen geniale Strategien zum Vorschein.

Nehmen wir einen der erfolgreichsten Strategen der Pflanzenwelt, den Löwenzahn, als Beispiel. Er fährt eine Strategie, von der sich mancher Manager eine Scheibe abschneiden könnte oder sogar sollte. Alle drei Teile seiner erfolgreichen Überlebens- und Vermehrungsstrategie sind jede für sich intelligent und werden mit absoluter Perfektion und Konsequenz durchgezogen.

Der **erste strategische Ansatz** ist:

„Die kontinuierliche Vertiefung."

D. h. für den Löwenzahn konkret, dass er sich an der Stelle, wohin ihn sein Flugsamen geweht hat, ganz schnell und so tief wie möglich eingräbt. Das kann schon einmal über einen Meter in die Tiefe gehen. Da hilft es nichts, wenn ihn der Kaninchenzüchter 10 Zentimeter unter der Erdoberfläche abschneidet. Bald treibt er seine Pfahlwurzel wieder hoch.

Auf uns Menschen übertragen, bedeutet diese Löwenzahnstrategie der kontinuierlichen Vertiefung, dass wir unsere Ehe und Familie, unseren Verein, unsere Behörde oder unsere Unternehmung kontinuierlich fachlich qualifizieren und versuchen, immer besser zu sein oder zu werden als mögliche Wettbewerber. Allein das Bestreben, lediglich ebenso gut zu sein wie andere, wird immer dazu führen, dass wir überholt werden und ins zweite Glied zurückfallen.

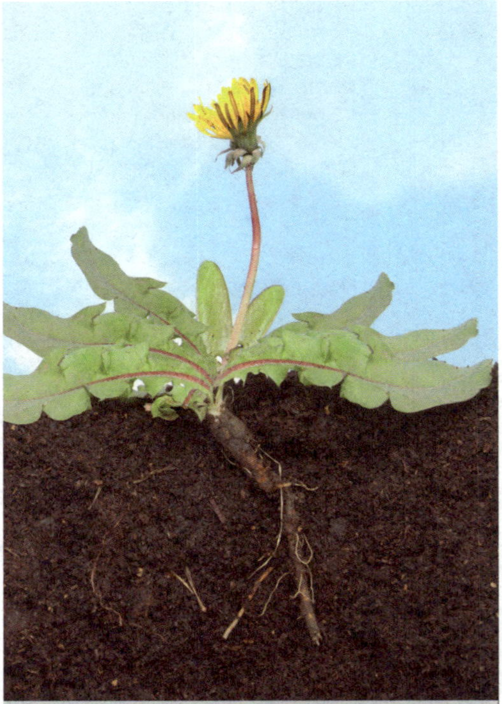

Die Pfahlwurzel des Löwenzahns: so tief wie möglich,
die Rosette: so breit wie möglich,
die Blüte/Botschaft: so hoch wie möglich

Der **zweite strategische Ansatz** ist:

„Sich oben breitmachen."

Der Löwenzahn lässt keinen Konkurrenten zu. Er bildet Rosette neben Rosette aus. Da muss sich die Konkurrenz schon arge Mühe geben, überhaupt ans Licht, damit an die Sonne und damit an die Lebensenergie der Pflanze zu gelangen.

Übertragen auf uns Menschen und auch auf unsere Organisationen, heißt dieses „sich oben breitmachen", dass wir mit geeigneten Maßnahmen der Kommunikation, der Soziologie und der Marktbeobachtung unsere Positionen der Ehe und der Familie, der Unternehmung, des Vereins usw. kontinuierlich sichern und erweitern.

Der **dritte strategische Ansatz** ist besonders genial:

„Die Sendung einer überlegenen Botschaft in alle Himmelsrichtungen."

Jahr für Jahr erheben sich aus den ausgereiften Blüten des Löwenzahns Milliarden und Abermilliarden von fliegenden Botschaftern in die Lüfte und verbreiten das Leben dieser Spezies bis in den entlegendsten Winkel und auf jeglichen Boden.

Kein Wunder, dass unser Land zur Blütezeit des Löwenzahns aus der Vogelperspektive nur eine einzige dominante Farbe zeigt: das GELB des genialen Strategen namens Löwenzahn.

Es gibt aber noch andere Strategien, wenn auch nicht so erfolgreiche, wie sie der Löwenzahn ausgeprägt hat. Denken wir an die subversiv agierende Brennnessel, oder denken wir an den ebenso subversiv agierenden Giersch. Beide Pflanzen verbreiten sich unterirdisch über Wurzelstöcke, aus denen sie in regelmäßigen Abständen Brennnesseln oder Giersch nach oben treiben. Sie sind sogar so klug und fahren ihre Vermehrung nicht nur eingleisig unterirdisch via Wurzelstock, sondern sie bedienen sich zur Erhaltung und Vermehrung ihrer Spezies auch oberirdisch ausgeprägter Samen.

Versuchen Sie einmal, ein Grundstück, auf welchem sich Brennnessel und Giersch wohlfühlen, von diesen beiden Pflanzen zu befreien. Das wird nur gelingen, wenn man das ganze Terrain durch und durch vergiften würde. Das sollte man gescheiterweise unterlassen.

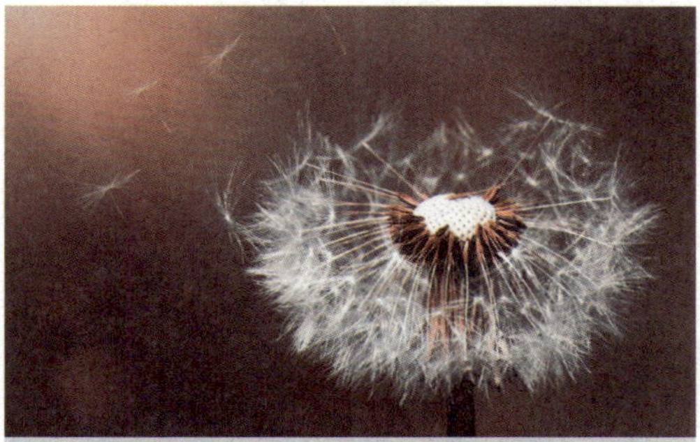

Ein genialer Stratege namens Löwenzahn

Sondern man sollte der Brennnessel und dem Giersch Areale zuweisen, wo sie nicht nur fröhlich wachsen dürfen, sondern wachsen wollen. Sie sollen zum eigenen Vergnügen wachsen, aber auch ihren Beitrag zu reichhaltigen Smoothies liefern, wo wir sie zusammen mit Vogelmiere, Löwenzahn, Gänseblümchen, Holunderbeeren uva. Pflanzen gut gebrauchen können.

So wie Brennnessel und Giersch Wurzelstöcke unter der Erdoberfläche entlangtreiben, so subversiv schickt der Klee seine Sprossen, aufs Engste an die Erdoberfläche geschmiegt, unter dem Gras hindurch, senkt alle 5 bis 10 Zentimeter Wurzeln ins Erdreich und verzweigt von diesem vorgeschobenen Punkt sternförmig neue Sprossen unter dem Rasen her. Bald hat er, wenn der Gartenbesitzer nicht aufpasst, die ganze Fläche durch und durch besetzt.

Man kann alle diese Verhalten und Strategien der Pflanzen als geist- und ziellose Zufälle abtun. Man kann jedoch auch die hohe Intelligenz der zu beobachtenden Strategien erkennen und sogar mit bestem Erfolg nachahmen. Auf alle Fälle haben Giersch und Brennnessel ihre Guerilla-Taktik schon entwickelt, als es noch keine Guerillakrieger gab, und der Löwenzahn hat lange vor Napoleon seine Erfolgsstrategien praktiziert.

Nur mit einem hatten die einmalig klugen Pflanzenstrategen nicht gerechnet. Sie hatten die rücksichtslose Brutalität unserer menschlichen Spezies nicht im Kalkül. Wir müssen extraterrestrischen Ursprungs sein, sonst würden die Pflanzen, ganz zu schweigen von den Tieren, ganz anders mit uns Menschen umgehen.

Jedoch scheinen die Aggressionslosigkeit und die bislang zu beobachtende Leidensfähigkeit der Natur zu Ende zu gehen. Sich häufende Klimakapriolen, Antibiotikaresistenzen der Bakterien, zunehmende Aggressivität der Zootiere und zunehmende Unverträglichkeiten bislang verträglicher Pflanzen mahnen uns zu einem ganz anderen Umgang mit der Natur, als wir diesen zurzeit praktizieren.

Wir müssen heraus aus der Naturverachtung, in die wir mit unserer Zivilisation gesunken sind, hin zu einer Hochachtung der Natur und allen ihren Mitgliedern gegenüber. Sonst stellt sich die Natur bald gegen uns, und wir halten das wieder für „Zufall".

Wissenschaftliches zum Löwenzahn

Im Übrigen nimmt der Löwenzahn bei der Vorbeugung von Krebskrankheiten und auch in deren Heilungsverlauf eine immer größere Rolle ein. Im Fachmagazin „International Journal of Oncology" wurde ein Artikel veröffentlicht, nach dem ein Tee aus Löwenzahnblättern das Wachstum von Brustkrebs- und Prostata-Krebszellen hemmen bzw. vermindern könne.

In der Fachzeitschrift „Journal of Ethnopharmacology" wurde davon berichtet, dass ein Tee aus Löwenzahnwurzeln Leukämiezellen abtöten könne. Interessant daran ist, dass die gesunden Zellen unangetastet blieben.

Es konnte nämlich bewiesen werden, dass ein Extrakt aus der Löwenzahnwurzel sogar bei Melanomzellen, die bereits resistent gegen schulmedizinische Medikamente geworden waren, den Zelltod auslöste.

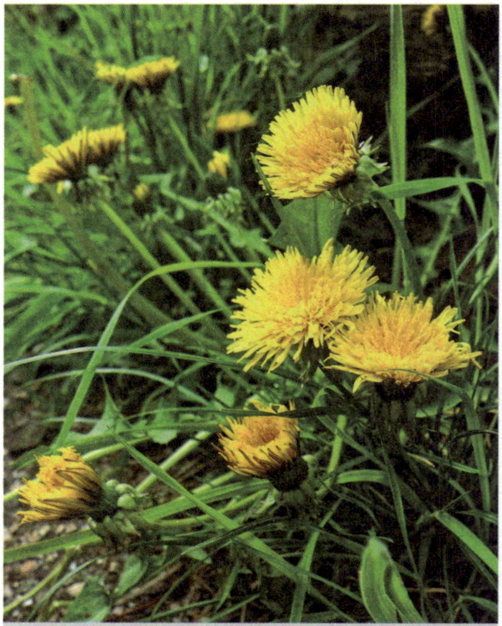

Pflanze mit Heilkraft – der Löwenzahn

Löwenzahn wächst überall und fast das ganze Jahr. Essen Sie also Salat von Löwenzahnblättern, und machen Sie sich Smoothies unter Verwendung von Löwenzahnblättern und sogar von Löwenzahnwurzeln. Die Wissenschaftler äußerten sogar, dass sie sich den Löwenzahn als gutes „Anti-Krebs-Mittel" zur Unterstützung in der Krebstherapie vorstellen könnten.

Die Pflanze, ein Wasserrufer

Der tägliche Wetterbericht ist für viele Menschen die unverzichtbarste Information eines jeden Tages. Täglich werden drei bis fünf Nachrichtensendungen konsumiert, wobei dem Wetterbericht oftmals die größte Aufmerksamkeit zuteil wird. Wird Regen angesagt, dann wird im Verständnis der meisten Menschen „schlechtes Wetter" angesagt.

Für unsere Begriffe herrscht schlechtes Wetter dann, wenn es eine lange Zeit nicht regnet. Dann verkümmert die Ernte, dann verdorren die Wiesen und Weiden und natürlich auch der Rasen in unseren Gärten. Und das Ganze trotz oder weil „schönes Wetter" herrscht.

Wir selber bedanken uns bei jeder Wolke und bei jedem Regentropfen, den wir als regelrechtes Himmelsbaby begrüßen, ist doch das Wasser nicht nur das Lebenselement des Planeten, seiner Tiere und Pflanzen, sondern auch dasjenige von uns Menschen. Immerhin bestehen wir zu 70 % aus Wasser, unser Gehirn sogar zu 90 %.

Seit einigen tausend Jahren arbeiten wir Europäer zielstrebig daran, unseren Kontinent in eine Wüste zu verwandeln. Die Römer haben den größten Sündenfall begangen, indem sie zur Befriedigung ihrer luxuriösen Badegewohnheiten die Wälder des Mittelmeerraumes abgeholzt und weite Landstriche in eine Karstlandschaft verwandelt haben. Schon greift die Wüste nach Spanien.

Wir haben in Deutschland den Sündenfall begangen, Moore und Sümpfe trockenzulegen und unsere Flüsse und Bäche zu begradigen, dass dort nur noch Wasser läuft, wenn es reichlich geregnet hat. Regnet es aber zu reichlich, dann gibt es schnell und drastisch Überschwemmungen.

So wie wir Menschen unseren Kontinent entwässert haben, so haben wir ihn seit römischen Zeiten entholzt und damit den besten Wasserrufer dezimiert, den Wald, und mit ihm den Baum.

Wir sind der Meinung, dass die Natur miteinander kommuniziert, was nach unserer Meinung auch für eine bestehende Kommunikation zwischen Baum und Wolke gilt. Wenn kein Wasserrufer mehr da ist, dann regnet es auch nicht mehr.

Wir gehen davon aus, dass die Natur uns hört, wenn wir uns nach jedem Wetterbericht, welcher Regen ankündigt, über „schlechtes Wetter" beklagen. In der Tat wird seit einigen Jahrzehnten das Wetter immer „schöner" mit der Folge, dass in diesem Jahr 2015 weite Landstriche in Deutschland so lange „schönes Wetter" hatten, bis die Felder samt Ernte verdorrten.

Wie beklagte sich doch schon Friedrich Schiller: „Gegen Dummheit kämpfen Götter selbst vergebens." Wir sollten gescheiterweise an die allseitige Kommunikation aller Naturteilnehmer miteinander glauben und uns endlich selber in die Reihen derer stellen, die so friedlich und fruchtbar miteinander kommunizieren wie bspw. der Baum und die Wolke.

In Europa regnet es dort am meisten, wo der Wald am dichtesten steht. Als Beispiel mögen Sauerland, Siegerland und Alpen dienen. Glücklicherweise ist unser Land zu mehr als einem Drittel seiner Fläche mit Wald bedeckt, und glücklicherweise hat uns Hermann der Cherusker die Herrschaft der Römer erspart. Mit Sicherheit hätte die dazu geführt, dass wir hier die gleiche Abholzungsorgie erlebt hätten, wie sie die Römer im Mittelmeerraum veranstaltet haben.

So wie Regionen in Brasilien, Hinterindien und waldreiche Teile von Afrika im Augenblick unter einem hochdramatischen Baumverlust leiden, um dort Monokulturen von Feldern anzulegen, so wichtig wäre es, diese Wälder zu erhalten und nicht nur keine weiteren Abholzungen zuzulassen, sondern mit der Aufforstung von Randbereichen der Steppen, Savannen und Wüsten offensiv weite Landstriche aufzuforsten. Wir sind der festen Meinung, dass die Etablierung dieser neuen Wälder Regen bewirken würde.

Dieser Weg wäre gescheiter, als weiteste Landstriche ihrer unterirdischen Wasservorräte zu berauben, dort für einige Jahrzehnte große Menschenpopulationen und auch Herden von Großvieh wachsen zu lassen, bis dann eines Tages die artesischen Wasservorräte zu Ende und die ganzen wasserlosen Menschen auf Wanderschaft gehen. Wohin? Dorthin, wo Wasser ist. Vielleicht geht uns bald das Licht auf, dass die Flüchtlingsströme, die sich jetzt über Europa ergießen, aus wasserarmen und waldverarmten Gebieten kommen.

Denken wir zurück in unserer Menschheitsgeschichte. Ägypten, heute größtenteils Wüste, war einst die fruchtbare Kornkammer des Römischen Reiches. In Zeiten von Karthago, Jahrtausende bis einige hundert Jahre v. Chr., zogen Elefanten durch das Gebiet der heutigen Wüste Sahara. Sehen wir und etablieren wir Bruder und Schwester Baum als Wasserrufer, und wir werden sowohl der hysterisch propagierten CO_2-Problematik Herr als auch für unzählige Menschen wasserreiche und bewohnbare Gebiete schaffen, wenn wir die Aufforstung lange genug durchhalten und hinreichend viele Bäume hinreichend viele Wolken und Regen gerufen haben. Immerhin besteht das Holz des Baumes zu 45 % aus Kohlenstoff und zu 40 % aus Sauerstoff, mithin aus dem verteufelten CO_2.

Einen besonderen Respekt, sogar Ehrfurcht, genossen jahrtausendelang in unserem germanischen Kulturkreis die Bäume. Das galt natürlich in besonderem Maße für sehr große und besonders alte Bäume. In der Nordischen Mythologie fungiert bspw. die Esche Yggdrasil als Weltenbaum. Sie verbindet als Weltachse Asgard, die Heimat der Götter, Midgard, die Heimat der Menschen, und Niffelheim, das Totenreich. Nach alter germanischer Vorstellung stützen die Zweige Yggdrasils das Himmelsgewölbe. Unter ihren Wurzeln ist die Unterwelt angesiedelt.

Wir Deutschen hatten immer ein ganz besonderes Verhältnis zu Bäumen, ob es zu der germanischen Esche war oder zur deutschen Eiche, oder zum Liebesbaum, dem Apfelbaum, oder zum Baum der Lebenslust, zur Linde. Viele große deutsche Geister wie Alexander von Humboldt oder Paracelsus haben sich mit der Wesenheit der Bäume beschäftigt.

Hören wir Paracelsus: „Dieses Gewächs gleicht dem Menschen. Es hat seine Haut, das ist die Rinde. Sein Haupt und Haar sind die Wurzeln. Er hat seine Figur und seine Zeichen, seine Sinne und seine Empfindlichkeit im Stamm.“ Alexander von Humboldt mahnt: „Habt Ehrfurcht vor dem Baum. Er ist ein einziges Wunder!“ Da werden Sie sich nicht wundern, wenn Sie in unserem neuen Buch davon lesen, wie ich Tag für Tag mit dem Thuja Lebensbaum vor unserem Haus liebe- und gedankenvoll kommuniziere.

Mitten in der schönsten Zeit Germaniens, die geprägt war von Liebe und Ehrfurcht zu Natur und Baum, kamen die rücksichts- und respektlosen irischen Mönche vom Schlage eines Bonifatius und hackten unseren Vorfahren ihre heiligen Bäume um. Damals haben unsere Ahnen nicht aufgepasst, und seitdem grassieren die Respektlosigkeit vor der Natur und deren blindwütige Verachtung.

Die Folgen schauen uns jetzt in Form von Wüsten, von Artenverarmung, von Tiermisshandlungen und von Klimahysterie an, die wir samt und sonders selbst verursacht haben. Aus dieser Situation kommen wir nicht allein mit Bedauern und mit Klagen heraus. Wir müssen uns dem herrschenden System der Naturverachtung und -ausbeutung entgegenstellen, wie es der biologische Landbau und wie es Vegetarier und Veganer vormachen.

Teerezepte und Tipps

Für die nachfolgenden Teerezepte haben wir die Heilkräuter ausgewählt, bei denen wir davon ausgehen, dass Sie diese in Ihrem Reformhaus oder in Ihrer Apotheke bekommen.

Früher konnte man diese Kräuter in jeder Drogerie kaufen. Schade darum! Leider ist diese Berufssparte bis auf wenige hartleibige Drogistenfamilien mehr oder weniger ausgestorben. Schade darum. Das hatte nicht nur einen Verlust von hunderttausend Arbeitsplätzen bedeutet, sondern auch einen solchen von unermesslich vielem und wichtigem volksheilkundlichem Wissen.

Die Rezepturen basieren auf dem Leisenverständnis. Dieses basiert auf einer Identität der Elemente, die an einer Krankheit beteiligt sind und die sich gleichzeitig in den hilfreichen Teerezepten zu befinden haben. Wenn Sie an der Primärliteratur interessiert sind, dann lesen Sie „Die Leisenkur“ von Katharina Vanselow-Leisen und Herrn Dr. Feist, erschienen im Turm Verlag, in 74321 Bietigheim, ISBN: 3-7999-0010-1.

Was die jetzt folgenden Rezepte angeht, so mischen Sie die empfohlenen Teesorten immer zu gleichen Teilen, wenn nichts anderes angegeben ist. Der Einfachheit halber haben wir zu jedem Rezept vermerkt, wie er zuzubereiten ist. Die Arten der Zubereitung unterscheiden sich nämlich zwischen einem Auszug (Infus), bei dem ein bis zwei Teelöffel einer Rezeptur mit einer Tasse kochendem Wasser aufzugießen sind. Danach lässt man über Nacht ziehen, rührt kurz um, kocht kurz auf, seiht dann ab, bevor der Tee dann nach seiner Abkühlung auf Trinktemperatur entweder getrunken, gegurgelt oder für äußerliche Anwendungen benutzt wird.

Bei einer Abkochung (Dekokt) werden zwei bis drei Teelöffel des Tees mit zwei Tassen kaltem Wasser angesetzt. Dann lässt man fünf Minuten kochen, seiht dann ab, lässt ihn auf Trink- oder Benutzungstemperatur abkühlen, trinkt oder gurgelt dann den Tee oder verwendet ihn für Waschungen, Umschläge, Bäder o. ä.

Die gebräuchlichste Zubereitungsart ist der Aufguss. Bei diesem werden zwei bis drei Teelöffel des Krautes mit kochendem Wasser übergossen. Danach lässt man drei bis fünf Minuten ziehen, seiht ab und lässt für die weitere Verwendung auf Trinktemperatur abkühlen. Wenn Sie ihn lieber heiß trinken möchten, dann trinken Sie ihn nach dem Abseihen langsam und in kleinen Schlückchen.

Für die äußerliche Anwendung werden Tees zubereitet, wie eben beschrieben. Man kann sich jedoch seinen Tee bzw. seine Mischung mit dem vorsichtigen Übergießen mit kochendem Wasser zu einem dampfenden Kräuterbrei (Kataplasma) machen, den man nach ein wenig Abkühlung in ein Leinensäckchen oder -tuch gibt und dann möglichst warm auf die zu behandelnde Stelle appliziert.

Eine generelle Empfehlung ist diejenige, seinen Tee vor den Mahlzeiten zu trinken. Wir sind da hochflexibel und folgen gerne und lieber unserem eigenen Instinkt. Den von uns rezeptierten 7x7 Kräutertee trinken wir mehr oder weniger von morgens bis abends zum Frühstück, vormittags und nachmittags im Büro und abends dann wieder zum Abendessen.

Dazu viel Stilles Wasser, das sind wir unserem Alter von 75 und 85 Jahren schuldig, damit es uns nicht ergeht wie vielen alten Menschen, die manchmal aus lauter Angst vor zu viel Harndrang und Inkontinenz möglichst wenig trinken und dadurch schneller dehydrieren, als ihnen lieb und ihrer Lebensdauer bekömmlich ist.

Wassermangel im Gehirn, d. h. Dehydrierung durch zu geringe Trinkmengen, mag auch eine gehörige Mitschuld resp. Ursache für die vielen zurzeit zu beobachtenden Krankheiten oder Missbefindlichkeiten des Kopfes sein, angefangen von Migräne über Demenz und Parkinson bis zu Alzheimer.

Trinken Sie also reichlich Kräutertee und Stilles Wasser ohne Kohlensäure dazu. Von der bleibt schon genug im Körper zurück, und zwar wegen unserer viel zu flachen Atmung, die wir erst recht im Alter praktizieren, und natürlich auch wegen unseres Mangels an Bewegung.

Kräutertee richtig zubereiten

Die Art der Zubereitung und deren Dauer hängen in entscheidendem Maße von der Beschaffenheit der verwendeten Kräuter ab. Da gibt es federleichte Blütenblätter wie Ringelblumen ohne Kelch oder die Blütenblätter von Hopfenzapfen. Dann gibt es geschnittene Blätter von Linde oder Huflattich. Oder es gibt harte Samen wie diejenigen von Dill, Fenchel, Anis und Kümmel. Oder es gibt regelrecht hartes Holz und Rinden wie geschnittene Eichenrinde oder Süßholz.

Will man die Wirkstoffe aus diesen Pflanzenteilen in seinen Tee bekommen, dann hat man für alle das gleiche Wasser zu nehmen, jedoch sowohl unterschiedliche Verfahren als auch unterschiedliche Ziehzeiten zu berücksichtigen.

Für Blüten und weiche Blätter wählen wir den AUFGUSS. Für diesen übergießen wir die zarten Kräuter mit kochendem Wasser, lassen den im Werden befindlichen Tee drei bis fünf Minuten ziehen und seihen dann ab.

Für härtere und dickere Blätter, für Stängel und weiche Wurzeln bereiten wir die **ABKOCHUNG** zu. Die Kräuter oder die Kräutermischung weichen wir in kaltem Wasser für ca. eine halbe Stunde ein, erwärmen dann und lassen für zehn bis dreißig Sekunden aufkochen. Danach lassen wir bis zu zehn Minuten ziehen, bevor wir abseihen.

Für viele Kräuter ist der **KALTWASSER-AUSZUG** richtig. Das gilt bspw. für Bärentraubenblätter, Baldrianwurzeln, Leinsamen und Eibischwurzeln. Diese Kräuter lassen wir über Nacht im Wasser weichen, rühren dann um, erwärmen den Tee auf Trinktemperatur, seihen ab und trinken.

Als Dosierungsregel mag gelten, dass man immer einen gestrichenen Esslöffel trockene Kräuter auf einen halben Liter Wasser nimmt oder einen Filterbeutel.

Teerezept und Tipps bei Adipositas (Fettsucht)

Wir mischen zu gleichen Teilen:

Brennnesselblätter, Holunderblüten, Lindenblüten, Mariendistelkraut, Löwenzahnkraut, Sellerieblätter, Tausendgüldenkraut, Wermutkraut

Ein gestrichener Teelöffel pro Tasse, also vier bis fünf Teelöffel auf 1 Liter Wasser, wird mit kochendem Wasser überbrüht. Danach lassen wir drei bis fünf Minuten ziehen, seihen ab, lassen auf Trinktemperatur abkühlen. Es werden zwei bis drei Tassen pro Tag getrunken. Nach ein bis zwei Wochen wird auf fünf bis sieben Tassen pro Tag gesteigert. Dazu gehört dann zwingend eine vollwertig-vegetarische Ernährung und eine reichliche Mineralstoffversorgung zur Stärkung der Ausscheidungsorgane, besonders der Nieren!

Die häufigste Ursache für Adipositas ist der **übermäßige Genussmittelkonsum** bei gleichzeitiger **mineralischer Unterversorgung** der **Ausscheidungsorgane, besonders der Nieren.**

Diese Stoffwechsellage führt im Organismus dazu, dass eine große Menge von Schadstoffen in ihm verbleibt. Diese werden in den Fettgeweben abgelagert. Sind die originären Fettdepots mit Schadstoffen gefüllt, bildet der Organismus in seiner Not weiteres Fettgewebe, um dort weitere Schadstoffdeponien anlegen zu können.

Diese Schadstoff-Fett-Depots werden dann mit Wasser durchfeuchtet, was dann in summa zur Figurentgleisung und zu Übergewicht führt. Hilfreich für die Restrukturierung der Figur ist der Verzicht auf Genussmittel und dafür mehr moderate Bewegung an der frischen Luft und eine Beförderung des Stuhlganges, wofür sich die Einnahme von gequetschtem Leinsamen oder Flohsamen empfiehlt oder hin und wieder einmal ein analer Einlauf mit Kräutertee! Dazu eine reichliche Mineral- und Vitalstoffversorgung.

Die leider in den letzten Jahren immer häufiger beobachtete Adipositas bei jungen Frauen hat ihre Ursache in aller Regel in dem Gebrauch der empfängnisverhütenden Pille. Dadurch wird die Menstruation minimiert, wodurch die Schadstoffe im Organismus und damit in den Fettgeweben verbleiben. Insofern bedarf es bei diesen jungen Frauen keiner besonderen Therapie, sondern lediglich des Verzichtes auf die Pille.

Danach wird für drei bis sechs Monate mit dem von uns entwickelten „Dreisprung der Entschlackung" der Organismus gereinigt, wobei wenigstens 2 bis 3 Liter schlackenlösender Kräutertee pro Tag getrunken und reichlich Mineralstofffe verzehrt werden. Bald ist das adipöse Erscheinungsbild Vergangenheit.

Teerezept und Tipps bei Akne

Wir mischen zu gleichen Teilen:

Brennnesselkraut, Löwenzahnkraut, Mariendistelkraut, Tausendgüldenkraut, Wermutkraut

Ein gestrichener Teelöffel pro Tasse, also vier bis fünf Teelöffel auf 1 Liter Wasser, lassen wir drei bis fünf Minuten ziehen und auf Trinktemperatur abkühlen. Es werden 1 bis 1,5 Liter pro Tag getrunken. Die gleiche Menge Wasser wird, ebenfalls über den Tag verteilt, getrunken. Der aufgeführte Tee ist auch für Wickel und Auflagen im Gesicht geeignet.

Bei Akne ist der Konsum von Fastfood, Fleisch und Fleischprodukten, von Milch und Milchprodukten ebenso zu reduzieren wie derjenige von Süßigkeiten, und auch der Salzkonsum mit bspw. dem Verzehr von Salzgebäck und gesalzenen Erdnüssen ist zu minimieren. Vor allem aber sind phosphorhaltige Softgetränke wie Cola und Alkopops zu vermeiden!!!

Über Nacht werden basische Halswickel getragen, um die Zufuhr von ansonsten im Gesicht ausgeschiedenen Schadstoffen zu verhindern. Gleichzeitig werden basische Strümpfe getragen, um diese Schadstoffe über die Füße auszuleiten. Besonders die Entgiftungsorgane wie die Leber und die Nieren sind mineralisch zu stärken. Man trinkt Mariendistel- und Löwenzahnpresssaft aus dem Reformhaus, und hin und wieder werden basische Leber- und Nierenwickel appliziert. Beide werden konstant warm gehalten.

Um Akne zu überwinden, sollte man für einige Monate besonders vital- und mineralstoffreich essen, überwiegend Gemüse. Wenn auch Obst in den Speiseplan einbezogen wird, dann im Verhältnis von 80 % Gemüse zu 20 % Obst.

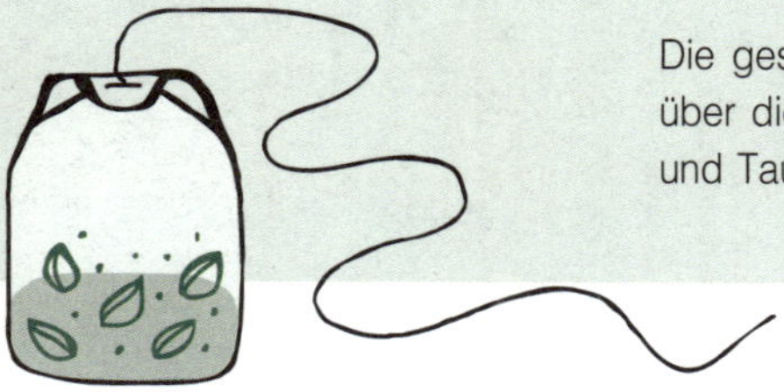

Teerezept und Tipps bei Allergien

Wir mischen zu gleichen Teilen:

Brennnesselblätter, Ehrenpreiskraut, Himbeerblätter, Käsepappelkraut, Schafgarbenkraut, Tausendgüldenkraut

Ein gestrichener Teelöffel pro Tasse, also vier bis fünf Teelöffel auf 1 Liter Wasser, lassen wir drei bis fünf Minuten ziehen, seihen dann ab und lassen auf Trinkttemperatur abkühlen. Es werden 0,5 bis 1 Liter pro Tag getrunken. Die gleiche Menge Stilles Wasser wird ebenfalls über den Tag verteilt getrunken.

Der Grundstein für eine zukünftige Allergie wird beim modernen Menschen bereits mit den zahlreichen Impfungen gelegt. Dabei sind von besonderer Gift- und Schädigungswirkung die sog. Wirkungsbeschleuniger, welche den eigentlichen Impfstoffen hinzugegeben werden, als da sind Aluminium und Quecksilber. Deren schädigende Wirkung kennen wir noch aus der Amalgam-Ära. Oftmals reagieren die Organismen der geimpften Kinder mit entweder Entzündungen oder Ekzemen. Die werden dann entweder mit Kortikoiden oder mit Antibiotika behandelt, sodass die Gifte im Körper verbleiben, weil lediglich die Symptome unterdrückt, aber die auslösenden Gifte nicht aus dem Organismus entfernt werden.

Die geschwächten Organismen geraten dann über die Jahre in die Genussphase von Cola- und Tauringetränken und von Salzgebäck. Ein gesunder Aufbau des Abwehrsystems, der Zellen und Gewebe mit Bewegung an frischer Luft, mit Sonnenlicht und einer vitalstoffreichen Ernährung unterbleiben. Bald kommt es zu histamingesteuerten übermäßigen Ausscheidungsreaktionen der Schleimhäute, ob der Augen, des Mundes, des Rachens oder des Darmes.

Für den Organismus sind diese überschießenden Ausscheidungsreaktionen höchst sinnvoll. Der Betroffene sieht das natürlich anders, und es wird versucht, mit bspw. Antihistaminika diese Maßnahmen des Organismus zu unterdrücken.

Die Naturheilkunde empfiehlt einen äußerst vorsichtigen Umgang mit dem entsprechenden Organismus durch den Verzicht auf die verlockenden Genussmittel unserer Zeit und gleichzeitig eine stärkende mineral- und vitalstoffreiche Ernährung, ggf. mit einer Jentschura Ernährung mit Morgenstund und Wurzelkraft, Tischleindeckdich und viel frischem Gemüse und Obst im Verhältnis 80 : 20.

Der Allergiker muss mit drastischen Entgiftungsmaßnahmen seines sicherlich schadstoffbelasteten oder von Schadstoffen geschwächten Organismus vorsichtig sein.

Er muss erst einmal ableiten, dort, wo es juckt oder quillt, basische Wickel applizieren, sei es auf Stirn und Hals oder auf dem Bauch. Er muss viel basische Vollbäder und Fußbäder machen und am besten über Nacht die basischen Strümpfe tragen. Gleichzeitig hat er mit bitterstoffhaltigen Gemüsen wie Chicorée, Löwenzahn, Rucola und mit Löwenzahn- und Artischockensaft aus dem Reformhaus seine Leber zu stärken und mit viel Mineralstoffen seine beiden Nieren zu unterstützen.

Ein Allergiker muss sich immer fragen, was er am liebsten tut, isst und trinkt. Bei jeder der drei Fragen sind höchstens zwei bis drei ehrliche Antworten zulässig.

Das Tun, Einnehmen, Trinken oder Essen, worauf der Allergiker glaubt, nie und nimmer verzichten zu können oder zu wollen, ist in aller Regel das für seine Allergie auslösende Moment. Daher sollte er tunlichst genau diese „unverzichtbaren Genüsse“ meiden oder minimieren.

Es ist für ausreichenden Schlaf zu sorgen. Er sollte sich einen Mittagsschlaf gönnen und vor allen Dingen abends immer um 22:00 Uhr oder früher zu Bett gehen. Im Schlaf arbeitet das Immunsystem, aber die Verdauung ruht. Neben dem Schlafen sind Freude und besonders Lachen ein wirksames Mittel, um Antikörper im Blut zu bilden. Lachen und Freude sind wahre Lebenselixiere.

Genauso hilfreich wie Freude und Lachen sind, genauso schädlich ist stundenlanges Fernsehen. Drei Stunden Fernsehen am Tag verbrauchen die gesamte Menge des Tages an Glückshormonen, die in der Hypophyse gebildet werden. Den gleichen Verbrauch an diesen Hormonen zeitigt sicher das stundenlange Surfen im Internet!

Bei der Nachrichtenlage der letzten Jahre reichen vielleicht schon zwei Stunden für dieses Missgeschick. Tabakrauch, Colagetränke, Bohnenkaffee, Süßigkeiten und Kochsalz sind weitere Feinde einer guten Gesundheit.

Teerezept und Tipps bei Arteriosklerose

Wir mischen zu gleichen Teilen:

Bärlauchkraut, Mistelkraut, Schafgarbenkraut, Tausendgüldenkraut, Weißdornkraut

Ein gestrichener Teelöffel pro Tasse, also vier bis fünf Teelöffel auf einen Liter Wasser, lassen wir drei bis fünf Minuten ziehen, seihen dann ab und lassen auf Trinktemperatur abkühlen. Es werden 1 bis 2 Liter pro Tag getrunken. Die gleiche Menge Stilles Wasser wird ebenfalls über den Tag verteilt getrunken.

Es ist davon auszugehen, dass sich mit dem reichlichen Trinken des o. g. Tees, an dessen Stelle man auch den bestens schlackenlösenden 7x7 Kräutertee von Jentschura verwenden kann, viele Schadstoffe aus dem 7000 m langen Gefäßsystem lösen und den Stoffwechselorganen Leber und Nieren zu schaffen machen. Insofern ist während einer Schlackenlösungskur auf die Stärkung dieser Organe besonderer Wert zu legen.

Für die Leber gibt es Mariendistel- und Löwenzahnpresssaft aus dem Reformhaus und Mineralstoffpräparate wie Wurzelkraft o. a. aus dem Reformhaus oder aus der Apotheke.

Möglich ist auch eine dreimonatige Essigkur. Die kann man getrost parallel zu der Tee- und Mineralstoffkur fahren. Dazu gibt es zu jeder Hauptmahlzeit ein Glas Wasser, dem man einen Esslöffel Obst- oder Apfelessig hinzufügt. Das löst besonders effektiv viele Schlackestoffe. Deshalb ist die Mineralstoffzufuhr bei dieser Methode besonders hochzufahren, und zwar zwecks Stärkung der beiden Nieren.

Gleichzeitig raten wir zu intensiven basischen Ableitungsmaßnahmen oft durchzuführender und lange dauernder basischer Voll- und Fußbäder. Ggf. werden über Nacht zwecks Ableitung möglichst vieler Schadstoffe basische Strümpfe getragen. Hilfreich sind in dieser Zeit auch basische Leber- und Nierenwickel. Dabei ist darauf zu achten, dass diese grundsätzlich warm durchzuführen und zu halten sind!

Über den Tag werden zwecks Schadstoffableitungen an den Unterarmen und an den Unterschenkeln basisch-feuchte Stulpen getragen.

Teerezept und Tipps bei Arthritis

Wir mischen zu gleichen Teilen:

Bärlappkraut, Brennnesselblätter, Queckenwurzeln, Stiefmütterchenkraut, Zinnkraut

Ein gestrichener Teelöffel pro Tasse, also vier bis fünf Teelöffel auf 1 Liter Wasser, lassen wir drei bis fünf Minuten ziehen, seihen ab und auf Trinktemperatur abkühlen. Es werden 0,5 bis 1 Liter pro Tag getrunken. Die gleiche

Menge Stilles Wasser wird ebenfalls über den Tag verteilt getrunken. Die genannte Mischung ist auch für Umschläge und Wickel der betroffenen Gelenke geeignet.

Arthritis und im fortgeschrittenen Stadium Arthrose und im noch weiter fortgeschrittenem Stadium neue Knie und neue Hüften sind direkte Folgen unserer modernen vitalstoffarmen Ernährung bei gleichzeitiger Versauerung durch Genussmittel und bei gleichzeitiger Vergiftung durch Impfungen, Arzneimittel, E-Nummern, Umweltgifte usw. Es fängt mit schmerzhaften Gelenksentzündungen an und setzt sich über Kalziumverzehr an den Stellen unseres Skeletts fort, wo besonders viel Knochensubstanz vorhanden ist, also an den Gelenken oder am Becken.

Hilfreich ist bei den drei eben beschriebenen Formen von Knochen- und Knochenhautverschleiß die Vermeidung der eben beschriebenen Säuren, Gifte, Schadstoffe bei gleichzeitiger Hinwendung zu einer mineral- und vitalstoffreichen Ernährung. Wichtig ist auch die Vermeidung von Resorptions- und Regenerationsverhinderern oder -behinderern, als da sind Milch und Milchprodukte, die Elemente Chlor und Fluor und deren Derivate.

Man darf bei Arthritis und Arthrose Entschlackungsbemühungen nicht übertreiben, sonst verschlimmert sich anfangs die Symptomatik durch die Auflösung der in den Fett- und Bindegeweben abgelagerten Schadstoffe nur noch mehr. Jegliche Schlackenlösung wird konsequent begleitet durch die basische Ableitung von Schadstoffen bspw. über basische Strümpfe, über basische Fuß- und Vollbäder und auch über die Applikation basischer Wickel und Stulpen an den betroffenen Gelenken. Möglich und sinnvoll ist auch das Baunscheidtieren in der Umgebung der betroffenen Gelenke, um dort möglichst schnell und effektiv Säuren und Schadstoffe auszuleiten.

Im Prinzip sind die von uns formulierten Drei Gebote der Gesundheit resp. Heilung zu beachten. Diese lauten:

Meide Schädliches!
Iss, trink und tue Nützliches
Scheide Schädliches aus!

Lesen Sie dazu auch gerne unser Buch:
„Gesundheit durch Entschlackung“.

Teerezept und Tipps bei Asthma

Wir mischen zu gleichen Teilen:

Fenchelfrüchte, Ehrenpreiskraut, Gänsefingerkraut, Gundermannkraut, Holunderblüten, Huflattichblätter, Quendelkraut, Salbeiblätter, Schlüsselblumenkraut, Spitzwegerichkraut, Thymiankraut

Ein gestrichener Teelöffel pro Tasse, also vier bis fünf Teelöffel auf 1 Liter Wasser, wird mit kochendem Wasser überbrüht. Danach lassen wir drei bis fünf Minuten ziehen, seihen ab, lassen auf Trink- oder Gurgeltemperatur abkühlen. Dann trinken oder gurgeln wir den Tee oder machen mit dem Tee oder den nassen Kräutern einen Wickel oder feucht-warmen Halsumschlag.

Die Naturheilkunde empfiehlt, auch bei Asthma den Nacken rundherum mit weichgewalzten Kohlblättern zu umwickeln und diese warm und wollig zu arretieren. Als guter Helfer der Bronchien gilt Huflattich. Insofern empfiehlt sich das Trinken von Huflattichsaft aus dem Reformhaus. Ebenso werden die basischen Strümpfe über Nacht und die basischen Stulpen über den Tag getragen.

Teerezept und Tipps bei Augenentzündung

Wir mischen zu gleichen Teilen:

Augentrost, Fenchelfrüchte, Kamillenblüten

Von der o. g. Mischung braucht man pro Tag höchstens eine Tasse. Auf diese nimmt man von der Mischung die Menge, die man in drei Fingern halten kann. Das ist quasi ein guter Teelöffel voll. Wir überbrühen mit kochendem Wasser und lassen auf Körpertemperatur abkühlen und seihen dann ab. Dann nehmen wir unsere Augenbadewanne, stecken die Nasenspitze hinein und baden nach bestandener Temperaturprüfung das geöffnete Auge. Man glaubt gar nicht, wie schnell Augenprobleme mit dieser Mischung verschwinden. Das gilt auch für Hagel- und Gerstenkörner.

Teerezept und Tipps bei Bandscheibenleiden

Wir mischen zu gleichen Teilen:

Bohnenschalen, Grünhafer, Holunderblüten, Johanniskraut, Kamillenblüten, Liebstockblätter, Löwenzahnkraut, Schafgarbenkraut

Ein gestrichener Teelöffel pro Tasse, also vier bis fünf Teelöffel auf 1 Liter Wasser, lassen wir drei bis fünf Minuten ziehen, seihen ab und lassen auf Trinktemperatur abkühlen. Von dem Tee werden pro Tag anfangs lediglich ein bis zwei Tassen getrunken, nach etwa einer Woche zwei bis drei Tassen und noch später fünf bis sieben Tassen.

Für uns fallen Bandscheibenleiden und auch der Bandscheibenvorfall unter die Stoffwechselgruppe Strukturschaden. Zahllose Beobachtungen und Beratungen bestätigen uns, dass in diesen Fällen in aller Regel Versauerungen und Vergiftungen die Ursachen für die Erweichung der Knorpel sind. Selbstverständlich befinden sich in diesem geschwächten Organismus viele Säuren und auch deponierte Schlacken. Deshalb muss man mit deren Lösung vorsichtig sein, damit man den ohnedies schon geplagten Rücken nicht mit noch mehr durch den Tee gelösten Säuren und anderen Schadstoffen in seinen mineralischen Strukturen der Knochen und Knorpel schädigt.

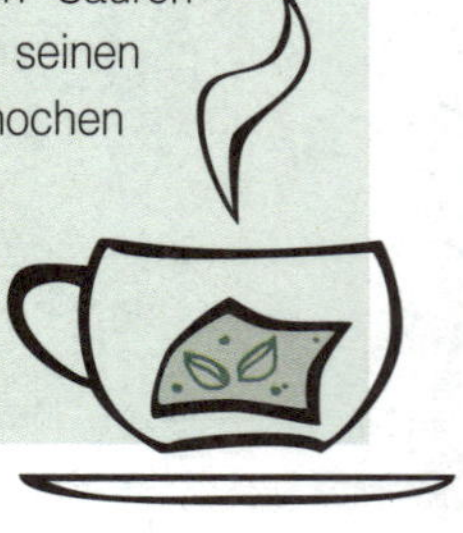

Am besten startet man bei diesem heiklen Geschehen der Bandscheibenproblematik zuerst einmal mit einer intensiven Stärkung des Organismus, indem man auf alle Säurebildner aus Genussmitteln, aus Zivilisationskost, aus Süßigkeiten, Kochsalz usw. verzichtet. Neben diesem Verzicht auf weitere Schädigung wird der Organismus mit Vital- und Mineralstoffen gestärkt. Das gilt auch für die Stärkung der Leber- und Nierenfunktion, um diese beiden wichtigen Organe in die Lage zu versetzen, im Körper befindliche Schadstoffe auszuschalten.

Parallel zum Verzicht auf Säurebildner und parallel zur mineralischen Organstärkung werden basische Ableitungsmaßnahmen getroffen wie bspw. das Tragen basischer Stulpen und basischer Achselkissen über den Tag und das Tragen der basischen Strümpfe über Nacht.

Je mehr Fortschritte der nachlassenden Schmerzen und der Strukturregenerierung zu verzeichnen sind, desto eher wird mit dem Trinken des Tees begonnen, anfangs geringe und später immer größere Mengen, wobei am besten gleichzeitig die basisch ableitenden Maßnahmen und auch die Stärkung des Organismus durch Mineral- und Vitalstoffe zu verstärken sind. Bald werden basische Dauerbäder möglich, wenn der Patient wieder ohne große Schmerzen in die Wanne steigen kann.

Es wäre ein große Glück, wenn die Bandscheibenproblematik und die mit den jetzt beschriebenen Maßnahmen erfolgte Besserung zur Einsicht führte, dass es einzig und allein die Genüsse, Säuren und Schadstoffe unserer Zivilisation sind, welche die modernen Bandscheibenleiden hervorrufen, und dass man aus dieser Kalamität herauskommt, wenn man seine Verhaltens- und Ernährungsweise ändert.

Wenn man bereit ist, in eine basisch ableitende Körperpflege und in eine holistische Vital- und Mineralstoffstärkung des gesunden Organismus zu investieren, dann verträgt der Körper mit diesen beiden Hilfsmaßnahmen auch schon einmal den einen oder anderen liebgewordenen Genuss, ohne dass die Bandscheiben gleich wieder weich werden.

Außerdem hat der Betroffene für eine regelmäßige Muskelstärkung durch gymnastische Übungen sowie für eine dauerhafte Elastizität des Bindegewebes mit omnimolekularer Ernährung zu sorgen. Er sollte also bunt, vielfältig und überwiegend vollwertig-vegetarisch essen. Je weiter Fortschritte der Regenerierung und der Schmerzfreiheit erzielt werden, desto mehr werden auch leichte Übungen unter Anleitung im Fitnessstudio oder bei Pilates gemacht.

Denken Sie immer an den Spruch der Amerikaner: „Use it or loose it!“ Man muss die Strukturen, die man sich erhalten will, benutzen und nicht bis zur Erschlaffung schonen.

Teerezept und Tipps bei Blähungen

Wir mischen zu gleichen Teilen:

Anisfrüchte, Dillfrüchte, Enzianwurzeln, Fenchelfrüchte, Kümmelfrüchte

Dieser Tee wird über Nacht in Wasser eingeweicht, und man lässt ihn dann für einige Minuten kochen, seiht ab, lässt auf Trinktemperatur abkühlen oder gibt den fertigen Tee in eine Thermoskanne für den weiteren Verzehr über den Tag. Getrunken werden 1 bis 1,5 Liter am Tag.

Personen, die unter Blähungen leiden, sollten in ihren Speiseplan schauen und zwar nach dem, was sie besonders gern essen und trinken, vor allen Dingen, worauf sie nicht verzichten möchten. Oft liegt genau darin die Ursache für ihre Blähungen.

Oft treten Blähungen auch nach Operationen des Dickdarms oder bei Frauen nach Entfernung der Gebärmutter auf. Dann transportiert der Organismus die ansonsten in die Gebärmutter abgeschobenen Schadstoffe in den Dickdarm, wo sie von den Bakterien des Darms in Gase und Wasser zerlegt werden. Insofern empfiehlt sich bei Blähungen eine konsequente Versorgung des Organismus mit Mineral- und Vitalstoffen zur Unterstützung der Funktionen von Leber und Nieren. Was diese beiden Organe verstoffwechseln und ausscheiden, das braucht dann der Dickdarm nicht mehr zu vergasen.

Die Naturheilkunde empfiehlt bei Blähungen basische Bauchwickel und hin und wieder basische Einläufe mit dem 7x7 Kräutertee und eine konsequente Ableitung von Säuren, Giften und anderen Schadstoffen mit basischen Fuß- und Vollbädern über die Haut, ggf. auch das Tragen der basischen Strümpfe über Nacht und das Tragen der basischen Stulpen über den Tag.

Im Übrigen sind die für den Tee empfohlenen Dillfrüchte und Dillkräuter, Fenchel und Fenchelgemüse als auch der Kümmel bei Blähungen konsequent in den täglichen Speiseplan zu integrieren.

Menschen, die an Blähungen leiden, sollten besonders vorsichtig mit allen Kohlsorten sein. Das gilt nicht nur für den Weißkohl oder den Wirsing, das gilt auch für den Blumenkohl und erst recht für den Rosenkohl.

Teerezept und Tipps bei Blasenleiden und Bettnässen

Wir mischen zu gleichen Teilen:

Bohnenschalen, Hagebuttenschalen, Hopfenblüten, Johanniskraut, Kamillenblüten, Käsepappelkraut, Lavendelblüten, Mariendistelkraut, Queckenwurzel, Ringelblumenblüten, Schafgarbenkraut, Spitzwegerich, Zinnkraut

Ein gestrichener Teelöffel pro Tasse, also vier bis fünf Teelöffel auf 1 Liter Wasser, wird mit kochendem Wasser überbrüht. Danach lassen wir drei bis fünf Minuten ziehen, seihen ab und lassen auf Trinktemperatur abkühlen. Es werden 1 bis 1,5 Liter pro Tag getrunken. Ebenso werden Wickel und/oder Breiumschläge auf die Blasengegend appliziert.

Zur Stärkung der Schließmuskulatur im Uro-Genital-Bereich empfiehlt die Naturheilkunde den Verzehr von Kürbiskernen und geschrotetem Leinsamen. Diesen trinkt man am besten mit einem Teelöffel auf ein Glas Wasser, in dem man ihn eine halbe bis eine Stunde vorher hat einweichen und quellen lassen. Ebenso ist der Verzehr von Cranberries in Verbindung mit Kürbiskernen im z. B. Jentschura Morgenstund-Brei sehr empfehlenswert.

Als Gemüse gelten in der Naturheilkunde Gerste, Gurke, Hafer, Holunder und Spargel als hilfreich. Auch Honig wird als hilfreich angesehen, den man gern zum Süßen des Tees verwenden kann.

Ein besonderes Mittel ist der ganzkörperwirksame Basentrunk mit Natron. Inkontinente Personen bereiten sich eine ganze Flasche (0,7 l) kohlensäurefreies Wasser zu, dem sie einen gehäuften Esslöffel Natron beigeben. Die Mischung wird einige Male geschüttelt, bis sich das Natron ganz und gar aufgelöst hat. Man kann je eine Tasse dieses Basentrunkes um 10:00, 16:00 und 22:00 Uhr, also zu den drei Basenzeiten des menschlichen Organismus, zügig hinuntertrinken, damit die Flüssigkeit schnell die Magenfalte passiert und aus dem Zwölffingerdarm heraus alkalisierend auf den ganzen Organismus einwirken kann. Davon profitiert dann auch der gesamte Uro-Genital-Bereich.

Man sollte wissen, dass beim Bettnässen an einen möglicherweise gestörten Schlafplatz zu denken ist. Manchmal hilft schon die Verschiebung des Schlafplatzes um einen Meter.

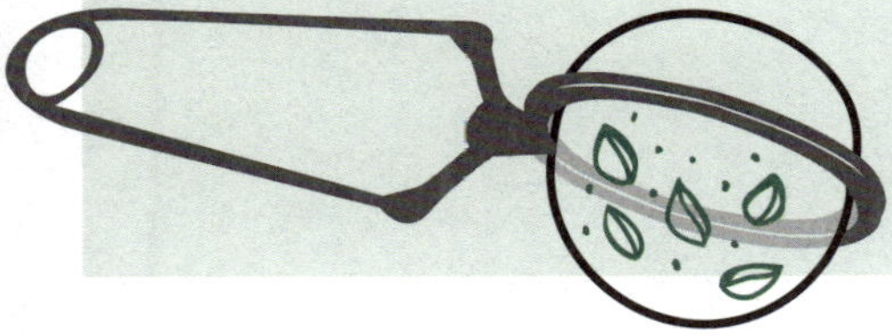

Teerezept und Tipps bei Blutarmut

Wir mischen zu gleichen Teilen:

Benediktenkraut, Brennnesselblätter, Enzianwurzel, Johanniskraut, Quendelkraut, Taubnesselkraut, Tausendgüldenkraut, Thymian, Wermutkraut, Zinnkraut

Ein gestrichener Teelöffel pro Tasse, also vier bis fünf Teelöffel auf 1 Liter kochendes Wasser lassen wir drei bis fünf Minuten ziehen, seihen ab und lassen auf Trinktemperatur abkühlen. Es werden 0,5 bis 1 Liter pro Tag getrunken. Die gleiche Menge Stilles Wasser wird ebenfalls über den Tag verteilt getrunken.

Für die Bildung von Blut gelten einige Gemüsesorten als hilfreich wie bspw. Rote Bete, Spinat und Weißkohl. Um die Aufnahme der wichtigen Stoffe zu gewährleisten, sollte auf mögliche Resorptionsbehinderer wie Chlor, Fluor und deren Derivate und auf Milch und Milchprodukte für wenigstens drei Monate verzichtet werden. Dann wird auf eine mineral- und vitalstoffreiche Ernährung geachtet. Ein besonders hilfreicher Vitalstoffspender ist das Pflanzenpulver Wurzelkraft.

Sauerstoff als Resorbierer der Vitalstoffe und natürlich des defizitären Eisens kommt aus moderater Bewegung an frischer Luft, aus dem Trinken von Sauerstoffwasser, aus Sauerstofftherapien wie Ardenne, HOT o. a. Oder auch aus dem Aufsprühen des Sauerstoffwassers MiraVera auf die trockene Haut.

Eine alte Empfehlung der Naturheilkunde ist auch das Essen von Äpfeln nach dem englischen Spruch: „One apple a day keeps the doctor away!“ Bis vor einigen Jahrzehnten wurden bei Blutarmut und auch bei Eisenmangelanämie am Vorabend einige Nägel in den am Folgetag zu essenden Apfel gestochen in der Annahme, dass dann das für das Blut notwendige Eisen in den Apfel übergegangen sei und dann natürlich nach dem Essen des Apfels ins Blut übergehe.

Das war sicherlich nicht dumm gedacht, traf jedoch nicht des Pudels Kern. Das zentrale Kriterium zur Überwindung von Blutarmut und Eisenmangelanämie ist die Vermeidung der o. g. Resorptionsbehinderer Chlor, Fluor, Milch und Milchprodukte!

Teerezept und Tipps für eine Blutreinigung

Wir mischen zu gleichen Teilen:

Birkenblätter, Brennnesselkraut, Ehrenpreiskraut, Gundermannkraut, Himbeerblätter, Holunderblüten, Lindenblüten, Löwenzahnkraut, Rosmarinblätter, Schafgarbenkraut, Tausendgüldenkraut, Wermutkraut, Zinnkraut

Anwendung und Zubereitung s. Frühjahrskur. Seite 65

Teerezept und Tipps bei Brandwunden

Wir mischen zu gleichen Teilen:

Frauenmantelkraut, Hirtentäschelkraut, Kamillenblüten, Schafgarbenkraut, Taubnesselblüten, Tormentillwurzeln

Ein gestrichener Teelöffel pro Tasse, also vier bis fünf Teelöffel auf 1 Liter kochendes Wasser lassen wir drei bis fünf Minuten ziehen, seihen dann ab und lassen auf Trinktemperatur abkühlen. Es werden 1 bis 2 Liter pro Tag getrunken.

Die Naturheilkunde empfiehlt das Auflegen weichgewalzter Kohlblätter, die man ggf. vor dem Auflegen für ein paar Minuten in den Kühlschrank legt. Hilfreich sind oft, besonders bei schweren Verbrennungen, basische Vollbäder mit höchstens 28° bis 30° C Temperatur, MeineBase-Körperpflegesalz, zwei Esslöffel auf ein Vollbad, wie uns einmal voller Stolz eine Krankenschwester aus einer Sauerländer Klinik berichtete.

Versuchen kann man auch das vorsichtige Einnebeln der verbrannten Stellen mit MiraVera Sauerstoffwasser. Hilfreich scheint auch die Zugabe von ein bis zwei Litern Tee von Walnussblättern ins basische kühle Vollbad.

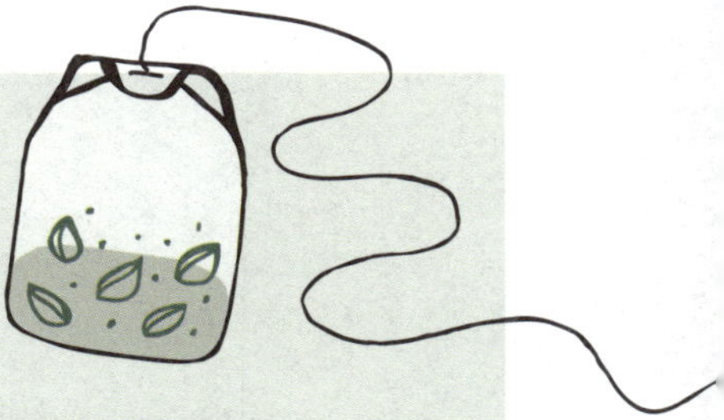

Teerezept und Tipps bei Bronchitis und Bronchialkatarrh

Wir mischen zu gleichen Teilen:

Anisfrüchte, Fenchelfrüchte, Huflattichblätter, Hirtentäschelkraut, Lungenkraut, Schafgarbenkraut, Taubnesselblüten, Thymiankraut

Einen gestrichenen Teelöffel auf eine Tasse mit kochendem Wasser überbrühen und fünf Minuten ziehen lassen. Es werden 1 bis 1,5 Liter pro Tag getrunken. Ebenso können Wickel mit dem Tee und Breiumschläge mit den feucht-warmen Kräutern gemacht werden.

Bei Bronchialkatarrh wird über Nacht ein warmer basischer Halswickel getragen. Über den Tag werden zusätzlich zu dem o.g. Tee hin und wieder zwei Gläser mit Honig gesüßter Sanddornsaft getrunken, dem man 20 Tropfen Echinaceatinktur beigibt. Für Bronchien und Stimmbänder hilfreich ist auch der Huflattichpresssaft aus dem Reformhaus oder aus der Drogerie oder der Apotheke.

Teerezept und Tipps bei Cellulite

Wir mischen zu gleichen Teilen:

Birkenblätter, Brennnesselkraut, Goldrutenkraut, Holunderblüten, Lindenblüten, Löwenzahnkraut, Mariendistelkraut, Tausendgüldenkraut, Wermut, Zinnkraut

Ein gestrichener Teelöffel pro Tasse, also vier bis fünf Teelöffel auf 1 Liter kochendes Wasser, lassen wir drei bis fünf Minuten ziehen, seihen dann ab und lassen auf Trinktemperatur abkühlen. Es werden 1 bis 2 Liter pro Tag getrunken.

Die weitverbreitete Cellulite ist eine Erscheinung unserer modernen Zivilisation, keine Krankheit, die frühere Jahrhunderte oder Jahrtausende gekannt haben. Die Ursache für dieses Ablagerungsphänomen ist die heutige mineralstoffarme Ernährung, die zu einer Ausscheidungsschwäche der beiden Nieren führt. Deshalb werden die nicht ausgeschiedenen Schadstoffe unterhalb dieser beiden Organe im Gesäß und in den Oberschenkeln, natürlich auch in den Fetten abgelagert, welche die Därme umgeben, auch im gesamten Unterhautfettgewebe. Dort werden sie dann obendrein mit Wasser verdünnt, sodass sich dann aus diesem Gemenge von Fettstrukturen, abgelagerten Schadstoffen und verdünnendem Wasser das unappetitliche Erscheinungsbild der Cellulite ergibt

Als hilfreich bei Cellulite sieht die Naturheilkunde primär den Verzicht auf die Schadstoffe unserer Zeit aus Genussmitteln, Fastfood und Bewegungsarmut. Es ist Wert zu legen auf eine naturbelassene mineral- und vitalstoffreiche Kost mit einer reichlichen Portion Gemüse am Tag.

Viele junge Frauen und Mädchen unserer Zeit leiden an Cellulite, weil sie sich mit der Einnahme der empfängnisverhütenden Pille die Menstruation und damit die Ausscheidung von Schadstoffen minimieren. Der Organismus ist zu entschlacken. Dazu hilft nicht nur der Tee, sondern auch der 7x7 Kräutertee von Jentschura. Gleichzeitig ist mit der eben beschriebenen vitalstoffreichen täglichen Kost das Stoffwechselpotential der Leber und der beiden Nieren zu stärken.

Moderate Bewegung an der frischen Luft, oftmals auf der Stelle hüpfen oder Seilchenspringen oder Joggen und Radfahren sind wichtige Maßnahmen, um mit dem dann verstärkten Ausatmen von CO_2 die Bildung von Kohlensäure im Organismus zu vermeiden und in Folge davon kohlensaurer Salze resp. Schlacken.

Lange dauernde basische Voll- und Fußbäder, in denen die Haut der betroffenen Regionen wiederholt zur Uro-Genital-Region und auch zur Analregion gebürstet wird, sind weitere wichtige Maßnahmen zur Überwindung von Cellulite, gleichfalls das Tragen der basischen Strümpfe über Nacht und der basischen Stulpen über den Tag.

Teerezept und Tipps bei Darmkatarrh

Wir mischen zu gleichen Teilen:

Fenchelfrüchte, Gundermannkraut, Kamillenblüten, Schafgarbenkraut, Tausendgüldenkraut, Tormentillwurzeln

Einen gestrichenen Teelöffel auf eine Tasse mit kochendem Wasser überbrühen und fünf Minuten ziehen lassen, abseihen und zwei bis drei Tassen pro Tag trinken. Ebenso können Wickel mit dem Tee und Breiumschläge mit den Kräutern auf den Bauch gemacht werden.

Empfehlenswert sind basische Bauchwickel und warme basische Vollbäder. Die Volksmedizin empfiehlt dann noch, hin und wieder über den Tag einige getrocknete Heidelbeeren zu kauen und zu essen und ab und zu eine Tasse warmes Wasser zu trinken, dem man einen Teelöffel Leinsamen hinzugegeben hat. Man lässt den Leinsamen erst einmal für eine halbe oder eine ganze Stunde quellen, bevor man ihn trinkt, und trinkt dann noch eine Tasse Stilles Wasser nach.

Teerezept und Tipps bei Darmträgheit

Wir mischen zu gleichen Teilen:

Faulbaumrinde, Haferstroh, Holunderblüten, Löwenzahnkraut, Tausendgüldenkraut, Thymiankraut

Ein gestrichener Teelöffel auf 150 ml Wasser wird mit kochendem Wasser überbrüht, danach lassen wir drei bis fünf Minuten ziehen, seihen ab und lassen auf Trinktemperatur abkühlen. Zwei bis drei Tassen über den Tag verteilt trinken. Dazu 1 bis 2 Liter Stilles Wasser.

Weitere bewährte Mittel sind das Essen bzw. Trinken von gequetschtem Leinsamen, einen Teelöffel auf eine Tasse Wasser oder des o. g. Tees. Noch mehr Wasser muss man trinken, wenn man den Indischen Flohsamen, das ist Spitzwegerichsamen, gegen Verstopfung nimmt. Beide Samen lässt man am besten erst einmal 30 oder 60 Minuten (Esslöffel oder Teelöffel) in 250 oder 500 ml Wasser quellen, bevor man den entstandenen dünnflüssigen Schleim trinkt. Am besten trinkt man gleich noch eine oder zwei Tassen des Tees dazu.

Eine andere Möglichkeit, dem Darm zur Entleerung zu verhelfen, ist auch Seilchenspringen oder 40-mal auf der Stelle hüpfen. Man kann und sollte auch seinen Dickdarm massieren. Die Massage fängt rechts oberhalb der Leiste an, dort wo sich der Blinddarm befindet. Dort beginnt auch der aufsteigende Dickdarm. Es geht hoch bis auf die Höhe des Bauchnabels, dann quer hinüber. Dann drückt man in Richtung Anus, damit die Fäces in die gewünschte Abwärtsbewegung geraten.

Menschen, die an Trägheit des Dickdarms leiden, sollten auf jede noch so zaghafte Regung des Anus reagieren und versuchen, sofort zu Stuhle zu gehen. Es ist oft eine Frage der Disziplin und des Hörens auf die Signale seines Organismus, was eine desto schnellere Besserung bringt, je aufmerksamer man auf seinen Körper achtet und hört.

Denken Sie einmal wieder an den hermetischen Lehrsatz: „Wie im Großen, so im Kleinen." Die Menschheit verachtet im Augenblick die Natur. Viele Menschen verachten ihren Körper und missachten deshalb seine Botschaften. So wie wir selbst auf unseren Organismus zu achten haben, so hätten wir als Menschheit der Gesamtheit der Natur unseres Planeten Achtung entgegenzubringen. Und wie gesund würde unser Planet und wie gesund würden wir jeder für uns werden, wenn wir der Natur und unserem eigenen Organismus sogar Hochachtung entgegenbrächten?!

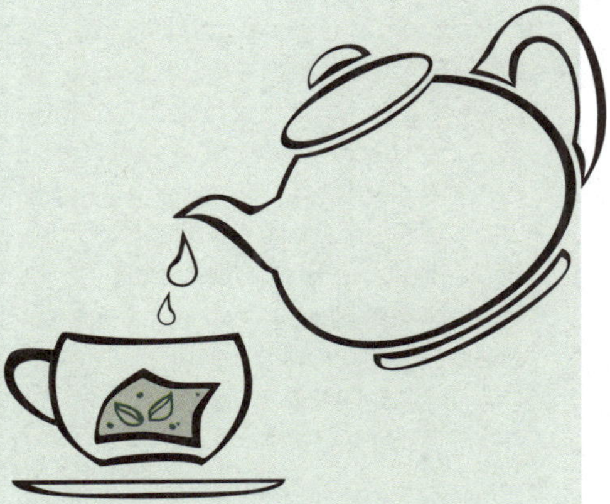

Teerezept und Tipps bei Depressionen

Wir mischen zu gleichen Teilen:

Baldrianwurzel, Borretschkraut, Johanniskraut, Lavendelblüten, Melissenblätter, Passionsblume

Ein gestrichener Teelöffel auf 150 ml Wasser wird mit kochendem Wasser überbrüht. Danach lassen wir drei bis fünf Minuten ziehen, seihen ab und lassen auf Trinktemperatur abkühlen. Zwei bis drei Tassen über den Tag verteilt trinken.

Neben dem Trinken des o.g. Tees sollen depressiv gestimmte Menschen es mit basischen Halswickeln versuchen, um Gehirn, Geist und Gemüt von Säuren und anderen Schadstoffen zu entlasten, und gleichzeitig mit basischen Strümpfen über Nacht, um Säuren, Gifte und traurige Gedanken über die Füße aus dem Organismus zu ziehen. Über den Tag werden basische Stulpen gleichfalls zur Entsäuerung und Entgiftung des Organismus getragen.

Oder es geht an die frische Luft. Die Brust wird hinausgestreckt, der Kopf in den Nacken gelegt. Man springt 20-, 50- oder 100-mal auf der Stelle, freut sich, dass man das kann, und geht dann mit einem lieben Menschen, dem lieben Hund oder einem frohen Mut in der Natur spazieren. Vielleicht fällt einem ein frohes Lied aus der Kindheit ein, welches man vor sich hinsummt und schönen Erinnerungen nachhängt.

Früher wurde Depression Melancholie genannt. Das leitet sich aus dem Griechischen ab und heißt „Schwarzgalligkeit". Die Medizin der Antike war geprägt von der Vier-Säfte-Lehre der Hippokratiker. Diese vier Säfte, das waren das Blut, der Schleim, die Schwarze und die Gelbe Galle. Von beiden letzteren war man der Meinung, dass sie in der Milz produziert würden. Nach unserer heutigen Begrifflichkeit werden wir die Schwarze Galle mit dem Begriff „Säuren" gleichsetzen, die Gelbe Galle mit dem Begriff „Basen".

Ganz sicher ist die Milz das Gehirn oder das Steuerungsorgan des Verdauungsbereiches, welcher aus dem Magen, der Leber, der Gallenblase, der Bauchspeicheldrüse und dem Zwölffingerdarm besteht. Dieser ganze Bereich wird nach unserer Meinung von der Milz gesteuert.

Schauen wir uns ihre Anatomie an, dann sehen wir, dass die Bauchspeicheldrüse regelrecht in oder aus der Milz entspringt. Wir gehen davon aus, dass die Milz in der Lage ist, entweder per Säure oder per Base zu helfen, und zwar dem Zwölffingerdarm durch die Bauchspeicheldrüse hindurch. Sicherlich nimmt sie noch die Galle zu Hilfe und erteilt der Leber entsprechende Produktionsbefehle oder der Gallenblase einen Kontraktionsauftrag. Logischerweise mündet sowohl der Pankreassaft als auch der Gallenfluss durch die gleiche Papille in den Zwölffingerdarm.

Versorgen Sie bei Depressionen ganz konsequent Ihre Leber mit einem omnimolekularen Angebot, wie es das Pflanzenpulver Wurzelkraft anbietet im Verhältnis von 80 % basenbildenden und 20 % säurebildenden Substanzen. Aus diesem Angebot kann sich die Milz nach eigenem Bedarf bedienen. Helfen sie ihr obendrein mit feucht-warmen Wickeln, die Sie mit dem o. g. Tee zubereiten.

Massieren Sie die Leber mit sanften Streichungen von unterhalb der rechten Brust und des rechten Rippenbogens schräg nach links unten in Richtung Bauchnabel zum Zwölffingerdarm hinüber. Unterhalb des linken Rippenbogens liegt die Milz. Dort setzen Sie an, nehmen liebevollen Handkontakt mit der Milz auf, massieren dann über die Milz und nach rechts unten über die Bauchspeicheldrüse sachte hinüber zum Zwölffingerdarm. Scheuen Sie sich nicht, in liebevolle und ratsuchende Kommunikation mit Ihrer Milz einzutreten.

Teerezept und Tipps bei Diabetes mellitus

Wir mischen zu gleichen Teilen:

Bohnenschalen, Haferstroh, Heidelbeerblätter, Schafgarbe, Tausendgüldenkraut, Wermutkraut

Ein gestrichener Teelöffel auf 150 ml Wasser wird mit kochendem Wasser überbrüht. Danach lassen wir drei bis fünf Minuten ziehen, seihen ab und lassen auf Trinktemperatur abkühlen. 0,5 bis 1 Liter über den Tag verteilt trinken.

Mit dem Tee kann man auch Wickel machen. Hilfreich sind auch sanfte Massagen und Bürstungen aus der Milz heraus die Bauchspeicheldrüse entlang bis zum Zwölffingerdarm hinüber.

In der Naturheilkunde gelten als hilfreich beim Diabetes mellitus Bohnen und Erdbeeren, der Hafer und die Heidelbeere, Himbeere und Holunder, auch Hülsenfrüchte, Karotten und Kartoffeln. Auch bei der Zuckerkrankheit empfiehlt die Naturheilkunde die Auflage von weichgewalzten Kohlblättern auf die Bauchspeicheldrüse.

Das sollte der Diabetiker beherzigen und tun:

1. Säureüberschüssige Kost meiden:
- Milch und Milchprodukte außer Butter und Sahne
- Fleisch und Fleischprodukte
- Zucker, Süßwaren, Industriezucker, süße Getränke und Colagetränke
- Kochsalz, jodiertes Speisesalz, Pökelsalz, Chips, salziges Gebäck, gesalzene Erdnüsse
- industriell hergestellte Zitronensäure, Süßstoffe, Glutamate und Koffein
- Alkohol, Zigaretten und Bohnenkaffee
- Fast Food, Fertiggerichte und Konserven

2. Basische Körperpflege und -reinigung:
- basische Strümpfe und Ärmel, nachts
- basische Stulpen, tagsüber an den Unterarmen und/oder Unterschenkeln
- basische Fußbäder, möglichst oft, 30 – 60 Min. Dauer
- basische Vollbäder, mindestens dreimal pro Woche, 30 – 90 Minuten Dauer
- regelmäßige Nass- und Trockenbürstungen in Ausscheidungsrichtung, also zu den Händen, Füßen, den Achselhöhlen und/oder zur Leistengegend hin, mit sanftem Druck

- basische Wickel im Bereich der Bauchspeicheldrüse (unterhalb der Magenregion)
- die ableitende und ggf. umleitende basische Körperpflege (der gesunden Körperbereiche) ist besonders wichtig bei Verletzungen und Wunden (z. B. diabetischer Fuß)

3. Basenüberschüssige Ernährung:
- basenüberschüssige vitalstoffreiche Kost mit viel Gemüse, Salaten, Kräutern, Sprossen
- vollwertige vegetarische Ernährung, reich an Ballaststoffen und Vitamin B_1 (z. B. Kartoffeln, Hirse oder Hülsenfrüchte)
- glutenfreie vitalstoffreiche Pflanzen wie Hirse, Quinoa, Amarant, Buchweizen
- reichlich Wurzelkraft zur Nierenstärkung, täglich 6 – 9 Teelöffel oder auch mehr, zu jedem Teelöffel ein großes Glas Wasser trinken
- täglich 1 – 2 Liter kohlensäurefreies Wasser trinken, um die Nieren bei der Ausscheidung des überschüssigen Zuckers zu unterstützen
- zwei Tassen 7x7 Kräutertee pro Tag, langsam auf 0,5–1 Liter pro Tag steigern

4. Sonstige Maßnahmen:
- moderate und aerobe Bewegung, täglich
- Ginkgopräparate für eine gute Durchblutung der feinsten Blutgefäße und Weißdorn zur Stärkung des Herzens
- zur Verbesserung der Fließeigenschaft des Blutes in der Küche vermehrt auf Knoblauch, Zwiebeln und Bärlauch zurückgreifen, zum gleichen Zweck jeden Tag eine Tasse Steinkleekrauttee (Apotheke) trinken
- vermehrt das Gewürz Zimt sowie chrom- und zinkreiche Lebensmittel (wie z. B. Hülsenfrüchte oder ein- bis zweimal pro Woche eine Handvoll Hasel- oder Paranüsse) in den Speiseplan einbauen, da diese den Blutzuckerspiegel senken können
- Sauerstofftherapien (z. B. MiraVera, HOToder Ardenne)
- Baunscheidtieren, blutiges Schröpfen, Blutegel, Aderlass
- Ursachensuche (Diabetes mellitus Typ I oder Typ II, Vergiftungen etc.)
- der Rat eines guten Heilpraktikers oder naturheilkundlich arbeitenden Arztes/Diabetologen sollte eingeholt werden.

Empfehlenswerte Literatur gibt es von Dr. J. G. Schnitzer: „Diabetes heilen“ (Schnitzer Verlag).

Teerezept und Tipps bei Durchfall

Wir mischen folgende Kräuter:

Brombeerblätter (50 %), Kamillenblüten (10 %), Ringelblumenblüten (10 %), Tausendgüldenkraut (10 %), Tormentillwurzeln (10 %), Wermutkraut (10 %)

Ein gestrichener Teelöffel auf 150 ml Wasser wird mit kochendem Wasser überbrüht. Danach lassen wir drei bis fünf Minuten ziehen, seihen ab und lassen auf Trinktemperatur abkühlen. 0,5 bis 1 Liter über den Tag verteilt trinken.

Bei Durchfall gibt es keine allgemein bewährte Teemischung. Manchem Betroffenen hilft Schwarzer Tee oder von unseren heimischen

Kräutern ein bis zwei Tassen Brombeerblättertee, einem anderen das Essen eines Apfels.

Plötzlich auftretender Durchfall ist ja kein Missgeschick, sondern die sinnvolle Maßnahme des Organismus, für ihn schädliche oder ihn belästigende Stoffe auszuscheiden. Das sollte man nicht unterbinden, sondern eher mit einem Einlauf und mit dem reichlichen Trinken des aufgeführten Tees befördern!

Bei chronischen Problemen, wie bspw. bei Morbus Crohn, ist in aller Regel nicht der Organismus schuld, sondern dauerhaftes Fehlverhalten wie übermäßiges Kaffeetrinken über den Tag oder nicht beherrschbare Cola- oder Süßwarensucht. Oft wird dann zu Kortikoiden gegriffen, was eine Zeitlang die hilfreiche Symptomatik der durchfälligen Stühle unterdrückt. Aber auf die Dauer ist bei Fortsetzung des ursächlichen Fehlverhaltens oder der ursächlichen Fehlernährung mit bösen Folgen für den ganzen Verdauungstrakt zu rechnen.

Menschen, die an chronischen Durchfällen leiden, sollten einmal mit ihrem Darm sprechen und auf die Antworten, Ratschläge oder Befehle hören. Oft ist leider die ursächliche Sucht stärker als die liebevolle Mahnung des betroffenen Organes.

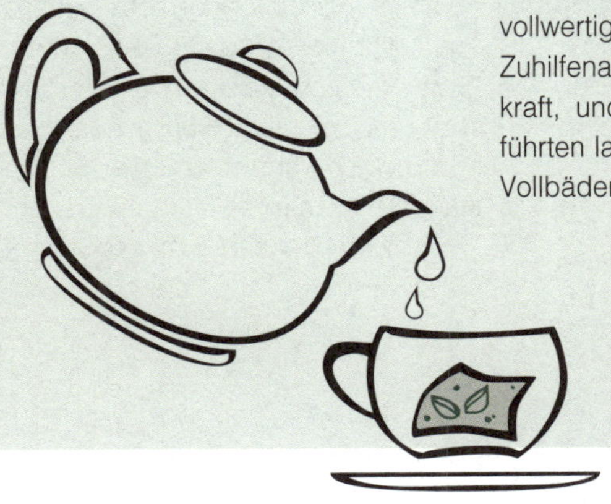

Teerezept und Tipps bei Ekzemen

Wir mischen zu gleichen Teilen:

Brennnesselblätter, Kamillenblüten, Klettenwurzeln, Labkraut, Löwenzahnkraut, Mariendistelkraut, Stiefmütterchenkraut, Walnussblätter, Zinnkraut

Ein gestrichener Teelöffel auf 200 ml Wasser wird mit kochendem Wasser überbrüht. Danach lassen wir drei bis fünf Minuten ziehen, seihen ab und lassen auf Trinktemperatur abkühlen. 0,5 bis 1 Liter über den Tag verteilt trinken. Es können auch Wickel mit dem Tee und mit dem feucht-warmen Kräuterbrei gemacht werden, indem man diesen auf die betroffene Region appliziert.

Bei Ekzemen empfiehlt sich immer eine generelle Reinigungskur des gesamten Organismus. Machen Sie das mit dem von uns entwickelten „Dreisprung der Entschlackung“, d.h. mit dem Trinken des o. g. Tees oder des 7x7 Kräutertees, zweitens mit der Abpufferung und Nierenstärkung durch eine mineralstoffhaltige vollwertig-vegetarische Ernährung, ggf. unter Zuhilfenahme des Pflanzenpulvers Wurzelkraft, und drittens mit regelmäßig durchgeführten lange dauernden basischen Fuß- und Vollbädern.

Teerezept und Tipps bei Entzündungen

Wir mischen zu gleichen Teilen:

Bärlappkraut, Beinwellwurzeln, Erdbeerblätter, Käsepappelkraut, Kamillenblüten, Salbeiblätter, Schafgarbenkraut

Ein gestrichener Teelöffel wird mit 200 ml kochendem Wasser überbrüht. Danach lassen wir drei bis fünf Minuten ziehen, seihen ab und lassen auf Trinktemperatur abkühlen. 0,5 bis 1 Liter über den Tag verteilt trinken und reichlich Stilles Wasser dazu.

Es können auch Wickel mit dem Tee und mit dem Kräuterbrei gemacht werden, indem man diesen auf die betroffene Region appliziert. Hilfreich sind oft auch weichgewalzte Kohlblätter, am besten von Weißkohl, und die Applikation basischer Wickel mit der Verwendung basischer Pflegesalze von Hübner, Meinebase o. a.

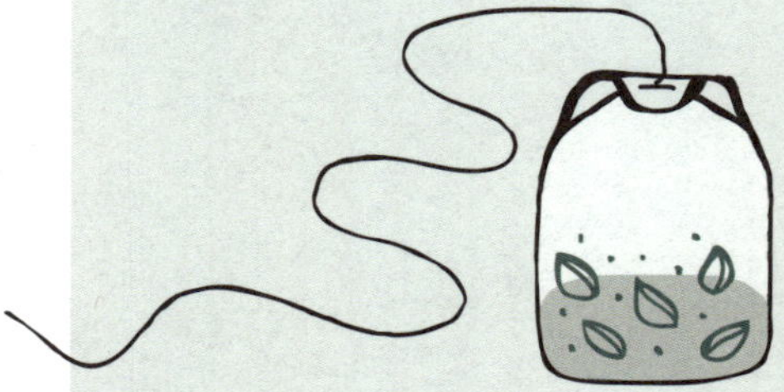

Teerezept und Tipps bei Erbrechen

Wir mischen zu gleichen Teilen:

Basilikumkraut, Beifußkraut, Dillkraut, Lindenblüten, Pfefferminzblätter, Tausendgüldenkraut, Wermutkraut

Ein gestrichener Teelöffel wird mit 200 ml kochendem Wasser überbrüht. Danach lassen wir drei bis fünf Minuten ziehen, seihen ab und lassen auf Trinktemperatur abkühlen. 0,5 bis 1 Liter über den Tag verteilt trinken.

Bei Erbrechen sind warme basische Fußbäder am Abend und über Nacht die Anwendung von basischen Strümpfen empfehlenswert, um möglichst viele Schadstoffe über die Füße, die Hilfsnieren unseres Organismus, aus dem Körper zu ziehen. Tagsüber werden an den Unterschenkeln und an den Unterarmen basisch-feuchte Stulpen getragen.

Die Volksmedizin kennt als Mittel gegen Erbrechen das Essen von Kürbiskompott und den sog. magenwirksamen Basentrunk. Dazu bereitet man sich eine Tasse warmes Wasser und gibt eine gehäufte Messerspitze Natron hinein. Nach vollständiger Auflösung des Pulvers wird bei aufkommender Übelkeit ein Schluck oder höchstens zwei Schlucke ganz langsam getrunken. Meistens braucht es nicht mehr, und die Attacke ist vorüber.

Teerezept und Tipps bei Erkältung

Wir mischen zu gleichen Teilen:

Echinaceakraut, Holunderblüten, Huflattichblätter, Lindenblätter, Lungenkraut, Kamillenblüten, Königskerzenkraut, Spitzwegerichkraut

Ein gestrichener Teelöffel wird mit 200 ml kochendem Wasser überbrüht. Danach lassen wir drei bis fünf Minuten ziehen, seihen ab und lassen auf Trinktemperatur abkühlen. 0,5 bis 1,5 Liter über den Tag verteilt trinken. Bei angemessener Temperatur kann mit dem Tee auch gegurgelt werden. Bei Kräutertees gilt grundsätzlich, dass man viel Wasser trinkt, damit die Nieren möglichst viele Bakterien und Viren hinausspülen.

Die nassen Kräuter können ebenso als Breiumschlag am Hals und auf den Bronchien appliziert werden. Unterstützend kann man Infrarotbestrahlungen machen. Hierbei gilt es zu beachten, dass die Entfernung von 30 cm vom Gesicht zur Lampe eingehalten wird, um Verbrennungen oder Hautrötungen zu vermeiden. Die Wärme hilft, den Abfluss der Sekrete aus Nasen- und Stirnhöhlen anzuregen.

Bei einer Erkältung geht es ins Überwärmungsbad von 39° bis 40° C. Dabei wird immer wieder auch der Kopf bzw. der Haarboden kräftig unter Wasser durchmassiert. Bewährt hat sich auch das Trinken von Sanddornsaft, dem man pro Glas 20 Tropfen Echinaceatinktur und einen Teelöffel Honig hinzugibt.

Vorbeugend kann man beim Wechsel der Jahreszeiten seinen Körper abhärten, indem man sich abwechselnd heiß und kalt abduscht und anschließend den gesamten Körper in Ausscheidungsrichtung abbürstet. Auch Kneipp'sche Anwendungen wie das ansteigende Unterschenkelbad können gemacht werden.

Teerezept und Tipps bei geistig-nervlicher Erschöpfung

Wir mischen zu gleichen Teilen:

Baldriankraut, Lavendelblüten, Melissenkraut, Schafgarbenkraut, Stiefmütterchenkraut, Weißdornkraut

Ein gestrichener Teelöffel wird mit 200 ml kochendem Wasser überbrüht. Danach lassen wir drei bis fünf Minuten ziehen, seihen ab und lassen auf Trinktemperatur abkühlen. 0,5 bis 1 Liter über den Tag verteilt trinken.

Ein altbewährtes Mittel bei psychischer und physischer Erschöpfung ist das Essen von Haferbrei. Eine wirkungsvolle Stärkung von Körper und Geist bringt auch der Frühstücksbrei Morgenstund mit seinem hohen Anteil von Hirse und Buchweizen, dem man pro Portion einen ganzen Esslöffel des Pflanzenpulvers Wurzelkraft hinzufügt.

Als besonders nervenstärkend gelten auch der Honig, die Zwiebel und der Sellerie.

Teerezept und Tipps bei Fibromyalgie

Wir mischen zu gleichen Teilen:

Birkenblätter, Brennnesselblätter, Ehrenpreiskraut, Goldrutenkraut, Holunderblüten, Lindenblüten, Löwenzahnkraut, Majorankraut, Rosmarinblätter, Schafgarbenkraut, Thymiankraut

Einen gestrichenen Teelöffel pro Tasse, also vier bis fünf Teelöffel auf 1 Liter,S überbrühen wir mit kochendem Wasser, lassen drei bis fünf Minuten ziehen, seihen ab und lassen auf Trinktemperatur abkühlen. Es werden 1 bis 2 Liter pro Tag getrunken und viel Wasser im Laufe des Tages dazu.

Nach unseren langjährigen Erfahrungen ist Fibromyalgie ein quasi „wanderndes Rheuma". Der Hautsack des Patienten ist so dicht gewebt, dass die durch den gesamten Organismus wandernde Schadstoffwolke zwar überall einmal hinauswill, es aber nirgendwo hinausschafft. In der Region des Ausbruchsversuches tut es dann furchtbar weh, bis die Wolke wieder auf Reisen geht. Sie schafft es nicht, sich durch die Schleimhäute oder durch die Schweiß- und/ oder Talgdrüsen der Oberhaut „abzuregnen".

Insofern ist bei Fibromyalgie das absolute Mittel der Wahl die invasive Öffnung des zu dicht gewebten Hautsackes mit dem Baunscheidtroller, mit dem Lebenswecker, mit chinesischen Mikroskalpellen oder mit dem blutigen Schröpfen. Hilfreich sind sicherlich auch Kantharidenpflaster oder die Behandlung mit der asiatischen Methode „Gua Sha", dem aggressiven Schaben der Haut oberhalb der schmerzenden Region. Ähnlich ausleitende Wirkungen erreicht man mit der Jentschura Salz-Honig-Massage.

Besonders hilfreich von den Kräutern müssten sowohl die schweißtreibenden Holunder- und Lindenblüten sein als auch die diuretisch wirkenden Brennnesselblätter, Birkenblätter und die Goldrute. Man sollte die diuretisch wirkenden Kräuter niemals alleine trinken, sondern immer begleitet von dem parallelen Trinken großer Mengen des genannten Tees oder von Stillem Wasser über den Tag verteilt.

Der Fibromyalgiepatient hat logischerweise Fleisch und Fleischprodukte, alle Genussmittel unserer Zeit, nach Möglichkeit auch Milch- und Milchprodukte zu meiden, auch übermäßigen Salzkonsum. Er soll sich, wie das bspw. auch für den Allergiker gilt, diese drei Fragen stellen: Was isst du, was tust du und was trinkst du am liebsten? Möglicherweise oder ganz sicher steckt in den Antworten genau die Substanz, die dieser Patient in Zukunft zu meiden hat.

Gleichzeitig sind mit geeigneter Ernährung, also mit reichlicher Mineral- und Vitalstoffversorgung, die Leber und die Nieren zu stärken. Besonders wenn viel Tee, ob 7x7, der Fibromyalgietee oder diuretisch wirkender Tee getrunken wird, sollten 3 bis 5 Esslöffel Wurzelkraft über den Tag verteilt verzehrt werden.

Der zu dicht gewebte Hautsack ist zu erweichen. Dazu empfiehlt sich das Marathonbaden mit Verweildauern von drei bis sechs Stunden im basischen Vollbad (beste Erfolge mit Meine Base-Bädern) mit regelmäßigem Bürsten und ggf. sogar eigenem Baunscheidtieren der schmerzenden Regionen in der Badewanne. Dort treten keine Bakterien und Viren aus, sondern nichts als Blut, Lymphe oder Sekret voller Säuren und Gifte. Hinaus damit! Eventuell sogar mittels Ausquetschen.

Teerezept und Tipps für eine Frühjahrskur

Wir mischen zu gleichen Teilen:

Birkenblätter, Brennnesselblätter, Goldrutenkraut, Gundermannkraut, Holunderblüten, Lindenblüten, Löwenzahnkraut

Ein gestrichener Teelöffel der Kräutermischung pro Tasse. Also vier bis fünf Teelöffel auf 1 Liter oder zwei bis drei Teelöffel auf 0,5 Liter werden mit kochendem Wasser überbrüht. Danach lassen wir drei bis fünf Minuten ziehen, seihen ab und lassen auf Trink- und Verwendungstemperatur abkühlen. Man trinke jeden Tag wenigstens 1 Liter von diesem Tee und dazu 1 Liter Stilles Wasser, das Ganze für zwei bis drei Wochen.

Kräftigen Sie Ihren Organismus gleichzeitig mit dem omnimolekularen Lebensmittel Wurzelkraft und füllen Sie Ihre Mineralstoffspeicher auf. Denken Sie auch daran, sich viel an der frischen Luft zu bewegen, denn mit den im Frühjahr länger werdenden Tagen fängt der Organismus wieder an, mehr Vitamin D zu produzieren, was sich mit einer guten Stimmung des Gemüts bemerkbar macht.

Ebenso ist die Ausscheidung von gelösten Schlackenstoffen mit dem Tee durch basische Fuß- und Vollbäder sinnvoll zu unterstützen.

Teerezept und Tipps bei Gallenbeschwerden

Wir mischen zu gleichen Teilen:

Enzianwurzeln, Katzenpfötchenkraut, Löwenzahnkraut, Mariendistelkraut, Pfefferminzblätter, Schafgarbenkraut, Tausendgüldenkraut, Wermutkraut

Ein gestrichener Teelöffel pro Tasse, also vier bis fünf Teelöffel auf 1 Liter Wasser, wird mit kochendem Wasser überbrüht. Danach lassen wir drei bis fünf Minuten ziehen, seihen ab und lassen dann auf Trinktemperatur abkühlen. Es werden zwei bis drei Tassen pro Tag getrunken, solange die Beschwerden akut sind.

Man kann mit dem Tee auch Wickel machen oder den noch warmen Kräuterbrei nach dem Abseihen auf die Gallenblase auflegen, am besten in einem Leinensäckchen oder in einem dünnen Baumwolltuch.

Über den Tag wird hin und wieder die Leber über die Gallenblase bis hin zum Bauchnabel massiert, gestrichen oder gebürstet, um den Gallenfluss in Richtung Zwölffingerdarm anzuregen. Im Übrigen ist die Galle ja kein Organ, sondern eine von der Leber abgesonderte Flüssigkeit, für deren kontinuierlichen Fluss man mit den eben beschriebenen Bürstungen, Streichungen oder Massagen zu sorgen hat. Tut man das nicht, läuft man Gefahr, dass sich Gallensteine bilden. Die können dann unangenehme Schmerzen bis hin zu Koliken verursachen, wenn sie aus der Gallenblase hinaus Richtung Zwölffingerdarm wandern oder wandern wollen, jedoch im Gallengang steckenbleiben.

Mutige lassen sich dann helfen, indem sie drei Esslöffel Olivenöl schlucken, in der Hoffnung, dadurch eine dermaßen starke Kontraktion der Gallenblase zu bewirken, dass der dadurch enorm gesteigerte Gallenfluss nicht nur die Gallenblase reinigen, sondern auch die Steine oder Steinchen in den Zwölffingerdarm befördern möge.

Wenn man solches wagt, dann sollte man zwecks Gefäßerweiterung und insbesondere Erweiterung der Gallengänge einen feuchtwarmen oder sogar feucht-heißen basischen Wickel auf die ganze Region Leber-Gallenblase-Zwölffingerdarm applizieren. Gescheiterweise konsultiert man vor einem derartigen Experiment einen erfahren Heilpraktiker oder naturheilkundlich therapierenden Arzt oder Ärztin. Vielleicht gibt es da noch einen besseren Tipp oder eine andere bewährte Therapie.

Von dem aufgeführten Tee sollte man bei Gallenbeschwerden regelmäßig 0,5 bis 1 Liter trinken, damit der ganze intestinale Bereich, Milz, Magen, Leber, Gallenblase und Zwölffingerdarm, kontinuierlich mit reichlich Flüssigkeit versorgt ist.

Ansonsten gibt es auch Kuren zur Reinigung von Leber- und Gallenblase nach Hulda Clark oder Andreas Moritz. Hierzu können Sie im Buchhandel das Buch „Die wundersame Leber- und Gallenreinigung“, ISBN: 978-3-944125-44-2 kaufen.

Den beiden Nieren hilft man besonders gut, indem man sie konstant warmhält und sogar hin und wieder einmal einen basischen Wickel appliziert. Für die Nieren ist besonders anregend und hilfreich, auf jede Niere, bevor der basische Wickel appliziert wird, die Scheibe einer Gemüsezwiebel zu legen.

Teerezept und Tipps bei Gastritis

Wir mischen zu gleichen Teilen:

Löwenzahnblätter, Käsepappelkraut, Tausendgüldenkraut, Kamillenblüten, Wermutkraut, Schafgarbenkraut

Ein gestrichener Teelöffel wird mit 150 ml kochendem Wasser überbrüht. Danach lassen wir drei bis fünf Minuten ziehen, seihen ab und lassen auf Trinktemperatur abkühlen. Ebenso können Wickel mit dem Tee und Breiumschläge mit den Kräutern gemacht werden.

Die Hyperazidität des Magens kann durch Stress oder auch durch zu hohen Salzkonsum begründet sein. Die Schärfe geht von dem Halogen Chlor aus. Dieses ist auch in mehr oder weniger scharfen Gewürzen enthalten, wie bspw. in Knoblauch, Pfeffer, Senf und der Petersilie.

Heutzutage lieben ja viele Menschen das scharfe Essen, meinen, das sei pikant, und denken dabei weniger an das aggressive Element Chlor. Chlor ist ebenso in Paprikaschoten wie in weißem Rettich und natürlich erst recht im Meerrettich enthalten. Irgendwo muss die Schärfe ja herkommen! Auch Basilikum, welches heute beispielsweise zu Tomaten mit Mozzarellakäse gegessen wird, enthält Chlor.

Logischerweise muss der an Gastritis, Reflux, Magengeschwüren oder an Magenkrebs leidende Patient als erstes einmal diese psychischen und physiologischen Chlorquellen ausschalten, also den Konsum von Kochsalz, Wurst und Schinken, von scharfen Gewürzen minimieren und natürlich auch jeglichem Stress nach Möglichkeit aus dem Wege gehen.

Die für diesen Magen besten Kräuter sind die bittersten und basischsten gleichzeitig. Das sind Tausendgüldenkraut, Wermut, Löwenzahn und Schafgarbe. Das Tausendgüldenkraut hat seinen Namen nicht umsonst. Es ist sowohl das bitterste als auch das basischste unserer Teekräuter. In seinem Tee, zubereitet mit neutralem Wasser, beobachten wir einen basischen Säuregrad von über pH 8.

Ein probates Hilfsmittel im akuten Fall bei Gastritis und Reflux ist der magenwirksame Basentrunk. Auf eine Tasse Stilles Wasser nehmen wir eine gehäufte Messerspitze Natron, lösen das Pulver gänzlich auf und nehmen davon im Bedarfsfall, ganz langsam getrunken, lediglich ein bis zwei Schlucke oder Schlückchen. In aller Regel genügt das, und man trinkt nicht mehr. Mit einer zu großen Menge würde dieser Trunk als regelrechter Säurelocker wirken. Also hält man Disziplin, spürt in den Magen hinein und nimmt nur ein drittes Schlückchen, wenn es nach ein bis zwei Minuten immer noch beißt und brennt.

Angezeigt ist natürlich eine holistische Herangehensweise, indem man über Nacht die basischen Strümpfe trägt und über den Tag die basischen Stulpen oder sich mit diesen die Säuren mit möglichst lange dauernden basischen Voll- und Fußbädern aus dem Organismus zieht.

Im Übrigen sind mit einer mineralstoffreichen Kost oder mit mineralstoffreichen Präparaten wie Alen, Wurzelkraft oder ähnlichen die beiden Nieren zu stärken, damit sie möglichst viel saure Valenzen ausscheiden können. Ansonsten gilt als guter Magensäureabstumpfer unter den Lebensmitteln die Hirse. Denken Sie deshalb immer wieder einmal an den von uns entwickelten Frühstücksbrei Morgenstund, der ein großartiger Hirsebrei ist, zusammen mit weiteren basenüberschüssigen Komponenten wie Buchweizen und Amarant. Nehmen Sie in diesen Brei morgens einen Teelöffel oder sogar Esslöffel Wurzelkraft, dann freut sich der Magen, die Nieren blühen auf und scheiden, frisch gestärkt, viele Schadstoffe aus.

Teerezept und Tipps bei Gelenkschmerzen

Wir mischen zu gleichen Teilen:

Beinwellwurzeln, Birkenblätter, Brennnesselblätter, Queckenwurzeln, Ringelblumenblüten, Zinnkraut

Ein gestrichener Teelöffel pro Tasse, also vier bis fünf Teelöffel auf 1 Liter Wasser, wird mit kochendem Wasser überbrüht. Danach lassen wir drei bis fünf Minuten ziehen, seihen ab und lassen auf Trinktemperatur abkühlen. Dann trinken wir den Tee und/oder machen einen feucht-warmen Umschlag mit dem Kräuterbrei und applizieren den Umschlag auf die betroffenen Zehen und Gelenke.

Teerezept und Tipps bei Gicht

Wir mischen zu gleichen Teilen:

Birkenblätter, Goldrute, Himbeerblätter, Hagebuttenschalen, Löwenzahnkraut, Queckenwurzel, Sellerieblätter, Schafgarbenkraut

Ein gestrichener Teelöffel pro Tasse, also vier bis fünf Teelöffel auf 1 Liter Wasser, wird mit kochendem Wasser überbrüht. Danach lassen wir drei bis fünf Minuten ziehen, seihen ab und lassen auf Trinktemperatur abkühlen. Es werden 1 bis 2 Liter pro Tag getrunken.

Zusätzlich zu den zu trinkenden ein bis zwei Litern des Tees wird ein Liter Stilles Wasser getrunken. Damit die gelösten Säuren verstoffwechselt werden, ist auf eine reichliche Mineralstoffzufuhr aus einer gemüselastigen vollwertig-vegetarischen Ernährung und bspw. einer zusätzlichen Versorgung mit Vitalstoffen via Pflanzenpulver Wurzelkraft zu sorgen.

Es wird intensiv basisches Fuß- und Vollbaden betrieben, und über Nacht werden die basischen Strümpfe getragen. Eine schmerzhafte, aber erfolgreiche invasive Ableitungsmethode ist das Baunscheidtieren der betroffenen Region. Der oder die Betroffene sollte für einige Monate auf den Konsum von Fleisch- und Fleischprodukten und auch auf Milch und Milchprodukte verzichten, also im Sommer auch auf den Verzehr von Speiseeis.

Teerezept und Tipps bei Grippe

Wir mischen zu gleichen Teilen:

Echinaceakraut, Holunderblüten, Lindenblüten, Lungenkraut, Schafgarbenkraut, Schwarzkümmelsamen, Tausendgüldenkraut, Thymiankraut

Ein gestrichener Teelöffel pro Tasse, also vier bis fünf Teelöffel auf 1 Liter Wasser, wird mit kochendem Wasser überbrüht. Danach lassen wir drei bis fünf Minuten ziehen, seihen ab und lassen auf Trink- oder Gurgeltemperatur abkühlen. Dann trinken oder gurgeln wir den Tee oder machen mit dem Tee einen nicht nassen, sondern feucht-warmen Halsumschlag. Nach dem Abgießen kann man auch einen Halswickel mit dem Brei machen.

Im Übrigen haben sich bei Grippe weitere antibiotisch wirkende Mittel wie Propolistinktur, Weihrauch, die Zwiebel und der Knoblauch bewährt. Das Gleiche gilt für wenigstens eine Stunde dauernde basische Bäder, wobei der Kopf immer wieder unter Wasser zu tauchen ist. Bei einer fiebrigen Grippe ist von Bädern eher abzuraten. Ggf. stärkt man seine Herzfunktion immer wieder einmal und erst recht vor einem solchen Bad mit der Einnahme von einem Teelöffel voll Weißdorntinktur, das sind 20 Tropfen.

Gehörigen Respekt verdient die Propolistinktur. Die bewirkt zur Verblüffung von Laien und Fachleuten eine blitzschnelle Befreiung von Schnupfen und Heiserkeit, wenn man bspw. an einer Flasche mit dieser Tinktur regelrecht „nuckelt". Das sollte man aber nicht zu lange oder zu intensiv tun! Es könnte einem passieren, dass man für einige Wochen oder Monate sowohl den Geschmack als auch den Geruch verliert. Der kommt dann zwar wieder, aber das Erfolgserlebnis eines einzigen Tages wird relativ teuer bezahlt.

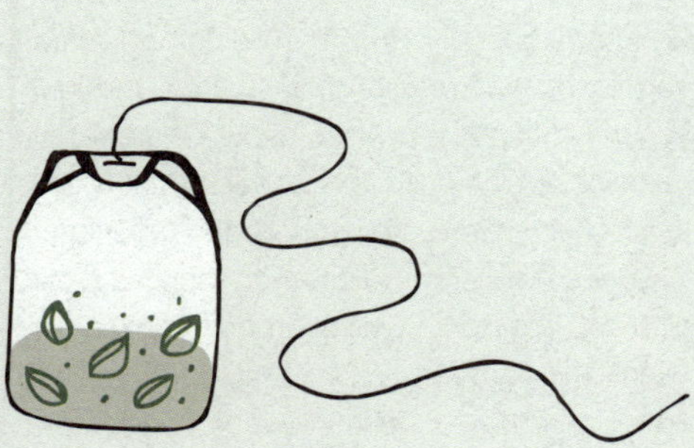

Teerezept und Tipps bei Gürtelrose, auch bei Gürtelrose am Kopf

Wir mischen zu gleichen Teilen:

Frauenmantelkraut, Holunderblüten, Kamillenblüten, Lindenblüten, Salbeiblätter Steinkleekraut

Ein gestrichener Teelöffel pro Tasse, also vier bis fünf Teelöffel auf 1 Liter Wasser, wird mit kochendem Wasser überbrüht. Danach lassen wir drei bis fünf Minuten ziehen, seihen ab und lassen auf Trinktemperatur abkühlen. Es werden 1 bis 2 Liter pro Tag getrunken. Ebenso werden Wickel und/oder Breiumschläge gemacht und auf die betroffenen Hautregionen appliziert.

Die Naturheilkunde kennt viele hilfreiche Mittel zur Überwindung der Gürtelrose. Man kann oder sollte die nässenden Pusteln ausquetschen. Das tut man am besten im warmen basischen Vollbad. Im Übrigen soll der o.g. Tee vor einem Bad nach Möglichkeit heiß getrunken werden, um dessen Ausscheidungskraft zu erhöhen.

Hilfreich ist auch das Auflegen weichgewalzter Kohlblätter. Wenn es eine tatsächliche Gürtelrose ist, die rund um den Thorax führt, dann gehört das ganze Areal mit diesen weichgewalzten Blättern abgedeckt und dort arretiert. Das Ganze nach dem Motto: „Kohl zieht und heilt!"

Im basischen Vollbad quetscht man sich die Pusteln selber aus oder lässt sie von einer lieben Person ausquetschen, wo man mit den eigenen Händen nicht hinlangt. Auch das Aufsprühen von Sauerstoffwasser wie z. B. MiraVera auf die betroffenen Areale nach dem Trockenfrottieren hat sich bestens als Desinfiziens und als Heilhilfe bewährt.

Ein besonders drastisches Ausleitungsverfahren ist das Baunscheidtieren. Damit können sich allerdings nur wenige der schmerzgeplagten Herpes zoster-Patienten anfreunden. Es wird ohnedies leider nur noch von wenigen Therapeuten praktiziert. Die Skepsis der von Schmerzen geplagten Gürtelrosepatienten liegt in deren Unwissen begründet, was die Schmerzentwicklung beim Baunscheidtieren angeht.

Wunderbarerweise nimmt der Prozess des Baunscheidtierens nämlich den Schmerz, wie er gleichermaßen das Jucken bei Neurodermitispatienten nimmt. Nur, das muss der Patient erst einmal glauben. Die zart besaiteten Patienten unserer Zeit werden sich also wohl eher mit Kohlblättern einwickeln und sich ihre Pusteln ausquetschen, als dass sie zum Baunscheidtroller greifen. Schade eigentlich!

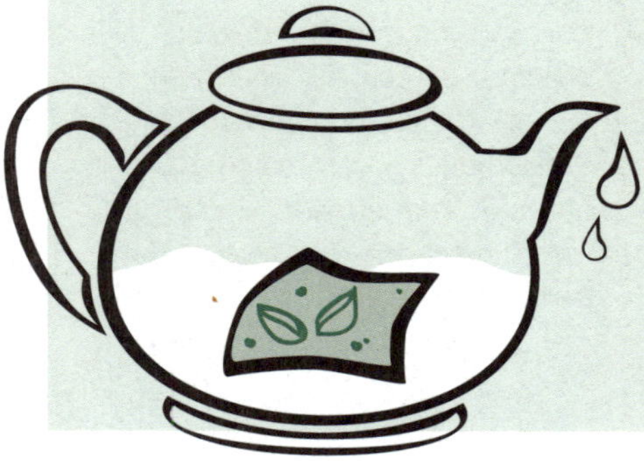

Teerezept und Tipps bei Haarausfall

Wir mischen zu gleichen Teilen:

Birkenblätter, Brennnesselblätter, Brennnesselwurzeln, Klettenwurzeln, Rosmarinblätter, Wegwartenkraut, Zinnkraut

Ein gestrichener Teelöffel der Kräuter wird mit 200 ml kochendem Wasser überbrüht. Danach lassen wir drei bis fünf Minuten ziehen, seihen ab und lassen auf Trinktemperatur abkühlen. Über den Tag verteilt werden von diesem Tee 1 oder sogar 2 Liter getrunken, Stilles Wasser dazu.

Man kann sich mit diesem Tee auch die Haare waschen. Im Übrigen hat der an Haarausfall leidende Patient auf mögliche Versauerungen und Vergiftungen zu achten und diese in Zukunft zu meiden. Über Nacht sind regelmäßig basische Halswickel und basische Strümpfe zu tragen, über den Tag die basischen Stulpen, um den Zustrom von den Haarwuchs verzehrenden Säuren und Giften zu unterbinden und diese gleichzeitig durch die Füße aus dem Organismus zu ziehen.

Gleichzeitig ist der Körper mit einer vollwertig-vegetarischen Ernährung, auch mit ergiebigen Mineralstoffspendern wie bspw. Wurzelkraft, reichlichst mit Vitalstoffen zu versorgen, damit verlorener Haarwuchs ggf. sogar regeneriert wird. Als hilfreich für diese Regenerierung hat sich das tägliche Einsprühen des ganzen Rückens mit MiraVera vom Steißbein hinauf bis zum Haaransatz bewährt. Dadurch diffundiert resorptionsstarker Sauerstoff via Haut und Kapillare bis ins Blut und damit auch in den Dünndarm, wo zum großen Teil die Resorption der Vitalstoffe in unserem Organismus erfolgt.

Für alle Probleme des Kopfes haben wir ein geniales Geschehen erfunden, unsere Achselkissen. Die werden basisch angefeuchtet und über den Tag, ggf. sogar über Nacht getragen. Mit deren Alkalität ziehen wir, dem lymphatischen Abflusssystem des Oberkörpers folgend, den Kopf und damit auch den Haarwuchs belästigende Säuren und Gifte und alle möglichen anderen Schadstoffe durch die Achselhöhlen aus dem Organismus heraus.

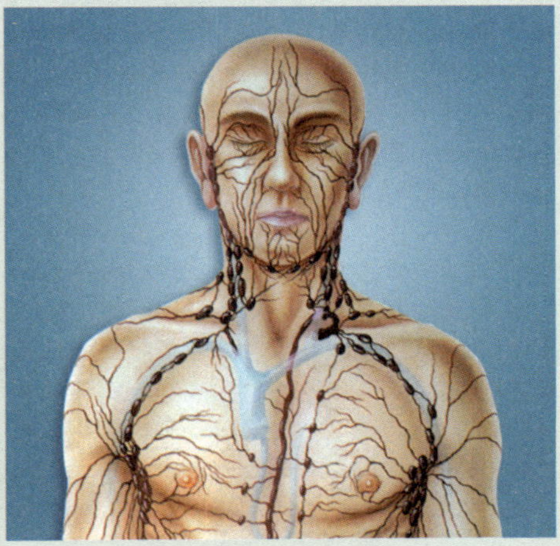

Oberes Lymphsystem
- entspringt über der Stirn
- mündet über viele Knoten und Bahnen in die beiden Achselhöhlen
- die Ausscheidung von Schadstoffen erfolgt via anatomische Übergänge aus dem Lymphsystem über die Schweißdrüsen
- die Ausscheidungsverhinderung durch die Entfernung der Schweißdrüsen oder durch Antitranspirantien sind zu vermeiden
- alle entgiftenden und entsäuernden Bürstungen, Streichungen und Massagen des Kopfes und des Oberkörpers enden in den Achselhöhlen

Totaler Haarausfall, manchmal nicht nur auf dem Kopf, sondern am ganzen Körper, wird sowohl nach dramatischen Vergiftungen, wie bspw. nach der Chemotherapie, oder auch nach als katastrophal empfundenem Seelenerleben beobachtet. Eine andere Folge eines solchen Erlebnisses kann auch eine plötzliche Ergrauung vorher dunklen oder blonden Haares sein, sogar eine Erweißung.

Logischerweise ist der vergiftete Körper zu entgiften, und zwar vorsichtig, während bei dem katastrophalen oder schrecklichen Erleben die Zeit die Wunden heilen muss. Oder noch besser: Zuwendung, Anerkennung und Liebe.

Teerezept und Tipps bei Hämorrhoiden

Wir mischen zu gleichen Teilen:

Hirtentäschelkraut, Kamillenblüten, Mariendistelkraut, Schafgarbenkraut, Spitzwegerichkraut, Taubnesselkraut, Zinnkraut

Ein gestrichener Teelöffel der Kräuter wird mit 200 ml kochendem Wasser überbrüht. Danach lassen wir drei bis fünf Minuten ziehen, seihen ab und lassen auf Trinktemperatur abkühlen. 0,5 bis 1 Liter über den Tag verteilt trinken.

Der an Hämorrhoiden leidende Patient sollte vorsichtig mit seiner Leber sein und sie mit Überlastungen durch Alkohol und andere Genussmittel verschonen. Gleichzeitig hat er seine Leber zu stärken. Das tut er mit gutem Erfolg durch das Trinken von Pflanzenpresssäften wie z. B. Löwenzahn und Mariendistel und mit warmen basischen Leberwickeln. Er kann die Leber auch sanft vom rechten Rippenbogen abwärts hinunter zum Bauchnabel massieren, um den Leber- und Gallenfluss anzuregen.

Im Übrigen sind Hämorrhoiden kein Phänomen, mit dem unser törichter Körper unseren ach so klugen Geist ärgern will. Hämorrhoiden sind ein sinnvolles Ablassventil für Schadstoffe, zu deren Verstoffwechselung unsere evtl. schwache Leber nicht in der Lage ist. Der törichte Verursacher ist unser manchmal oft schwacher Geist.

Deshalb sind bei Hämorrhoiden diese beiden Maßnahmen wichtig. Das ist zum einen die Stärkung der Leber, wie eben beschrieben, aber auch besonders das Weglassen für den Betroffenen nicht zu verstoffwechselnder Schadstoffe. In aller Regel liegt den Hämorrhoiden ein „Genuss“ zugrunde, auf den dieser Patient unter keinen Umständen verzichten möchte. Bringt er es doch einmal für zwei bis drei Monate übers Herz, dann danken ihm das der Anus und die Ehefrau.

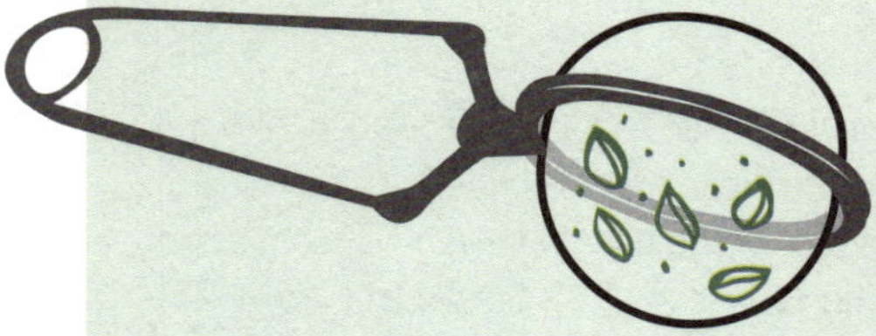

Teerezept und Tipps bei Halsentzündung

Wir mischen zu gleichen Teilen:

Bärlappkraut, Fenchelfrüchte, Heidelbeerblätter, Huflattichblätter, Käsepappelkraut, Lindenblüten, Lungenkraut, Salbeiblätter, Thymiankraut, Tormentillwurzel (Blutwurz)

Ein gestrichener Teelöffel pro Tasse, also vier bis fünf Teelöffel auf einen Liter Wasser, wird mit kochendem Wasser überbrüht. Danach lassen wir drei bis fünf Minuten ziehen, seihen ab und lassen auf Trink- oder Gurgeltemperatur abkühlen. Dann trinken oder gurgeln wir den Tee oder machen mit dem Tee einen nicht zu nassen, sondern leicht feuchten, aber warmen Halsumschlag.

Die Naturheilkunde empfiehlt, bei einer Halsentzündung hin und wieder mit einer Lösung von Kaliumpermanganat aus der Apotheke zu gurgeln und ab und zu den Saft von Huflattich aus der Apotheke oder dem Reformhaus zu trinken. Bewährt haben sich auch basische Überwärmungsbäder und basisch-feuchte und warme Halswickel über Nacht.

Teerezept und Tipps bei Hautausschlag

Wir mischen zu gleichen Teilen:

Birkenblätter, Brennnesselblätter, Stiefmütterchenkraut, Brombeerblätter, Erdbeerblätter, Wegwartenkraut

Ein gestrichener Teelöffel der Kräuter wird mit 200 ml kochendem Wasser überbrüht. Danach lassen wir drei bis fünf Minuten ziehen, seihen ab und lassen auf Trinktemperatur abkühlen. Drei bis vier Tassen täglich trinken. Oder wir machen uns mit dem Tee einen feucht-warmen Umschlag bzw. Wickel. Diesen können wir auch mit dem feucht-warmen Kräuterbrei machen und auf die betroffene Hautstelle applizieren.

Die Naturheilkunde empfiehlt die Auflage von weichgewalzten Kohlblättern auf die betroffenen Hautstellen oder basische Wickel, gleichzeitig die Stärkung der Leber und den Verzicht auf Genussmittel. Der betroffene Patient soll sich fragen, was er besonders gerne tut, isst und trinkt und genau diese Dinge meiden.

Dasjenige nämlich, das er besonders intensiv genießt und dauerhaft zu sich nimmt, ist meistens der Auslöser seiner Ausschläge. Wenn er davon partout nicht lassen möchte, hat die Stärkung der entgiftenden, aber ganz offensichtlich überforderten Leber eine besondere Wichtigkeit.

Insofern wird hin und wieder die Leber hinunter über die Gallenblase in Richtung Bauchnabel zum Zwölffingerdarm hin gebürstet oder massiert, und es empfiehlt sich das Trinken von Löwenzahn- und Artischockenpresssaft aus dem Reformhaus.

Im Übrigen kann man Artischocken und auch Löwenzahn als Gemüse genießen, was jedem Genussmittelkonsum vorzuziehen ist.

Teerezept und Tipps bei Heiserkeit

Wir mischen zu gleichen Teilen:

Fenchelsamen, Huflattichblätter, Käsepappelkraut, Königskerzenblüten, Lungenkraut, Salbeiblätter, Spitzwegerichkraut

Ein gestrichener Teelöffel pro Tasse, also vier bis fünf Teelöffel auf 1 Liter Wasser, wird mit kochendem Wasser überbrüht. Danach lassen wir drei bis fünf Minuten ziehen, seihen ab und lassen auf Trink- oder Gurgeltemperatur abkühlen. Dann trinken oder gurgeln wir den Tee oder machen mit dem Tee einen nicht nassen, sondern feucht-warmen Halsumschlag. Bewährt hat sich auch das tage- oder wochenlange Tragen eines basisch-feuchten Halswickels über Nacht. Beste Ergebnisse werden von dem basischen Körperpflegesalz MeineBase berichtet.

Teerezept und Tipps bei Herzinfarkt

Wir mischen zu gleichen Teilen:

Bohnenschalen, Echinaceakraut, Ginkgoblätter, Grünhafer, Mariendistelkraut, Ringelblumen, Schafgarbenkraut, Steinkleekraut, Weißdornkraut

Ein gestrichener Teelöffel der Kräuter wird mit 200 ml kochendem Wasser überbrüht. Danach lassen wir drei bis fünf Minuten ziehen, seihen ab und lassen auf Trinktemperatur abkühlen.

Anfangs werden von dem Tee lediglich ein bis zwei Tassen pro Tag, eine zum Frühstück und eine zum Mittagessen getrunken. Nach ein bis zwei Wochen kann auf zwei bis drei Tassen und noch später auf drei bis fünf Tassen pro Tag gesteigert werden.

Es ist davon auszugehen, dass der Herzinfarktpatient stark versauert ist und dass sich dieser Zustand nicht nur auf die Gewebe, sondern leider sogar auf sein Blut bezieht.

Wir sehen den Herzinfarkt als eine Folge versauerten Blutes mit der Bildung des gefürchteten Geldrollenphänomens (Abb. siehe Seite 153) und der Folge sich versteifender Erythrozyten an. Insofern empfiehlt sich für diesen Patienten ein ähnliches oder sogar gleiches Prozedere, wie wir das dem Patienten mit Bandscheibenleiden empfehlen.

Absolute Priorität hat erst einmal die Entsäuerung des Organismus mit einer konsequenten Stärkung der Leber und der beiden Nieren, damit diese wichtigen Organe in die Lage versetzt werden, möglichst viel Säuren mithilfe basenbildender Mineralstoffe aus der täglichen Ernährung und/oder aus reichlich aufgenommenen Mineral- und Vitalstoffen auszuscheiden.

Gleichzeitig werden reichlich basische Ableitungsmethoden wie die basischen Achselkissen, die basischen Stulpen über den Tag und über Nacht das Tragen der basischen Strümpfe praktiziert. Ebenso hilfreich sind möglichst lange dauernde, sogar stundenlange basische Fußbäder.

Die Naturheilkunde empfiehlt zur Herzstärkung äußerlich anzuwendende basische Wickel auf das Herz und innerlich dreimal 20 Weißdorntropfen, das ist je ein Teelöffel mit diesen 20 Tropfen zum Frühstück, zum Mittag- und zum Abendessen.

Teerezept und Tipps bei Herzschwäche

Wir mischen zu gleichen Teilen:

Himbeerblätter, Lavendelblüten, Rosmarinblätter, Schafgarbenkraut, Schlüsselblumenkraut, Weißdornkraut

Ein gestrichener Teelöffel der Kräuter wird mit 200 ml kochendem Wasser überbrüht. Danach lassen wir drei bis fünf Minuten ziehen, seihen ab und lassen auf Trinktemperatur abkühlen. Man kann mit dem Tee auch feucht-warme Wickel auf dem Herzen applizieren.

Die Naturheilkunde rät zu vorsichtigem und zurückhaltendem Umgang mit Digitalispräparaten. Das liegt an den isolierten Herzglykosiden in diesen Präparaten, die sich keinesfalls im Körper anhäufen dürfen, da sie nur sehr langsam verstoffwechselt und ausgeschieden werden können. Deshalb empfiehlt die Naturheilkunde hier für einen lange anhaltenden und guten Erfolg die Einnahme von je einem Teelöffel von je 20 Tropfen Weißdorntinktur zu den drei Hauptmahlzeiten.

Teerezept und Tipps bei Husten

Der Tee kann getrunken, gegurgelt oder für einen Halswickel verwendet werden. Er besteht zu gleichen Teilen aus:

Huflattichblättern, Lindenblüten, Holunderblüten, Lungenkraut, Spitzwegerichkraut, Thymiankraut

Ein gestrichener Teelöffel pro Tasse, also vier bis fünf Teelöffel auf 1 Liter Wasser, wird mit kochendem Wasser überbrüht. Danach lassen wir drei bis fünf Minuten ziehen, seihen ab und lassen auf Trink- oder Gurgeltemperatur abkühlen. Dann trinken oder gurgeln wir den Tee oder machen mit dem Tee einen nicht nassen, sondern feucht-warmen Halsumschlag.

Bewährt hat sich bei Husten auch der Presssaft von Huflattichblättern aus dem Reformhaus oder der Apotheke. Diesen Saft kann man hin und wieder schlückchenweise pur trinken oder davon immer einen Esslöffel auf eine Tasse des o. g. Tees geben.

Teerezept und Tipps bei Hypertonie (Hoher Blutdruck)

Wir mischen zu gleichen Teilen:

Bärlauchkraut, Mistelkraut, Pfefferminzblätter, Weißdornkraut

Ein gestrichener Teelöffel der Kräuter wird mit 200 ml kochendem Wasser überbrüht. Danach lassen wir drei bis fünf Minuten ziehen, seihen ab und lassen auf Trinktemperatur abkühlen.

Für viele Menschen mit hohem Blutdruck ist eine generelle, vorzugsweise vorsichtige Entschlackung angezeigt. Diese vorsichtige Entschlackung ist der von uns entwickelte „Dreisprung der Entschlackung".

Der Hypertoniker trinkt über den Tag verteilt den o. g. Tee oder den von uns rezeptierten 7x7 Kräutertee. Er versorgt sich daneben konsequent mineralstoffreich mit viel Gemüse oder auch mit dem Mineralstoffprodukt Wurzelkraft zwecks Nierenstärkung und leitet gelöste Schadstoffe und Säuren mit Fuß- und Vollbädern oder mit basischen Strümpfen über Nacht oder/und mit basischen Stulpen, über den Tag getragen, aus dem Organismus aus.

Teerezept und Tipps bei Hypotonie (Niedriger Blutdruck)

Wir mischen zu gleichen Teilen:

Rosmarin, gerebelt, Schafgarbenkraut, Weißdornkraut, Salbeiblätter

Ein gestrichener Teelöffel Kräuter pro Tasse, also vier bis fünf Teelöffel auf 1 Liter Wasser oder zwei bis drei Teelöffel auf 0,5 Liter Wasser werden mit kochendem Wasser überbrüht. Danach lassen wir drei bis fünf Minuten ziehen, seihen ab und lassen auf Trinktemperatur abkühlen. Menschen mit niedrigem Blutdruck können den Tee auch vor dem Schlafengehen trinken.

Menschen mit zu niedrigem Blutdruck schlafen ggf. nach einer Tasse Kaffee gut ein und durch. Das muss man ausprobieren und sollte es nicht in das Reich der Fabeln verweisen. Vielen Menschen hilft das tatsächlich zu einer geringen, wenn auch notwendigen, Erhöhung ihres zu niedrigen Blutdruckes.

Teerezept und Tipps bei Infektionen

Wir mischen zu gleichen Teilen:

Echinaceakraut, Salbeiblätter, Schwarzkümmel, Tausendgüldenkraut

Ein gestrichener Teelöffel der Kräuter wird mit 200 ml kochendem Wasser überbrüht. Danach lassen wir drei bis fünf Minuten ziehen, seihen ab und lassen auf Trinktemperatur abkühlen. 1 – 2 Liter pro Tag für wenigstens zwei bis vier Wochen trinken.

Bei Infektionen im Mund- und Rachenraum kann dieser Tee gegurgelt werden. Im Übrigen gilt Propolis als gutes Mittel mit besonderer antibiotischer Wirkung. Propolis gibt es als Tinktur in der Apotheke oder im Reformhaus. Verwenden Sie diese Tinktur immer, so wirksam sie sein mag, vorsichtig und zurückhaltend! Lesen Sie dazu auch gerne noch einmal den Abschnitt zum Thema Propolis beim Teerezept zur Grippe!

Weitere antibiotisch wirkende Pflanzen sind der Knoblauch, die Zwiebel, der Ingwer, die Chilis, der Senf und der Meerrettich. Bewährt hat sich auch das adstringierende Gurgeln bei Mundinfektionen mit einer Lösung von Kaliumpermanganat. Es genügt, wenn man von diesen dunklen Kristallen drei bis vier Stück in einem Glas Wasser auflöst. Die Auflösung der Kristalle dauert ein paar Minuten, wobei man mit Umrühren nachhelfen kann. Es entwickelt sich eine dunkelviolette Lösung, mit der dann ausgiebig gegurgelt und gespült wird.

Teerezept und Tipps bei Ischias/Hexenschuss

Wir mischen zu gleichen Teilen:

Arnikablüten, Johanniskraut, Holunderblüten, Lindenblüten

Ein gestrichener Teelöffel pro Tasse, also 2 – 5 Teelöffel auf 1 Liter kochendes Wasser, lassen wir drei bis fünf Minuten ziehen, seihen ab und lassen auf Trinktemperatur abkühlen. Es werden 1 bis 2 Liter pro Tag getrunken und dazu viel Wasser im Laufe des Tages. Der Tee eignet sich auch zur Verwendung von warm-heißen Umschlägen und Wickeln auf die betroffene Region.

Wir empfehlen bei Ischias und Hexenschuss zum einen den von uns entwickelten „Dreisprung der Entschlackung" mit dem reichlichen Trinken von entgiftenden Tees, zum anderen die mineral- und vitalstoffreiche Stärkung von Nieren und Leber, drittens die basische Ausleitung der den Organismus belästigenden Säuren und Gifte durch basische Anwendungen.

Bei Ischias und Hexenschuss kommt noch die Thermotherapie hinzu. Die betroffene Region will warm bzw. sogar heiß gehalten oder aufgeheizt werden. Vielleicht hat man ein Auto mit Kunststoff- oder Ledersitzen. Die gehören in die pralle Sonne, bis man sich kaum noch hineinsetzen kann. Mit Ischias und Hexenschuss soll man es trotzdem tun und wundert sich, dass man nach 15 Minuten Überhitzung des Gesäßes kein Problem und keinen Schmerz mehr hat.

Das, was im Auto geht, funktioniert auch mit einem heißem Wickel oder einer Infrarotlampe. Bei der Infrarotlampe setzt man sich mit 30 cm Abstand vor das Gerät und schaut, dass die Wärme in die betroffene Region strahlt.

Den Wickel legt man vorher in eine Lauge mit basischem Körperpflegesalz wie bspw. Meine Base. Mit dem o.g. Tee oder mit der zusätzlichen Hineingabe des basischen Salzes wird der Wickel so heiß, wie es gerade auszuhalten ist, bevor die Tränen kommen, appliziert.

Wer soviel aushält, der hält auch das Baunscheidtieren mit entweder dem Roller oder dem Lebenswecker oder auch das blutige Schröpfen aus.

Teerezept und Tipps bei Juckreiz und Neurodermitis

Wir mischen zu gleichen Teilen:

Brennnesselkraut, Ehrenpreiskraut, Löwenzahnkraut, Schafgarbenkraut

Ein gestrichener Teelöffel pro Tasse, also vier bis fünf Teelöffel auf 1 Liter Wasser, lassen wir drei bis fünf Minuten ziehen und auf Trinktemperatur abkühlen. Es werden zwei bis drei Tassen pro Tag getrunken und dazu viel Stilles Wasser im Laufe des Tages. Der Tee eignet sich auch zur Verwendung von Umschlägen und Wickeln auf der betroffenen Hautregion.

Der Juckreiz ist der „Bruder" der Fibromyalgie. Liegt bei Fibromyalgie eine sehr giftige, jedoch eine wandernde Wolke vor, so haben wir bei Neurodermitis eine fixe Lokalisation. Das in dieser Lokalisation befindliche Gift, die Säuren oder der Schadstoff, jucken bis zum Brennen. Die Haut tut sich schwer, sich zu öffnen, weshalb der oder die Betroffene so lange juckt und kratzt, bis die zur Ausscheidung des ursächlichen Schadstoffes notwendige Öffnung des Körpers erreicht ist. Kaum blutet es und der Schadstoff kann hinaus, hört logischerweise das Jucken und Brennen auf.

Insofern ist ebenso, wie für den Fibromyalgiepatienten, bei konstantem oder auch bei häufigem Juckreiz das Baunscheidtieren das Mittel der Wahl. Es gibt wenige Patienten, die sich so gerne baunscheidtieren lassen wie der Neurodermitiker oder der Patient, der an Juckreiz leidet. Auch für diesen Patienten gelten unsere drei bereits mehrfach zitierten Gebote der Gesundheit. Gehen wir davon aus, dass viele Neurodermitiker ihren ersten Schaden durch Impfungen erlitten haben, danach Ekzeme gebildet haben und mit Cortisonpräparaten behandelt worden sind.

Der Neurodermitiker hat sich von allen Genussmitteln, Giften, Fastfood, E-Nummern, Kochsalz, Bohnenkaffee und Alkohol, aber auch vom Rauchen fernzuhalten. Er hat seinen Organismus und seine Stoffwechselorgane mit einer vollwertig-vegetarischen Ernährung zu stärken. Vielleicht sollte er eine konsequente Ableitung der Schadstoffe über die Haut praktizieren.

Auch er kann das stundenlange Marathonbaden praktizieren. Das ist besonders angezeigt, wenn schlackenlösende Tees getrunken werden. Parallel zu diesem Trinken und zu dem Marathonbaden ist eine leber- und nierenstärkende Vitalstoffversorgung zu fahren. Für die Leber gibt es die bekannten Bitterstoffgemüse wie Rucola, Löwenzahn, Chicorée und Endiviensalat u.a. Selbstverständlich sind auch Rote Bete und Karotten hilfreich.

Mit Obst ist man wegen der darin enthaltenen Fruchtsäuren zurückhaltend und schaut, was einem gut bekommt und was nicht.

Teerezept und Tipps bei kalten Händen und Füßen

Wir mischen zu gleichen Teilen:

Bohnenkraut, Fenchelsamen, Frauenmantelkraut, Goldrutenkraut, Holunderblüten, Liebstöckelkraut, Lindenblüten, Lungenkraut, Majorankraut, Odermennigkraut, Salbeiblätter, Tausendgüldenkraut

Einen gestrichenen Teelöffel pro Tasse, also 4 – 5 Teelöffel auf 1 Liter kochendes Wasser, lassen wir drei bis fünf Minuten ziehen und auf Trinktemperatur abkühlen. Es werden 1 bis 1,5 Liter pro Tag getrunken. Die gleiche Menge Stilles Wasser wird ebenfalls über den Tag verteilt getrunken.

Der an kalten Händen und kalten Füßen, manchmal sogar an weiß abgestorbenen Fingergliedern leidende Patient sollte immer für ausreichenden Schlaf sorgen. Im Übrigen gibt es für ihn nicht nur die o.g. Kräuter, sondern auch Obst, Salate und Gemüse, die er in seinem Speiseplan besonders berücksichtigen sollte. Bei den Gemüsen sind das grüne Erbsen, Kohlrabi, Porree, Paprika, weißer Rettich, Rotkohl und Spinat. Bei den Salaten sind es der Endiviensalat, der Feldsalat und die Rote Bete.

An Gewürzen sind für diesen Patienten Anis, Bohnenkraut, Knoblauch, Liebstöckel, Majoran und Petersilie, der Schwarze Pfeffer, Rosmarin, Senfkörner und die Zwiebel empfehlenswert. Beim Obst sind es der Apfel und die Apfelsine, Erdbeere, Himbeere, Pfirsich, Pflaume, Schwarze Johannisbeere, die Traube und die Zitrone.

Oftmals empfiehlt die Naturheilkunde, den Kochsalzkonsum gering zu halten. Der an kalten Händen und Füßen leidende Mensch zählt zu den wenigen, die ihren Kochsalzkonsum erhöhen sollten.

Jetzt folgt ein Rezept für ein wärmendes Fußöl: Nehmen Sie 50 ml Rizinusöl und geben Sie jeweils 10 Tropfen ätherisches Salbei- und 10 Tropfen ätherisches Wacholderöl hinzu. Das macht nicht nur eine angenehm weiche Haut, besonders der Fersen, sondern dieses Öl hält die Füße angenehm warm. Selbstverständlich kann man dieses Öl auch zum Einreiben seiner Hände benutzen, wenn einem die zu trocken erscheinen. Damit das Öl zum Einreiben der Hände angenehm dünnflüssig wird, wird dieses sonst eher dickflüssige Öl vor der Benutzung etwas erwärmt.

Teerezept und Tipps bei Keuchhusten

Wir mischen zu gleichen Teilen:

Eibischwurzeln, Fenchelfrüchte, Himbeerblätter, Holunderblüten, Huflattichblätter, Königskerzenkraut, Quendelkraut, Schlüsselblumenkraut, Spitzwegerichkraut, Thymiankraut

Ein gestrichener Teelöffel der Kräuter wird mit 200 ml kochendem Wasser überbrüht. Danach lassen wir drei bis fünf Minuten ziehen, seihen ab und lassen auf Trinktemperatur abkühlen. Drei bis vier Tassen täglich trinken. Oder wir lassen den Tee auf Gurgeltemperatur abkühlen und gurgeln oder machen uns einen feucht-warmen Halsumschlag bzw. -wickel. Diesen können wir auch mit dem feucht-warmen Kräuterbrei machen.

Teerezept und Tipps bei Krampfadern

Wir mischen zu gleichen Teilen:

Arnikablüten, Bärlappkraut, Majorankraut, Mistelkraut, Ringelblumenblüten mit Kelch, Schafgarbenkraut, Weißdornkraut

Ein gestrichener Teelöffel der Kräuter wird mit 200 ml kochendem Wasser überbrüht. Danach lassen wir drei bis fünf Minuten ziehen, seihen ab und lassen auf Trinktemperatur abkühlen. Wenn eine äußerliche Anwendung mit entweder feucht-warmen Kräutern oder mit einem feucht-warmen Teewickel gewünscht wird, kann man dem Tee auch Walnussblätter hinzu-geben.

Teerezept und Tipps bei Kreislaufschwäche

Wir mischen zu gleichen Teilen:

Hirtentäschelkraut, Holunderblätter, Lindenblüten, Mistelkraut, Rosmarinblätter, Schafgarbenkraut, Tausendgüldenkraut, Weißdornblätter

Ein gestrichener Teelöffel pro Tasse, also vier bis fünf Teelöffel auf 1 Liter kochendes Wasser, lassen wir drei bis fünf Minuten ziehen, seihen ab und lassen auf Trinktemperatur abkühlen. Es werden 1 bis 1,5 Liter pro Tag getrunken. Die gleiche Menge Wasser wird ebenfalls über den Tag verteilt getrunken.

Mit dem Tee kann man auch Wickel auf das Herz legen oder dort basische Wickel applizieren. Dreimal am Tag, um 10:00 Uhr, 16:00 Uhr und 22:00 Uhr gibt es einen Teelöffel, das sind 20 Tropfen, Weißdorntinktur.

Hin und wieder wird 20-, 30- oder 50-mal auf der Stelle gehüpft, es wird Seilchen gesprungen, oder man geht an der frischen Luft spazieren.

Teerezept und Tipps bei Lipomen

Wir mischen zu gleichen Teilen:

Brennnesselkraut, Goldrutenkraut, Löwenzahnkraut, Mariendistelkraut, Tausendgüldenkraut, Wermutkraut, Zinnkraut

Ein gestrichener Teelöffel der Kräutermischung pro Tasse, also 4 – 5 Teelöffel auf 1 Liter oder zwei bis drei Teelöffel auf 0,5 Liter, werden mit kochendem Wasser überbrüht. Danach lassen wir drei bis fünf Minuten ziehen, seihen ab und lassen auf Trink- und Verwendungstemperatur abkühlen.

Der Tee kann und sollte ganztägig immer wieder getrunken werden, ca. 1,5 bis 2 Liter pro Tag. Man kann sich auch aus den trockenen Kräutern einen sehr warmen Kräuterbrei mit dem löffelweisen Zugeben von kochendem Wasser zubereiten, diesen Brei abgekühlt in ein Leinensäckchen geben und dann auf das Lipom applizieren und es dort stundenlang belassen.

Für die erfolgreiche Behandlung von Lipomen gibt es weder in der Naturheilkunde noch in der Schulmedizin überlieferte Methoden.

Wir meinen, dass die betroffene Person selbst an das Thema heranzugehen hat. Zum einen hat sie möglichst allen Schadstoffen aus Genussmitteln und zu großen Essportionen aus dem Wege zu gehen. Als nächstes sind mit einem großen Angebot von Bitterstoffen aus Gemüsen und Kräutern (s. Bitterstoffe Seite 123) die Funktionen der Leber und der Gallenfluss anzuregen. Weiterhin ist der Gallenfluss der Lipompatienten mit häufigen Massagen leberabwärts über die Gallenblase bis zum Zwölffingerdarm oberhalb des Bauchnabels hinüber anzuregen.

Auch feucht-warme und vor allen Dingen basische Leberwickel helfen der Fettverdauung. Wir sehen jedoch auch die Möglichkeit, dass diese Lipome quasi künstlich angelegte Schadstoffdeponien sind. Insofern ist bei Lipomen grundsätzlich eine mindestens dreimonatige Generalreinigung des Organismus angesagt, basierend auf dem von uns entwickelten „Dreisprung der Entschlackung".

Dazu werden jeden Tag ein bis zwei Liter des o.g. Tees getrunken. Die Nieren und die Leber werden mit mineral- und bitterstoffhaltigen Gemüsen und Kräutern gestärkt. Und man unterstützt die Ausscheidungen, indem man ggf. mit zwei bis sechs Stunden Dauer hin und wieder einmal ein sog. Marathonbad durchführt, am besten mit der Alkalität der Natur von pH 8,5, wie sie das Körperpflegesalz Meine Base bewirkt.

Nach drei bis sechs Monaten Abstinenz gegenüber den liebsten Genussmitteln sind die Schadstoffdepots namens Lipome ggf. von Schlacken und Ablagerungen gereinigt, aber Fettablagerungen finden sich noch im Unterhautfettgewebe. Jetzt sollte man sich ruhig einmal körperlich anstrengen und hin und wieder einmal 10 bis 30 Kniebeugen machen, um das Speicherfett zu verbrennen.

Teerezept und Tipps bei Magersucht

Wir mischen zu gleichen Teilen:

Löwenzahnkraut, Majorankraut, Rosmarinblätter, Schafgarbenkraut, Tausendgüldenkraut, Thymiankraut, Wermutkraut

Ein gestrichener Teelöffel wird mit 150 ml kochendem Wasser überbrüht. Danach lassen wir drei bis fünf Minuten ziehen, seihen ab und lassen auf Trinktemperatur abkühlen. 1 bis 2 Liter über den Tag verteilt mit viel Stillem Wasser trinken.

Wir unterstellen bei Magersucht ein Resorptionsproblem. Insofern sind Resorptionsbehinderer wie das Element Chlor und dessen Derivate, Fluor und dessen Derivate sowie Milch- und Milchprodukte zu meiden. Das gilt sogar für das Baden in chloriertem Wasser der öffentlichen Badeanstalten und für das Putzen der Zähne mit fluoridierter Zahncreme.

Als nächstes ist der Sauerstoffstatus zu erhöhen. Dafür eignen sich Sauerstofftherapien bei Arzt oder Heilpraktiker wie Ardenne, HOT oder eine Therapie in der Sauerstoff-Druckkabine oder auch das Einsprühen der Haut mit Sauerstoffwasser wie bspw. von MiraVera. Dieses Sauerstoffwasser bei Magersucht jeden Morgen großflächig vom Po bis zum Haaransatz auf den trockenen Rücken sprühen und auftrocknen lassen.

Dann ist auf eine vollwertig-vegetarische Ernährung zu achten, ggf. unter Hinzuziehung des Vitalstoffspenders Wurzelkraft. Es ist weitestgehend auf Genussmittel wie Süßigkeiten, Bohnenkaffee und Alkohol zu verzichten. Bei Abmagerung wird auf Zwischenmahlzeiten verzichtet. Es gibt ein reichhaltiges Frühstück, ein gesundes Mittagessen und leicht Verdauliches, aber keine Rohkost, zum Abendessen, am besten in der Zeit ca. 18:00 Uhr bis 18:30 Uhr.

Im Übrigen versucht man mit Bitterstoffen den Appetit anzuregen. Leider ist die Problematik Magersucht weniger auf der körperlichen, sondern mehr auf der psychischen Ebene zu regeln. Die betroffenen Menschen verbieten sich das Essen regelrecht und ernähren sich maximal von einem Apfel pro Tag. Sie sind oft klapperdürr, meinen aber trotzdem, penibelst auf ihr Essen, Trinken und ihre Figur achten zu müssen. Da gilt es einmal in der Seelen- und Gedankenwelt nachzuschauen.

Teerezept und Tipps bei Mandelentzündung

Wir mischen zu gleichen Teilen:

Salbeiblätter, Kamillenblüten, Zinnkraut, Brennnesselblätter, Wermutkraut, Huflattichblätter

Ein gestrichener Teelöffel pro Tasse, also vier bis fünf Teelöffel auf 1 Liter Wasser, wird mit kochendem Wasser überbrüht. Danach lassen wir drei bis fünf Minuten ziehen, seihen ab und lassen auf Trink- oder Gurgeltemperatur abkühlen. Dann trinken oder gurgeln wir den Tee oder machen mit dem Tee einen nicht nassen, sondern feucht-warmen Halsumschlag.

Teerezept und Tipps bei Mundgeruch (Halitosis)

Wir mischen zu gleichen Teilen:

Dillkraut, Erdbeerblätter, Labkraut, Salbeiblätter, Tausendgüldenkraut, Wermutkraut

Ein gestrichener Teelöffel pro Tasse, also vier bis fünf Teelöffel auf 1 Liter Wasser, wird mit kochendem Wasser überbrüht. Danach lassen wir drei bis fünf Minuten ziehen, seihen ab und lassen auf Trink- oder Gurgeltemperatur a bkühlen.

Die Naturheilkunde weiß, dass übler Mundgeruch die verschiedensten Ursachen haben kann. Das fängt beim Zigarettenrauch an, führt über mangelnde Mundhygiene und faulende Zähne bis zu faulendem Fleisch mangels Salzsäure im Magen, was dann so übel riechen kann wie der unangenehme Geruch von Fäzes.

Insofern hilft natürlich Mund- und Zahnhygiene ebenso wie die Stärkung des Magens. Da greift man ggf. bei schlechter Fleischverdauung sogar zu chlorhaltigen Küchenkräutern wie Petersilie, Schnittlauch, Sellerieblätter u.a. Es gibt nämlich nicht nur Menschen, die zu viel Salzsäure im Magen haben, woraus dann Gastritis und andere Magenprobleme entstehen können, bis zum Reflux. Es gibt auch Menschen mit zu wenig Magensalzsäure. Die benötigen dann die eben genannten Küchenkräuter.

Teerezept und Tipps bei Ödemen

Wir mischen zu gleichen Teilen:

Birkenblätter, Goldrutenkraut, Hauhechelwurzeln, Himbeerblätter, Holunderblüten Lindenblüten, Schafgarbe

Ein gestrichener Teelöffel pro Tasse, also vier bis fünf Teelöffel auf 1 Liter Wasser, werden mit kochendem Wasser überbrüht. Danach lassen wir drei bis fünf Minuten ziehen, seihen ab und lassen auf Trinktemperatur abkühlen. Es werden 1 bis 2 Liter dieses Tees pro Tag getrunken und ebenso die gleiche Menge Stilles Wasser.

In aller Regel sind Ödeme Wasseransammlungen aufgrund von Entzündungen oder von Ansammlungen/Konzentrationen von Säuren und Giften und anderen Schadstoffen, die der Organismus am Ort des Geschehens mit Wasser verdünnt. Das ist also ein ganz logischer und sinnvoller Vorgang. Es muss auch nicht mit diuretischen Maßnahmen oder mit Punktieren das Verdünnungswasser entfernt werden, sondern Säuren und Gifte sind lokal oder ganzheitlich-systemisch aus dem Organismus zu entfernen.

Lokal wird baunscheidtiert, oder es werden dort basische Wickel appliziert. Vor allen Dingen ist jedoch zur Stärkung der Leber und der beiden Nieren zu raten. Das geschieht mit einer mineral- und vitalstoffreichen vollwertig-vegetarischen Ernährung, vor allen Dingen mit möglichst viel frischem Gemüse, evtl. unter Zuhilfenahme des Pflanzengranulates Wurzelkraft, welches in mehr als 100 Pflanzen nicht nur alle notwendigen Mineralstoffe, sondern auch unzählige Hilfsstoffe für den gesamten Organismus und seine Funktionen enthält.

Bei alten Menschen beobachten wir oft eine gleichzeitige Dehydrierung des Gehirns mit nachlassender Denkfähigkeit und beginnender Demenz bei gleichzeitig immer weiter schwellenden Füßen und Unterschenkeln. Jetzt heißt es, besonders mit Diuretika und Punktionen vorsichtig zu sein, riskiert man doch damit eine fortschreitende Dehydrierung des gesamten Organismus, die mit Gehirndehydrierung und immer tiefer liegenden Augen beginnt und unangenehmste Folgen bis zu totaler Verwirrtheit und Orientierungslosigkeit zeitigt.

Nach unserer Meinung muss das Ödem nicht dehydriert werden, sondern, unsere Wortwahl: „Das Ödem muss saufen!“ Wasser und Tee allein bringen jedoch nichts. Dieser Organismus muss gestärkt, aber gleichzeitig auch entgiftet und entsäuert werden. Das Ganze sowohl systemisch-holistisch als auch lokal, ggf. mit dem Baunscheidtieren oder mit dem basischen Marathonbaden der Füße. Die ursächlichen Schadstoffe müssen hinaus, nicht das hilfreich verdünnende Körperwasser! Dieses ist im Übrigen viel zu wertvoll, um mit Punktion enfernt zu werden!

Teerezept und Tipps bei Offenem Bein/Ulcus cruris

Wir mischen zu gleichen Teilen:

Breitwegerichkraut, Huflattichblätter, Kamillenblüten, Ringelblumenblüten mit Kelch, Zinnkraut

Ein gestrichener Teelöffel pro Tasse, also vier bis fünf Teelöffel auf 1 Liter Wasser, wird mit kochendem Wasser überbrüht. Danach lassen wir drei bis fünf Minuten ziehen, seihen ab und lassen auf Trinktemperatur abkühlen. Es werden 1 bis 2 Liter pro Tag getrunken. In der gleichen Menge wird Stilles Wasser getrunken.

Das Offene Bein, das Unterschenkelgeschwür, das Ulcus cruris, ist keine Krankheit, sondern eine gescheite Hilfe des versauerten, vergifteten und verschlackten Organismus. Früher waren davon in nur wenigen Fällen sehr alte Menschen betroffen. Heute fängt die Problematik schon in den dreißiger und vierziger Lebensjahren an. Der betroffene Organismus gehört dem glücklichen Ausscheidungstyp an. Leider ist er so versauert, vergiftet und verschlackt, dass er seine Haut am Unterschenkel oder auch als Gangrän am Fuß öffnet, um sich dort der nicht zu verstoffwechselnden Schadstoffe zu entledigen.

Insofern ist eine Hauttransplantation kein Geniestreich, sondern eher als schädlich kompromisslos zurückzuweisen. Uns sind Fälle bekannt, wo Patienten nach derartigen Transplantationen innerhalb der folgenden drei bis sechs Monate an Schlaganfall oder am Sekundentod wegen der totalen Versauerung der Gewebe, Zellen und des Blutes verstorben sind.

Was hilft, das ist Disziplinierung und Verstand beim Essen und Trinken. Scharfe Gewürze, Fleisch und Wurst und ebenso Süßigkeiten, Bohnenkaffee und Alkohol gehören auf die Verbotsliste. Statt dieser Genüsse wird von Heilung Suchenden eine vollwertig-vegetarische Kost praktiziert mit einem absolut dominanten Mineral- und Vitalstoffangebot. Viel frisches Gemüse und Wurzelkraft zur mineralischen und vitalstoffhaltigen Unterstützung der Leber und der Nieren sind erste Wahl.

Wer von seinen Genüssen nicht lassen will, der ist bestens mit dem Ausfluss der von ihm aufgenommenen Schadstoffe durch das offene Ulcus bedient. Es wird bei ihm für ein langes Leben sorgen, wenn er seine Genüsse nicht übertreibt.

Als geeignete Körperpflege empfehlen sich das basische Baden des intakten Fußes und das Tragen eines basischen Strumpfes, ebenfalls am gesunden Fuß. Basisches Baden des desolaten Fußes und das Tragen eines basischen Strumpfes am Ulcus-Fuß würde das ohnehin desolate Gewebe nur noch weiter zerstören, wenn man mutwillig scharfe Säuren und Gifte über das Ulcus ausleitet.

Was man mit gutem Erfolg machen kann, das ist das feine Einsprühen oder Einnebeln der Ulcusregion mit dem Sauerstoffwasser MiraVera. Das ist eine wunderbare Desinfektion und gleichzeitige Gewebsverbesserung.

Für die Ulcuspatienten haben wir eine spezielle Methode der ab- und umleitenden Entschlackung erfunden. Wie eben schon beschrieben, werden Fußbad und basischer Strumpf nicht am Ulcus-Fuß, sondern am gesunden Fuß praktiziert. Über dem Ulcus wird mit dem Tragen einer feuchten basischen Stulpe eine quasi Säure- und Schadstoff-Zuflusssperre errichtet.

Diese basische Stulpe sollte zwei- bis dreimal pro Tag erneuert werden, wobei die Stulpe nach jedem Tragen per Handwäsche zu reinigen ist. Sie braucht dann gar nicht zu trocknen, sondern kann gleich wieder basisch durchfeuchtet werden. Bewährt hat sich die Verwendung des Körperpflegesalzes Meine Base mit dem von diesem Salz bewirkten basischen pH-Wert von 8,5.

Diese basischen Stulpen können bis zum Erfolg über den Tag auch an den Unterarmen getragen werden. Je mehr Säuren und andere Schadstoffe über die oberen Extremitäten abgeleitet werden, desto weniger gelangen in den Ulcus-Fuß, und desto eher kommt es dort zur Heilung.

Teerezept und Tipps bei Morbus Parkinson

Wir mischen zu gleichen Teilen:

Himbeerblätter, Holunderblüten, Lindenblüten, Löwenzahnkraut, Schafgarbenkraut Tausendgüldenkraut, Thymiankraut, Wermutkraut

Ein gestrichener Teelöffel pro Tasse, also 4 – 5 Teelöffel auf 1 Liter Wasser, werden mit kochendem Wasser überbrüht. Danach lassen wir drei bis fünf Minuten ziehen, seihen ab und lassen auf Trinktemperatur abkühlen. Es werden 1 bis 1,5 Liter pro Tag getrunken und ebenso die gleiche Menge Stilles Wasser.

Parkinson ist keine der modernen Zivilisationskrankheiten, sondern sie tritt immer in den End- und Genussphasen zivilisatorischer Epochen auf. Diese Krankheit ist also von Säuren, Schadstoffen, von Tabaksqualm, Fleisch- und Alkoholgenuss verursacht. Insofern ist die Therapie dieser Krankheit recht einfach und wirkungsvoll.

Von dem o.g. Tee oder auch von Jentschuras 7x7 Kräutertee werden pro Tag 1 bis 1,5 Liter getrunken. Dazu nimmt man die Wurzelkraft zur Stoffwechselstärkung der Leber und zur Ausscheidungsstärkung der beiden Nieren. Begleitet wird das Prozedere durch oftmals wiederholte basische Fuß- und Vollbäder.

Jetzt kommt eine ganz und gar neue und hilfreiche Erkenntnis, zu der Manfred Poggel gekommen ist. Das sind sog. Marathonbäder. Diese bedeuten den Aufenthalt im basischen Vollbad für sechs bis acht Stunden. Dabei beobachtet man mit pH-Streifen den Säuregrad des Wassers. Dieser sollte nach der Zugabe des Badesalzes Meine Base, Hübner o.a. pH 8,5 betragen. Sinkt der Wert unter 7,5, dann gibt man zwei Esslöffel nach, oder das Badewasser wird ganz und gar erneuert.

Vor einem solchen Marathonbad wird eine Teemischung, wie oben beschrieben, oder der 7x7 Kräutertee getrunken, dem man eine

Effektive Hilfen bei Kopfproblemen

mit Schadstoffsperre – Schadstoffumleitung – Schadstoffausleitung

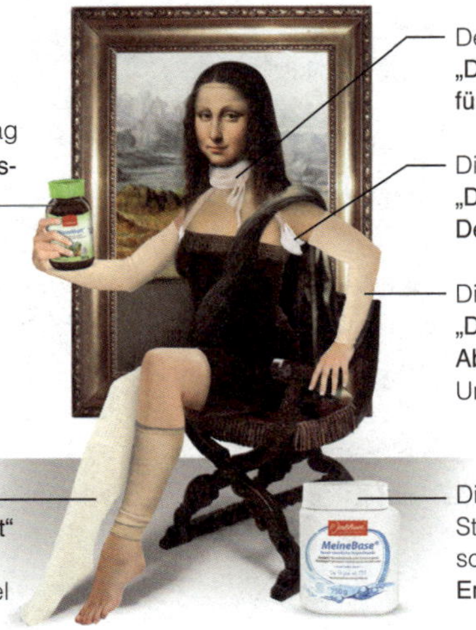

5 – 7 Teelöffel Wurzelkraft pro Tag zur **mineralischen Ausscheidungsstärkung der Nieren**

Der basische Halswickel **„Die Zuflußsperre für Säuren und Gifte“**

Die basischen Achselkissen **„Die Reiniger für Kopf, Dekolleté und Nacken“**

Die basischen Stulpen **„Die Säure-Schlacken-Gift-Ableiter“** via Unterarm und Unterschenkel

Die basischen Strümpfe **„Die Heinzelmännchen der Nacht“** zur Ableitung von Schadstoffen über die Füße und Unterschenkel

Die Alkalität von Wickeln, Stulpen und Strümpfen sorgt für die **Entsäuerung und Entgiftung des Organismus.**

Mischung (je ein Teelöffel) zu gleichen Teilen aus Holunder- und Lindenblüten beifügt.

Der Tee wird sehr warm getrunken, und zwar wenigstens eine halbe Stunde vor dem Gang ins Vollbad. Dieser Tee wirkt gut schlackenlösend, aber auch schweißtreibend und damit ausscheidungsfördernd. Im Bad wird immer wieder kopf- und halsabwärts gebürstet zu den Achselhöhlen hin, und auch die anderen Ausscheidungsregionen, vor allen Dingen die Unterschenkel und Füße, werden immer wieder abwärts zu den Zehennägeln gebürstet.

Über Nacht oder auch am Tage werden die von uns extra für Parkinson, Alzheimer und andere Kopfkrankheiten entwickelten basischen Achselkissen getragen. Ebenso werden an den Unterschenkeln die basischen Strümpfe oder Stulpen getragen. Zu den Mahlzeiten gibt es jeweils einen gehäuften Esslöffel Wurzelkraft, und über Nacht werden für einige Monate sowohl der basische Hals- als auch der basische Stirnwickel getragen. Mit diesem hochintelligenten, wenn auch zeitaufwendigen Prozedere hat Dr. James wenig Chancen für einen langen Aufenthalt im Kopf des Parkinsonkranken.

Mit dem jetzt beschriebenen Prozedere sollte man gescheiterweise sofort nach den ersten Anzeichen von motorischen Störungen beginnen. Diese Anzeichen sind Probleme beim Schreiben, wobei die Schrift im Verlaufe des Schreibens immer kleiner wird, oder es sind Anzeichen aus der Motorik des Gehens, welches plötzlich stockt und zu dem intermittierenden Gehen des Parkinsonkranken führt.

Logischerweise ist dieses Prozedere umso hilfreicher, je früher man anfängt. Besonders wichtig ist natürlich die sofortige Schonung des Gehirns mit dem möglichst durchgehenden Tragen eines basischen Halswickels und dem zumindest über den Tag zu praktizierenden Tragen der basischen Achselkissen.

Diese sind besonders wichtig, weil der Kopf, dem lymphatischen Reinigungssystem des Oberkörpers folgend, in die beiden Achselhöhlen hinunter entgiftet. Dort installieren wir die beiden basischen Kissen (nach Jentschura) und lassen sie dort einen regelrecht magnetischen, wie in diesem Falle aber basisch-chemischen, Sog auf die im Organismus befindlichen Säuren ausüben.

Teerezept und Tipps bei Prostatabeschwerden

Wir mischen zu gleichen Teilen:

Birkenblätter, Bohnenschalen, Brennnesselblätter, Holunderblüten, Kamillenblüten, Weidenröschen, kleinblütiges Schafgarbenkraut, Tausendgüldenkraut

Ein gestrichener Teelöffel pro Tasse, also vier bis fünf Teelöffel auf 1 Liter Wasser, werden mit kochendem Wasser überbrüht. Danach lassen wir drei bis fünf Minuten ziehen, seihen ab und lassen dann auf Trinktemperatur abkühlen. Für einige Monate werden 1 bis 2 Liter pro Tag getrunken, am besten noch Stilles Wasser dazu. Es schadet nichts, wenn man hin und wieder einmal einen „Trockentag“ einlegt mit geringeren Trinkmengen.

Die Naturheilkunde sieht die Vergrößerung der Prostata mehr oder weniger als einen natürlichen Vorgang des Alterns, in unserer Zeit hauptsächlich begründet von der Übersäuerung des Organismus. Insofern ist der primäre therapeutische Ansatz derjenige, den säurebelasteten Organismus für einige Monate wieder in sein basisches Ursprungsmilieu zurückzuführen. Im Übrigen ist die Versauerung durch die Genussmittel unserer Zeit mit einem zu großen Salzkonsum, zu viel Fleisch- und Wurstwaren, zu viel Süßigkeiten und Süßstoffen einzustellen.

Es wird keine durchgreifende Besserung der Prostatabeschwerden ohne eine Umstellung der Ernährung auf eine vegetarische oder sogar vegane Kost für wenigstens einige Monate geben. Die basenbildende und basenüberschüssige Ernährung kann noch mit reichhaltigen Mineralstoffversorgern wie bspw. Wurzelkraft oder anderen Mineralstoffspendern unterstützt werden.

Ebenso ist der Darm zu reinigen. Das kann man machen, indem man in den drei Monaten der Prostatakur einmal im Monat eine Colon-Hydro-Therapie durchführen lässt. Als sehr hilfreich haben sich auch Miniklistiere in den Enddarm erwiesen mit Einläufen von 50 bis 75 ml Kräutertee, denen man eine Prise Natron beigibt. Dieses Miniklistier wird vor dem Zubettgehen gemacht. Die Prostata liegt in unmittelbarer Nachbarschaft des Enddarms, der Ampulla recti. Sie freut sich der ihr zugedachten Alkalität, ist sie doch selber eine basische Drüse. Die Flüssigkeit verbleibt im Anus.

Als spezielle Mischung für diesen Klistiertee empfehlen wir eine Mischung zu gleichen Teilen aus Tausendgüldenkraut, dem kleinblütigen Weidenröschen und aus Holunderblüten, wobei wir dann der Klistiermenge von 50 oder 75 ml die eben schon beschriebene gehäufte Messerspitze Natron beifügen.

Parallel zu der praktizierten basenüberschüssigen Ernährung und dem reichlichen basischen Trinken empfehlen sich bei Prostataleiden hin und wieder Sauerstoffbehandlungen wie bspw. HOT oder auch das Aufsprühen von Sauerstoffwasser MiraVera u. a. Hilfreich ist auch das Trinken von sauerstoffhaltigem Wasser.

Besonders bewährt hat sich bei Prostataleiden die tägliche Einnahme von zwei- bis dreimal einem Esslöffel Kürbiskerne. Von Prostataproblemen sollen besonders Männer mit Schlafstörungen betroffen sein. Da fällt uns das Schlafhormon Melatonin ein, welches besonders in Para- und Walnüssen enthalten ist. Ergo isst der von Prostataleiden betroffene Mann hin und wieder einmal ein paar Wal- und/oder Paranüsse.

Wichtig scheint auch die Versorgung des Organismus mit dem Element Selen zu sein. Dieses Element ist besonders reichlich in Gemüsen wie grüne Bohnen, Lauch, Paprikaschoten, Rotkohl und auch in der Sojabohne enthalten. Bei Gewürzen finden wir es besonders reichlich in Knoblauch und Kümmel. Weitere hilfreiche Selenkräuter sind Spargel, Leinsamen und Bockshornklee, auch das Johanniskraut, die Schafgarbe, die Kamille, Holunderblüten und Bohnenschalen.

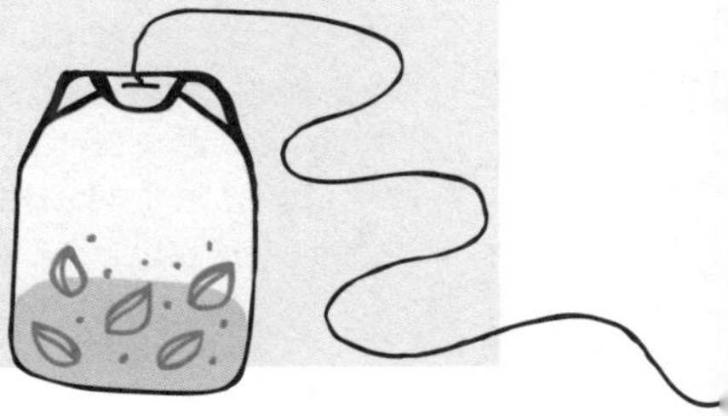

Teerezept und Tipps bei Psoriasis/Schuppenflechte

Wir mischen zu gleichen Teilen:

Erdbeerblätter, Ehrenpreiskraut, Gundermannkraut, Käsepappelkraut, Löwenzahnkraut, Majorankraut, Ringelblumenblüten mit Kelchblättern, Schafgarbenkraut, Tausendgüldenkraut, Wermut

Ein gestrichener Teelöffel pro Tasse, also 4 – 5 Teelöffel auf 1 Liter Wasser, werden mit kochendem Wasser überbrüht. Danach lassen wir drei bis fünf Minuten ziehen, seihen ab und lassen auf Trinktemperatur abkühlen. Es werden 1 bis 1,5 Liter pro Tag getrunken und ebenso die gleiche Menge Stilles Wasser.

Der Tee kann auch mit ein bis zwei Litern möglichst lange dauernden basischen Vollbädern hinzugefügt werden. Die Naturheilkunde sieht die Ursache der Schuppenflechte in erster Linie in einer Stoffwechselschwäche der Leber begründet, dann aber auch in einer Ausscheidungsschwäche der Nieren. Möglicherweise scheinen auch Hypothalamus und Hypophyse beteiligt zu sein.

Angeborene Schwächen hat man mit Disziplin und mit der Stärkung der schwachen Organe und Funktionen auszubalancieren. Leider geht jedoch vielen an Schuppenflechte leidenden Patienten die Beibehaltung ihrer Sucht nach Süßigkeiten, Milch und Milchprodukten oder Fleisch und Wurstwaren vor, sodass sie aus ihrer Missbefindlichkeit nicht herauskommen. Wegen der Leberschwäche sind bitterstoffhaltige Heilkräuter wie Wermut, Schafgarbe und Tausendgüldenkraut zu empfehlen. Das Gleiche gilt für bitterstoffhaltige Gemüse wie Löwenzahn, Rucola, Chicorée u.a.

Gleichzeitig hilfreich sind lange dauernde basische Bäder und das folgende Einsprühen der besonders betroffenen Stellen mit dem Sauerstoffprodukt MiraVera. Von diesem Sauerstoffwasser kann man auch dreimal täglich drei Sprüher auf ein Glas Wasser geben und dieses dann um 10:00 Uhr, um 16:00 Uhr und um 22:00 Uhr, nämlich zu den Basenfluten im Organismus, trinken.

Ebenso hilfreich gelten in der Naturheilkunde Licht- und Luftbäder. Man soll diese bei Schuppenflechte aber nicht übertreiben und sich nicht stundenlang mit sonnenungewohnter Haut in die pralle Sonne legen. Aber im Frühling, Sommer und Herbst einmal mit blankem Oberkörper und nur in Turnhose und Sandalen in der Sonne, das bringt mit dem Zusammenwirken von Hautfett, Fotosynthese und Licht Vitamin D in die Haut und ins Gewebe und trägt auch damit zu deren Stärkung bei.

Mit dem in MiraVera enthaltenen Sauerstoff verbessert man sowohl das Hautbild als auch die Vitalstoffresorption im Darm. Als hilfreich gilt auch die innerliche und äußerliche Anwendung von Silicea aus dem Reformhaus. Das hebt auf die positive Wirkung des Elementes Silizium in der Haut ab. Bei den Schüsslersalzen ist dies logischerweise die Nr. 11, die besonders reich an Silizium ist, ob als Tablette oder als Creme. Auch Honig hat bei Psoriasis eine hilfreiche Wirkung. Dies mag, wie russische Forscher ermittelt haben, u. a. auch an dem Gehalt von Wasserstoffperoxid im Honig liegen. Trotzdem bleibt es dabei, dass sich der Psoriatiker zu fragen hat, was er am liebsten isst und trinkt und worauf er unter keinen Umständen verzichten möchte. In der ehrlichen Antwort liegt in aller Regel meistens der Genuss oder der Fehler, mit dem die Leber nicht fertig wird. Wie heißt es so schön? Jeder Fehler wird gemacht! Oder: „Aus Schaden wird man klug", oder auch nicht.

Teerezept und Tipps bei Rheuma

Wir mischen zu gleichen Teilen:

Birkenblätter, Brennnesselblätter, Goldrutenkraut, Haferstroh, Hagebuttenschalen, Holunderblüten, Lavendelblüten, Lindenblüten, Mariendistelkraut, Schafgarbenkraut

Ein gestrichener Teelöffel auf eine Tasse und 4 – 5 Teelöffel auf eine Kanne werden mit kochendem Wasser überbrüht. Danach lassen wir drei bis fünf Minuten ziehen, seihen ab und lassen auf Trinktemperatur abkühlen. 1 bis 1,5 Liter über den Tag verteilt trinken. Die gleiche Menge Stilles Wasser ebenfalls über den Tag verteilt trinken.

Zusätzlich zu der großen Menge Tee und Wasser, welche der Rheumakranke trinken soll, bedarf es logischerweise einer konsequenten Stärkung der beiden Nieren. Dafür ist auf eine reichhaltige vollwertig-vegetarische Ernährung zu achten. Jentschura Produkte wie Morgenstund, Tischleindeckdich und Wurzelkraft sind hervorragende Mineralstoffspender und mit ihrem reichhaltigen Angebot sowohl Unterstützer der Nieren- als auch der Leberfunktion.

Im Übrigen hat der Rheumakranke monatelang Schweinefleisch gänzlich zu meiden, Fleisch und Fleischprodukte nur in geringsten Mengen zu konsumieren. Außerdem sollte er auch Milch und Milchprodukte meiden. Ebenso gilt es, die Reinigungsfunktionen des Organismus mit ausgiebigen basischen Bädern zu unterstützen. Dort, wo es besonders schmerzt, wird, wenn ein geeigneter Therapeut zur Verfügung steht, baunscheidtiert.

Teerezept und Tipps bei Schluckauf

Dillsamen

Zwei Esslöffel werden über Nacht eingeweicht und am Morgen einige Minuten aufgekocht. Man kann den Tee in eine Thermoskanne geben und hin und wieder über den Tag verteilt eine warme Tasse trinken. Der von Schluckauf geplagte Patient trinkt grundsätzlich niemals Kaltes, sondern appliziert bei Schluckauf sehr warme Wickel auf den Magen.

Der Magen sollte im Übrigen bei den von Schluckauf geplagten Patienten grundsätzlich warm gehalten werden. Dieses Phänomen des Schluckaufs scheint uns eher ein thermisches als ein chemisches Stoffwechselproblem zu sein.

Insofern trinkt dieser Patient weder kaltes Wasser noch kaltes Bier! Auch eiskalter Aquavit wird gemieden, jedoch wird Aquavit bei Zimmertemperatur empfohlen, oder man folgt einem Rezept der Schotten und trinkt eine Tasse heißes Wasser mit einem Schnapsglas Whisky. Das Ganze schlürft man, so heiß man es verträgt.

Teerezept und Tipps bei Schweißfüßen

Wir mischen zu gleichen Teilen:

Birkenblätter, Brennnesselblätter, Goldrutenkraut, Käsepappelkraut, Kamillenblüten, Labkraut, Liebstöckelkraut, Salbeiblätter, Zinnkraut

Ein gestrichener Teelöffel auf eine Tasse wird mit kochendem Wasser überbrüht. Danach lassen wir drei bis fünf Minuten ziehen, seihen ab und lassen auf Trinktemperatur abkühlen. Es werden zwei bis fünf Tassen pro Tag getrunken.

Der o.g. Tee kann mit jeweils einem Liter dem abendlichen basischen Fußbad hinzugegeben werden. Aber den Schweißfüßen ist nicht nur mit dem Trinken von Tee beizukommen. Dieser Patient hat in aller Regel eine Ausscheidungsproblematik der Nieren und sollte, wenn er mit den gleich beschriebenen Maßnahmen der Naturheilkunde nicht weiterkommt, den Urologen aufsuchen, damit dieser sich einmal die beiden Nieren und die wasserableitenden Organe anschaut.

Eventuell müssen Nierengrieß oder Nierensteine entfernt werden. Ist das geschehen, ist die Problematik Schweißfuß über Nacht verschwunden. Der Schweißfuß ist im Übrigen eher ein Urinfuß als ein Schweißfuß. Man rieche einmal, was einem da entgegenweht.

Die Naturheilkunde versucht es mit basischen warmen Nierenwickeln, wobei zur Extrahilfe für die Nieren vor der Applikation des feucht-warmen Wickels je eine Scheibe von einer Gemüsezwiebel auf jede Niere gelegt wird. Dann folgt der feucht-warme Wickel mit einer warmen Abdeckung, und er wird mit einer Wärmflasche oder anderen Wärmequelle warm gehalten.

Im Übrigen ist natürlich nach dem Essen und Trinken und nach einer eventuellen Dauermedikation des Patienten zu schauen. Was tritt uns da als auffällig und möglicherweise risikoreich entgegen? Zu viel Bohnenkaffee, zu viel Kochsalz, zu viel Schweinefleisch, zu viele Medikamente, deren große Menge und mögliche Wechselwirkungen zu der zu beobachtenden Niereninsuffizienz geführt haben? Die Nieren sind natürlich grundsätzlich über den Tag als auch in der Nacht warm zu halten!

Der Schweißfuß sollte auch einmal in seine Psyche schauen. Nicht umsonst sagt man manchmal „Das ist der/ihr/ihm auf die Nieren geschlagen!“ Gibt es da vielleicht ein die Psyche belastendes Dauerproblem? Wenn ja, dann sollte es aus der Welt geschafft werden. Die Naturheilkunde empfiehlt zudem verschiedene Obst- und Gemüsesorten zur Unterstützung der beiden Nieren. Dazu gehören der Rettich und der Meerrettich, der Spargel, die Bohne, das Fenchelgemüse, die Gurke und der Hafer, der Saft von Holunder- und Schwarzer Johannisbeere, die Karotte, der Kürbis und der Sellerie.

Dazu gehört auch die Wacholderbeere. Mit der muss man jedoch vorsichtig sein. Diese Beere gibt es in jeder Apotheke zu kaufen. Man kaue davon jedoch maximal ein bis zwei Stück maximal zweimal pro Tag und nicht gleich eine ganze Handvoll. Da erscheint es sinnvoller, hin und wieder einmal einen Wacholder zu trinken, den es ja mit 32 % Alkohol in jedem Lebensmittelmarkt zu kaufen gibt.

Als Obstsorten nennt die Naturheilkunde Preiselbeeren und Hagebutten, die Pflaume und die Erdbeere.

Schweißhände:
Wir empfehlen den umfassend rezeptierten 7x7 Kräutertee, täglich 1 bis 1,5 Liter, die gleiche Menge Stilles Wasser dazu.

Schweißhände sind ein Ausscheidungsphänomen, welches in unserer modernen Zeit oftmals bei jungen Frauen beobachtet wird, welche die empfängnisverhütende Pille einnehmen. Das ist also eine Art Ersatzmenses via Hand.

Empfehlenswert sind Maßnahmen zur Stärkung der Nieren, indem man diese beiden wichtigen Organe Tag und Nacht warmhält und hin und wieder einmal einen basischen Nierenwickel appliziert.

Vorsicht ist mit dem Konsum von Kochsalz geboten, wovon unsere beiden Nieren lediglich 5 bis 6 Gramm pro Tag ausscheiden können. Bei manchen jungen Menschen liegt der Konsum dieses Natriumchlorids allerdings bei bis zu 20 g pro Tag. Da muss man sich nicht wundern, wenn der Körper zu Hilfsausscheidungen wie dem Schweißfuß oder der Schweißhand greift!

Ein probates Mittel, welches Naturheilkundler bei schweißnassen Händen empfehlen, das sind die über Ellenbogen oder Unterarm getragenen feuchten basischen Stulpen. Diese ziehen mit ihrer Alkalität die ansonsten über die Hand ausgeschiedenen Säuren und Schadstoffe bereits vor dem Erreichen der Hände heraus und vermeiden so das Schwitzen.

Man kann auch zu den basischen Achselkissen greifen und damit die Schadstoff-Ausscheidung durch die beiden Achselhöhlen stimulieren. Für die Menschen, die unter viel Achselschweiß oder viel Handschweiß leiden, denen mittlerweile Hyperhidrose diagnostiziert wird, denen sei auch zum nächtlichen Tragen der basischen Strümpfe geraten, um den Fluss der Säuren, der bei diesen Menschen normalerweise über die Hände läuft, in die Füße um- und dort auszuleiten.

Wichtig sind natürlich auch möglichst lange dauernde basische Fuß- und Vollbäder, mit denen man mithilfe der Alkalität Säuren und andere Schadstoffe durch die Schweiß- und Talgdrüsen aus dem Organismus zieht.

Im Übrigen wird bei Schweißhänden, ebenso wie bei Schweißfüßen, eine vollwertig-vegetarische und damit besonders mineralstoffreiche Ernährung gepflegt. Es gibt keine wichtigere Ausscheidungshilfe für die beiden Nieren als deren Mineralstoffversorgung mit bspw. Zink und anderen Elektrolyten. Zink ist nebenbei in den meisten Gemüsesorten enthalten, seien es Blumenkohl, Erbsen, Kohlrabi, Paprika, Rettich, Rosenkohl, Spinat, Weißkohl, Kopfsalat oder Rote Bete.

Teerezept und Tipps bei Tinnitus und Schwerhörigkeit

Wir mischen zu gleichen Teilen:

Brennnesselkraut, Brombeerblätter, Gänseblümchenkraut, Gundermannkraut, Lungenkraut, Quendelkraut, Schlüsselblumenkraut, Thymiankraut, Weiße Taubnessel, Weißdornkraut

Ein gestrichener Teelöffel pro Tasse, also 4 – 5 Teelöffel auf einen Liter Wasser, werden mit kochendem Wasser überbrüht. Danach lassen wir drei bis fünf Minuten ziehen, seihen ab und lassen auf Trinktemperatur abkühlen. Es werden 1 bis 1,5 Liter pro Tag getrunken und ebenso die gleiche Menge Stilles Wasser. Den Tee kann man auch für Halswickel verwenden. Ebenso haben sich basische Halswickel über Nacht bewährt.

Bei Tinnitus und Schwerhörigkeit empfiehlt die Naturheilkunde basische Inhalationen. Die basische Lauge bereitet man sich mit kochendem Wasser zu, indem man einen Teelöffel basisches Körperpflegesalz oder Meine Base in eine kleine Schüssel oder einen Inhalator gibt. Bei einer kleinen Schüssel legt man sich ein Handtuch über den Kopf, damit die heißen Dämpfe gezielt eingeatmet werden können und keine Dämpfe vorbeiziehen. Hilfreich ist natürlich immer eine vollwertige und mineral- sowie vitalstoffreiche Ernährung sowie die basenbildende Ernährung nach Jentschura mit Morgenstund, Wurzelkraft und Tischleindeckdich.

Gerne kann man den o.g. Tee auch der Lauge zum Inhalieren dazugeben. Es wird wechselweise durch Mund und Nase möglichst tief, aber langsam ein- und ausgeatmet. Durch die Nase kann man bei Tinnitus und Schwerhörigkeit wiederholt in kleinen Schüben ein- und ausatmen, um den Dampf zielgerichtet in die Ohren zu lenken. Das tun wir deshalb, um dort Verhärtungen und störende Schleime zu lösen.

Als hilfreich gelten auch basische Hals- und Stirnwickel, die über den Tag und ganz bestimmt monatelang jede Nacht zu tragen sind. Manchmal löst sich dann in irgendeiner Nacht ein Schleimpfropfen aus den Höhlen, Ohren oder Schleimhäuten des Kopfes, und der ganze Spuk ist vorüber. Der Halswickel wird quasi als basische Säure- und Schadstoffsperre getragen, damit sich im Kopf keine weiteren Ablagerungen bilden.

Empfohlen wird auch das Tragen der basischen Strümpfe, um Säuren und Schadstoffe nicht mehr in den Kopf gelangen zu lassen, sondern um zu versuchen, diese basisch über die Füße auszuleiten.

Teerezept und Tipps bei Verstopfung (Obstipation)

Wir mischen zu gleichen Teilen:

Faulbaumrinde, Holunderblüten, Johanniskraut, Lindenblüten, Odermennigkraut, Schafgarbenkraut, Tausendgüldenkraut, Wermutkraut

Ein gestrichener Teelöffel pro Tasse, also 4 – 5 Teelöffel auf 1 Liter Wasser, werden mit kochendem Wasser überbrüht. Danach lassen wir drei bis fünf Minuten ziehen, seihen ab und lassen auf Trinktemperatur abkühlen. Es werden 1 bis 1,5 Liter pro Tag getrunken und ebenso die gleiche Menge Stilles Wasser.

Nachdem von Stuhlverstopfung so viele Menschen unserer Zeit betroffen sind, drucken wir Ihnen nachstehend den von unseren Ernährungswissenschaftlerinnen und -wissenschaftlern erarbeiteten Tagesplan zur Vermeidung oder Überwindung von Verstopfung ab.

Tagesplan gegen Verstopfung

morgens
– sofort nach dem Aufwachen Radfahren im Bett und 150 ml warmes Wasser trinken
– Aerobe Bewegung mit sechs bis zwölf Kniebeugen oder Hüpfen auf der Stelle, fünfzigmal und mehr
– 1 Portion Morgenstund
– 1 – 2 Tassen 7x7 Kräutertee
– 1 – 2 Gläser Wasser zum Frühstück
– 1 Esslöffel Wurzelkraft ggf. in den Morgenstund-Brei oder in den 7x7 Kräutertee
– frisches Obst und/oder Gemüse
über den Tag
– 3 – 5 Tassen 7x7 Kräutertee
– 2 – 3 Gläser Wasser ohne Kohlensäure
– 1 – 2 Esslöffel Wurzelkraft
– 1 – 2 Tassen 7x7 Kräutertee
– Hüpfen auf der Stelle, 30 – 50 mal (vor dem Mittagessen) oder 3 – 12 Kniebeugen
– Bauchmassagen
abends
– Hüpfen auf der Stelle vor dem Abendessen
– 1 – 2 Tassen 7x7 Kräutertee
– 1 – 2 Gläser Wasser
– 1 – 2 Esslöffel Wurzelkraft
– Basische Fußbäder (30 – 60 Minuten)
– 1 Glas Wasser (250 ml) mit 2 Teelöffeln gequetschtem Leinsamen. Eine Stunde quellen lassen, dann kurz umrühren und flott austrinken, am besten noch ein Glas Wasser hinterher.
über Nacht
– Möglichst oft basische Strümpfe und/oder Ärmel tragen
– Bei Neigung zu Kopfschmerzen oder Akne tragen Sie über Nacht den basischen Halswickel und über den Tag die basischen Achselkissen

Verstopfung

Viele Menschen leiden hin und wieder oder manche schon über lange Zeit an chronischer Stuhlverstopfung. Von dieser Missbefindlichkeit sind mehr Frauen als Männer betroffen. Das Problem beginnt oft allmählich. Es führt auf die Dauer zu Völlegefühl, aufgedunsenem Bauch und allgemeinem Unwohlsein bis zu krampfartigen Schmerzen beim Stuhlgang. Manchmal sogar zur Bildung von Hämorrhoiden wegen der Überlastung der Leber durch mangelnde Ausscheidung von Schadstoffen durch den Darm.

Oftmals sind zu geringe Trinkmengen, Mineralstoffmangel, Bewegungsarmut, seelische Probleme, ggf. auch Medikamente, die Ursache für die Obstipation. Viele Menschen nehmen sich nicht die Zeit, sofort dann zur Toilette zu gehen, wenn sich ihr Darm meldet. Hört man jedoch nicht auf diese Botschaft oder stört man sich an einem Ort, wo man nicht zur Toilette gehen möchte, dann ist die Chance für Stunden oder manchmal sogar für Tage vertan.

Eine Hauptursache für Verstopfung ist die Dehydrierung des Organismus und besonders des ganzen Bauchraumes durch die säurelas

Verstopfung

Viele Menschen leiden hin und wieder oder manche schon über lange Zeit an chronischer Stuhlverstopfung. Von dieser Missbefindlichkeit sind mehr Frauen als Männer betroffen. Das Problem beginnt oft allmählich. Es führt auf die Dauer zu Völlegefühl, aufgedunsenem Bauch und allgemeinem Unwohlsein bis zu krampfartigen Schmerzen beim Stuhlgang. Manchmal sogar zur Bildung von Hämorrhoiden wegen der Überlastung der Leber durch mangelnde Ausscheidung von Schadstoffen durch den Darm.

Oftmals sind zu geringe Trinkmengen, Mineralstoffmangel, Bewegungsarmut, seelische Probleme, ggf. auch Medikamente, die Ursache für die Obstipation. Viele Menschen nehmen sich nicht die Zeit, sofort dann zur Toilette zu gehen, wenn sich ihr Darm meldet. Hört man jedoch nicht auf diese Botschaft oder stört man sich an einem Ort, wo man nicht zur Toilette gehen möchte, dann ist die Chance für Stunden oder manchmal sogar für Tage vertan.

Eine Hauptursache für Verstopfung ist die Dehydrierung des Organismus und besonders des ganzen Bauchraumes durch die säurelastige Ernährung mit dem übermäßigen Konsum von Bohnenkaffee, Alkohol, Süßigkeiten, salzigen Chips, von Fastfood, Fleisch, Fisch und Wurstwaren. Für die Verdauung all dieser Genussmittel benötigt der Organismus viel Wasser. Das entzieht er notfalls sogar den Fäzes, weshalb diese dann zu dick und zu hart werden.

Es fehlt jetzt nicht nur Wasser im Darm, sondern es fehlen auch wegen der modernen Ernährung wichtige Ballaststoffe aus Gemüse, aus Rohkost, Obst und Vollwertprodukten wie Amarant, Quinoa, Hirse u. a. Diese Stoffe verstärken zum einen das Sättigungsgefühl, versorgen jedoch den Körper auch mit wichtigen Mineral- und Vitalstoffen und haben auch die Fähigkeit, Wasser im Darm zu binden, damit das Stuhlvolumen zu erhöhen und durch diesen so entstandenen Druck die Peristaltik des Darmes anzuregen.

Der Darm ist neben den Nieren, der Lunge und unserer Haut ein wichtiges Ausscheidungsorgan. Durch die dauernde Verstopfung fällt diese Ausscheidungsfunktion mehr oder weniger aus. Der eingetretene Rückstau der Fäzes, der Säuren, Gifte und anderer Schadstoffe führt zu Fäulnis oder auch zu Gärungen im Darm mit negativen Folgen für unsere Gesundheit. Es können sich Darmentzündungen, Übergewicht, Cellulite, Verpilzungen, Rücken- und Kopfschmerzen und auch Menstruationsbeschwerden entwickeln.

Das tun wir gegen Verstopfung

Die dehydrierenden Säurebildner und Genussmittel sind zu reduzieren oder ganz zu meiden. Man sollte auch auf das Rauchen verzichten und Stress vermeiden. Eine vollwertig-vegetarische und basenüberschüssige Kost aus viel Gemüse, Salaten, Rohkost, Obst und Samen fördert durch die darin enthaltenen Ballaststoffe auf natürliche Art und Weise die Verdauungstätigkeit.

Beim Essen sollte auf gründliches Kauen geachtet werden gemäß dem Spruch: „Gut gekaut, ist halb verdaut." Über den Tag hat sich die Einnahme von bis zu sechs Esslöffeln Wurzelkraft bewährt. Dieses Pulver unterstützt mit den Wirkstoffen der darin enthaltenen Pflanzen die Darmtätigkeit ganz natürlich. Lassen Sie immer 15 bis 30 Minuten vor der Einnahme einen Esslöffel in einem Glas Saft, Tee oder Wasser einweichen und quellen, und trinken Sie dann das Glas zügig aus, am besten noch ein Glas Wasser hinterher.

Zur Förderung der Verdauung am nächsten Morgen hat sich die abendliche Einnahme von zwei Teelöffeln gequetschtem Leinsamen bewährt. Man lässt die Samen 15 bis 30 Minuten quellen und leert das Glas dann zügig aus. Am besten trinkt man noch ein Glas Wasser hinterher! Um die Verdauung des Tages schon am Morgen zu fördern, empfiehlt sich der Morgenstund Hirse-Buchweizen-Brei, verfeinert mit einigen Teelöffeln oder einem Esslöffel Wurzelkraft. Eventuell gibt man noch einen Schuss Sahne, Soja- oder Reismilch hinzu.

Mittags können Rohkost oder Salat am besten verdaut werden. Abends empfiehlt sich gedünstetes Gemüse mit Kartoffeln, Hirse o. Ä., als Eintopf oder eine Gemüsesuppe. Das Abendessen sollte nicht zu üppig sein und nach Möglichkeit nicht später als 19.00 Uhr gegessen werden, damit der Darm nicht unnötig belastet wird und damit Darmgärungen über Nacht vermieden werden.

Auch eingeweichte Trockenpflaumen sind ein bewährtes Hausmittel zur Überwindung von Darmverstopfung. Generell ist es wichtig, am Tag 1 bis 1,5 Liter 7x7 Kräutertee zu trinken, am besten die gleiche Menge Wasser ohne Kohlensäure dazu.

Basische Fuß- und Vollbäder und auch die über Nacht zu tragenden basischen Strümpfe unterstützen die Ausscheidung von gelösten Säuren und Schadstoffen über die Haut. Es empfehlen sich zwei bis drei Fußbäder oder die basischen Strümpfe und ein Vollbad pro Woche. Baden Sie 30 bis 60 oder sogar 90 Minuten im basischen Vollbad!

Praktizieren Sie im basischen Bad, auch im Fußbad, das Bürsten der Arme und Beine, des Körpers und auch der Hände und Füße in Ausscheidungsrichtung. Praktizieren Sie bei hartnäckiger Verstopfung ein- oder zweimal im Monat einen analen Einlauf. Als Einlaufflüssigkeit empfiehlt sich der 7x7 Kräutertee, dem Sie gern eine Prise MeineBase hinzugeben. Nehmen Sie die Flüssigkeit bei Körpertemperatur. Starten Sie die Klistiere mit ca. 250 ml. Später nehmen Sie 500 ml.

Regelmäßige Bewegung an der frischen Luft fördert ebenfalls die Verdauung und wirkt damit der Verstopfung entgegen. Springen Sie 50 – 100 mal auf der Stelle oder auf dem Trampolin. Springen Sie vor dem Frühstück, vor dem Mittagessen und vor dem Abendbrot, nach Möglichkeit jeweils zwei bis drei Minuten. Das wirkt Wunder, ob für die Verdauung oder für den Abgang von Blähungen. Und denken Sie immer daran, sofort auf die Toilette zu gehen, wenn sich der Darm mit der Bitte um Entleerung bei Ihnen meldet!

Teerezept und Tipps bei Vitiligo

Wir mischen zu gleichen Teilen:

Apfelschalen, Buchweizenkraut, Brunnenkresse, Frauenmantelkraut, Himbeerblätter, Kapuzinerkresse, Ringelblumenblüten mit Kelch, Schafgarbenkraut, Tausendgüldenkraut

Ein gestrichener Teelöffel Kräuter auf eine Tasse wird mit kochendem Wasser überbrüht. Danach lassen wir drei bis fünf Minuten ziehen, seihen ab und lassen auf Trinktemperatur abkühlen. 1 bis 2 Liter pro Tag und reichlich Wasser dazu trinken.

Schaut man in ältere und älteste Kräuterbücher, dann findet man diese Krankheit nicht, die zum, wenn auch schmerzlosen, Missfallen der Patienten weiße und teilweise bläulich durchscheinende Flächen an Händen, Unterarmen und oft auch im Gesicht, an den Füßen und im Genitalbereich hervorruft. Schon die Lokalisation lässt auf eine bisher unbekannte Vergiftung schließen, eine möglicherweise nicht nachvollziehbare Wechselwirkung von entweder verschiedenen Arzneimitteln, E-Nummern, Giften o. ä.

Wir empfehlen bei Vitiligo das Baunscheidtieren der Ränder der betroffenen Region, wobei im Gesicht ohne Weiteres die Nase und die Wangen baunscheidtiert werden können, ganz zu schweigen von Händen und Fingern oder auch der Analregion.

Bei den Händen empfiehlt sich täglich das dreimalige reinigende Bürsten der Fingernägel morgens, mittags und abends, sind diese Orte doch kleine, aber wirksame Ausscheidungsregionen für Schadstoffe, auf welche der Organismus verzichten kann.

So wie die unterstellten Schadstoffe möglichst oft und intensiv unter den Fingernägeln weggebürstet werden, so ist im Inneren des Körpers für eine konsequente Stärkung der Leber und der Nieren zu sorgen. Da ist vor allen Dingen an die vielen die Leber anregenden Gemüse und Kräuter zu denken, welche Bitterstoffe enthalten. Wir denken an Löwenzahn und Rucola, an Chicorée und an die vielen bitteren Kräuter wie Tausendgüldenkraut, Schafgarbe, Salbei, Wermut u. a.

Die Nieren wollen in ihrer Ausscheidungsfunktion mineralisch unterstützt werden. Das besorgen wir mit einer an möglichst viel frischem Gemüse orientierten Ernährung, unterstützt mit dem SupremeFood Wurzelkraft.

Zur äußeren Ableitung der mit Sicherheit vorhandenen Gifte und Schadstoffe empfiehlt sich das Tragen basischer Handschuhe und basischer Strümpfe über Nacht. Es gibt in jeder Apotheke Baumwollhandschuhe in vielen Größen, die mit basischer Lauge getränkt, ausgewrungen und angezogen werden. Eine Nummer größer kommt darüber, sodass man keine kalten Hände in der Nacht bekommt.

Bei Vitiligo sollten außerdem über den Tag an den Unterschenkeln als auch an den Unterarmen basisch-feuchte Stulpen getragen werden, um den ganzen Tag über möglichst viele Schadstoffe aus dem Organismus zu ziehen. Über die Nacht sollten die basischen Strümpfe getragen werden, um möglichst viele Schadstoffe über die Füße auszuleiten, die wir in der Naturheilkunde ohnedies als unsere beiden Hilfsnieren bezeichnen.

Im Übrigen ist eine bewährte Ableitungshilfe für den ganzen Oberkörper, natürlich auch besonders für den Kopf, das Tragen der basischen Achselkissen. Mit deren Alkalität wird das gesamte lymphatische Abflusssystem des Oberkörpers aktiviert, Säuren und Schadstoffe über die beiden Achselhöhlen auszuscheiden. Was über diese beiden Regionen ausgeschieden wird, das belästigt nicht mehr das Gesicht.

Wir halten es für möglich, dass an Vitiligo auch die Kuhmilch beteiligt ist. Die haben wir ja unter Pauschalverdacht als Resorptionsbehinderer, und ein besonderer Verdacht verdichtet sich bei Vitiligo innerhalb der Milch auf das Enzym Katalase. Möglicherweise stören Milch resp. Katalase Melaninbildung und die Bildung der Pigmentzellen, der Melanozyten. Vorsorglich sollten Leser, die an Vitiligo leiden, einmal für drei bis sechs Monate Milch und Milchprodukte meiden und schauen, wie sich weiße Flecken und erneute Pigmentierung entwickeln.

Aus Erfahrungsberichten von Erika Herbst gibt es noch von zwei Wundermitteln zu berichten, die verschiedenen Patienten bei Vitiligo geholfen haben. Da ist als erstes das Homöopathikum Hypericin D4, zwei- bis viermal täglich acht Tropfen eingenommen. Wenn Sie es versuchen wollen, dann lassen Sie sich von Ihrem Therapeuten Ihre Potenz auspendeln. Möglicherweise hilft auch Johanniskrautöl innerlich oder äußerlich. Rudolf Breuss empfahl, ein ganzes Jahr lang Storchenschnabeltee zu trinken, pro Tag drei Tassen, immer einen gestrichenen Teelöffel Kraut auf eine Tasse. Ziehzeit drei bis fünf Minuten.

Nach unserem Dafürhalten sind an Vitiligo neben der Haut besonders das Blut, das Knochenmark, die Leber und die Bauchspeicheldrüse beteiligt. Insofern würden wir bei Vitiligo ein striktes Alkoholverbot aussprechen, wegen der Blutverbesserung zu einer konsequenten Sauerstoffversorgung raten und in Bezug auf die Leber zur reichlichen Zufuhr von Bitterstoffen.

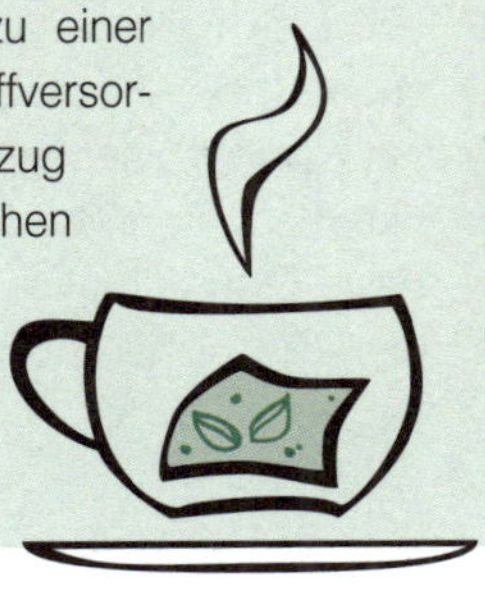

Teerezept und Tipps bei Warzen

Wir mischen zu gleichen Teilen:

Brennnesselkraut, Goldrutenkraut, Löwenzahnkraut, Ringelblumenblüten

Ein gestrichener Teelöffel auf eine Tasse wird mit kochendem Wasser überbrüht. Danach lassen wir drei bis fünf Minuten ziehen, seihen ab und lassen auf Trinktemperatur abkühlen. Es werden drei bis fünf Tassen pro Tag getrunken.

Es gibt zahllose Arten von Warzen, die wir hier nicht im Einzelnen besprechen können. Die Naturheilkunde empfiehlt, den Körper reichlich mit einem speziellen Tee, wie jetzt beschrieben, oder mit einem breit angelegten Entschlackungstee wie bspw. dem 7x7 Kräutertee intensiv zu reinigen, wovon man jeden Tag 1 bis 1,5 Liter trinkt.

Dazu wird viel frisches Gemüse gegessen und mit einer mineral- und vitalstoffreichen Kost die Funktionen von Leber und Nieren gestärkt.

Im Übrigen wird jede Warze mit einer Diamant- oder Sandblattpfeile leicht angeraut und dann mit Wasserstoffperoxid betupft oder besprüht.

Hervorragend bewährt hat sich das Wasserstoffperoxid enthaltende Sauerstoffprodukt Mira-Vera. Dieses Prozedere des Anrauens und nachträglichen Einsprühens macht man alle drei bis vier Tage oder auch nur einmal pro Woche.

Nach einigen Tagen bildet sich in der Regel auf der angerauten und eingesprühten Warze eine Kruste, die dann von selbst abfällt oder sich beim Frottieren abscheuert. Dann wird nach einigen Tagen wieder an- oder aufgeraut, wieder mit MiraVera besprüht usw. In aller Regel dauert es vier bis acht Wochen, und die Warze ist verschwunden.

Teerezept und Tipps bei Wechseljahresbeschwerden

Wir mischen zu gleichen Teilen:

Brennnesselblätter, Eisenkraut, Frauenmantelkraut, Hirtentäschelkraut, Johanniskraut, Labkraut, Mariendistelkraut, Ringelblumen, Schafgarbenkraut, Zinnkraut

Ein gestrichener Teelöffel auf eine Tasse und 4 – 5 Teelöffel auf eine Kanne werden mit kochendem Wasser überbrüht. Danach lassen wir drei bis fünf Minuten ziehen, seihen ab und lassen auf Trinktemperatur abkühlen. 0,5 bis 1 Liter über den Tag verteilt trinken. Auch hier gilt, immer zusätzlich viel Wasser über den Tag verteilt trinken!

Wechseljahresbeschwerden sind keine Krankheit, sondern die unterschiedlichsten Folgen, welche die Frauen zu beobachten haben, wenn die fruchtbare Phase, verbunden mit der monatlichen Menstruation, zu Ende geht.

Je nach Zugehörigkeit zu einem der drei von uns definierten Stoffwechseltypen der Ausscheiderin, der Ablagerin oder der Strukturverzehrerin ergeben sich die unterschiedlichsten Missbefindlichkeiten oder Krankheiten.

Die Strukturverzehrerin bekommt zunehmend graue und weniger Haare. Sie bekommt Osteoporose oder Arthrose, und ihre Haut altert. Dieser Alterungsprozess macht sich u. a. auch an ihrer Büste und dem Dekolleté bemerkbar.

Es ist der Strukturverzehr, gleichbedeutend mit einem Verzehr von Mineral- und Vitalstoffen aus dem eigenen Organismus zwecks Neutralisierung und Unschädlichmachung aufgrund der fehlenden Menses nicht mehr ausgeschiedener Schadstoffe. Bei der Strukturverzehrerin sind es besonders Maßnahmen der Erhaltung oder sogar Regenerierung der gefährdeten oder bereits geschädigten Strukturen, die im Vordergrund stehen.

Die Ablagerin nimmt an Gewicht zu, bildet ggf. Cellulite aus, über die sie bestenfalls ab dem 6. Monat einer Schwangerschaft einmal zu klagen hatte. Sie klagt über dicke Knöchel voller Wasser an den Füßen oder über sich verdickende Fingergelenke. Für die Ablagerin steht die Entsäuerung, Entschlackung und Organstärkung an erster Stelle.

Die Ausscheiderin bekommt die Hitzewallungen, und sie schwitzt oft und viel, oder sie bekommt die optisch unschöne sog. Altersakne, eventuell mit fortschreitendem Alter und wenig sachgemäßer Ernährung und Körperpflege sogar Hämorrhoiden. Bei der Ausscheiderin liegt der Schwerpunkt auf Vorsichtsmaßnahmen beim Essen, Trinken und Verhalten, welche die unliebsamen Ausscheidungen überflüssig machen.

Smoothies

Wir erinnern uns, dass wir vor fünf oder sieben Jahren einmal nach Berlin-Spandau eingeladen waren, um dort vor einer Gruppe Berliner Rohköstler vorzutragen. Als wir zu unserem Vortrag an der Reihe waren, bekamen wir Gläser mit hellgrünem Saft aufs Rednerpult gestellt mit der Bemerkung: „Das sind alles Pflanzen, die wir Ihnen hier aus der Umgebung zusammengesucht und püriert haben."

Das waren wohl Blätter von Giersch und Löwenzahn, von Walderdbeeren, Brennnesseln und Birkenblättern. Die Konsistenz lag zwischen Saft und Püree. Es schmeckte sehr ungewohnt, erschien uns jedoch höchst intelligent und wertvoll. Wertvoll besonders deshalb, weil es kein Presssaft war, sondern weil dieses Gemenge mit jeder Pflanze in Gänze unter den Pürierstab geraten war.

Inzwischen hat sich dieses Geschehen weltweit verbreitet unter dem einschmeichelnden Namen Smoothie. Den Gipfel jeder Vitalstoffversorgung würde jeder Smoothie natürlich mit der Beifügung eines Teelöffels Wurzelkraft erreichen, bevor danach Pürier- oder Zauberstab in Aktion treten. Selbstverständlich können Sie die nachfolgenden Rezepte nach eigenem Gusto abwandeln.

Übrigens glauben wir, dass wir mit dem von uns rezeptierten Produkt Wurzelkraft, welches aus sage und schreibe 103 getrockneten, gemahlenen oder granulierten Kräutern, Gewürzen und Obst- und Gemüsesorten besteht, den Vorläufer der jetzt modernen Smoothies geschaffen haben. Der Gedanke ist der Gleiche, nämlich dem Organismus die Fülle der ganzen Pflanzen zur Verfügung zu stellen. Dabei hat der Smoothie natürlich den Vorteil, die lebendige Kraft der frischen Pflanze incl. deren „Körperwasser" in das Glas und in den Körper zu bringen.

Das ist natürlich mit 103 Pflanzen samt derer Verschickung in mittlerweile fast 30 Länder der Welt nicht möglich. Angezeigt ist es bei Smoothies nach unserer Meinung obendrein, möglichst viele Kräuter zu verwenden. Das bringt jeden Smoothie dann der wünschenswerten Omnimolekularität ganz nahe.

Smoothie 1: Grüne Hexe
Zutaten:
1 Handvoll Löwenzahnblätter
½ Handvoll Kresse
½ Mango
½ Handvoll Petersilie
¼ Gurke
2 Kiwis
ca. 50 – 100 ml Wasser
250 g Wirsingblätter
für 500 ml

Smoothie 2: Rohrfrei!
Zutaten:
1 Möhre
⅓ Gurke
3 Radieschen
1 Handvoll Rucola
2 Birnen
¼ Ananas
3 Datteln
ca. 300 ml Wasser
für 4 Personen / 1,6 l

3: Gut fürs Blut

Zutaten:

3 Tomaten
1 Lauchzwiebel
4 Stängel Thymian
1 Handvoll Basilikum- oder Brennnesselblätter
1 Stiel Oregano
1 Handvoll Löwenzahnblätter
ca. 200 ml Wasser

für 700 ml

Smoothie 4: „Train the brain“

Zutaten:

1 EL Chiasamen
1 Apfel
1 Birne
¼ Zitrone
4 Walnüsse
1 Handvoll Brennnesselblätter
½ Handvoll Scharfgarbenblätter
1 EL Wurzelkraft
ca. 150 ml Wasser

für 500 ml

Smoothie 5: Darmschatzkästlein

Zutaten:

½ Handvoll Rucola
1 Apfel
2 ½ Pfirsiche
1 große Pflaume
¼ Zitrone
2 getrocknete Feigen
3 Blätter Sauerampfer
½ Handvoll Gierschblätter
ca. 200 ml Wasser

für 900 ml

Smoothie 6: Peters Paradise

Zutaten:

1 Avocado
1 Handvoll Spinatblätter
1 Mango
100 ml Kokosmilch
10 Gänseblumenblüten
100 ml Kokosmilch
1 Handvoll Melde
1 EL Wurzelkraft
200 ml Wasser

für 800 ml

Smoothie 7: „Isle of Omni“

Zutaten:

1 Banane
1 Papaya
1 Handvoll Vogelmiere
3 Kohlrabiblätter
2 TL gemahlene Mandeln
2 TL Wurzelkraft
300 ml Wasser

für 600 ml

Smoothie 8: Keep cancer away

Zutaten:

1 Handvoll Löwenzahnblätter
1 Banane
3 Süße Mandeln
1 EL Bio-Honig
5 Kiwi
50 g Rote Bete
50 g Champignons
1 Gurke
1 EL Wurzelkraft
300 ml Wasser

für 900 ml

Smoothie 9: Prostata-Smoothie
Zutaten:
20 g Meerrettich
1 Handvoll Brennnesselblätter
3 Karotten
1 Rote Bete
150 g Fenchelgemüse
200 g Paprikagemüse
200 g Mangofrucht
1 EL Kürbiskerne
1 EL Wurzelkraft
2 Kiwis
150 – 200 ml Wasser
für 600 ml

Smoothie 10: „Augenwohl“
Zutaten:
2 Tassen Augentrosttee
1 Zitrone
6 Erdbeeren
5 Karotten
1 Rote Bete
1 EL Wurzelkraft
100 g Artischockenblätter
100 g Weißer Rettich
100 g Schwarzrettich
1 Banane
150 – 200 ml Wasser
für 900 ml

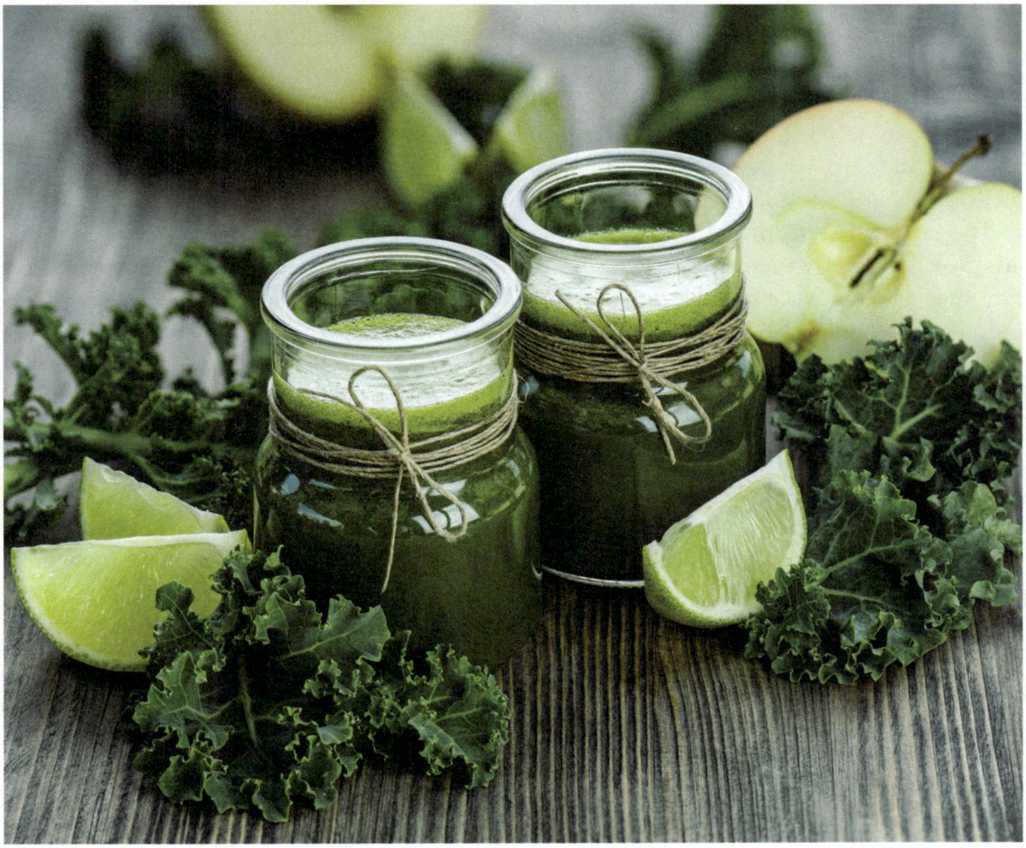

Teezubereitung für die äußerliche Anwendung

Man kann Tee nicht nur trinken. Man kann ihn auch äußerlich anwenden. Man kann mit Tee gurgeln oder den Mund spülen. Man kann sich mit Tee das Zahnfleisch einreiben, Wunden behandeln, man kann mit ihm Inhalationen, Einläufe, Umschläge und Kompressen machen oder auch Teil- und Vollbäder ausführen.

Man kann mit Augentrosttee die Augen spülen, oder man kann feuchte Verbände oder Wundumschläge mit Teekräutern machen, gleichfalls Waschungen. Oder man kann feucht-warme Kräutersäckchen und -stempel legen oder sich auf Kräutersäcke bspw. von Heublumen oder Labkraut (klebriges Labkraut) legen. Dieses Labkraut wurde früher als „unserer lieben Frau Bettstroh" bezeichnet.

So wie es das Vollbad, das Sitz- oder Teilbad gibt und die dazugehörende Badewanne, so gibt es auch die klitzekleine Augenbadewanne, in jeder Apotheke erhältlich. Mit diesem Gerät lassen sich trefflich entzündete Augen spülen. Ein Augenbad mit Augentrosttee hilft auch bei Lidrandentzündungen, Gersten- und Hagelkörnern, bei Ermüdungserscheinungen oder auch bei Lichtempfindlichkeit, bei brennenden oder tränenden Augen.

Man nimmt von dem Augentrosttee auf eine Tasse eine Menge, die man mit drei Fingern fassen kann. Das ist etwa ein gestrichener Teelöffel, übergießt das Kraut mit kochendem Wasser, lässt ca. drei bis fünf Minuten ziehen, seiht ab und lässt auf Körpertemperatur abkühlen.

Der beste individuelle Temperaturfühler ist die Nasenspitze, die man nach der Fingerprobe in den Tee taucht. Passt es der Nase, dann passt es auch dem Auge. Jetzt setzt man die Augenbadewanne ans Auge. Die Wanne schließt dicht ab, und man öffnet und blinzelt mit den Augenlidern. Im günstigsten Falle, und wie schon beobachtet, ist das Augenproblem innerhalb von zwei bis drei Tagen verschwunden.

Der Augentrosttee eignet sich auch gut für Gesichtswaschungen bei Menschen, die unter Akne leiden. Eventuell nimmt man für die Gesichtswaschung eine Mischung aus 50 % Augentrosttee und 50 % Kamillentee. Für einen Liter Waschungstee nehmen wir einen Teelöffel Kamillenblüten und einen Teelöffel Augentrosttee, überbrühen mit kochendem Wasser, lassen fünf bis sieben Minuten ziehen, seihen ab und lassen auf Körpertemperatur abkühlen. Dann geht es an die Gesichtswaschung.

Man kann auch Tücher nehmen, die in diesem Tee getränkt worden sind zwecks Erweichung verkrusteter Hautausschläge und deren baldiger Abheilung.

Ganz besonders die wiederholte Applikation von feucht-warmen oder sogar feucht-heißen Kräutersäckchen oder großflächigen Kräutersäcken hat sich bestens bewährt. Uns fällt der Heilungsbericht einer guten Bekannten ein. Sie litt an einer inoperablen Uro-Genital-Problematik oberhalb des Schambereiches.

Sie half sich, indem sie den von uns erwähnten 7x7 Kräutertee nahm und einige Handvoll solange esslöffelweise mit kochendem Wasser übergoss, bis sich ein sehr warmer Kräuterbrei ergeben hatte. Diesen applizierte sie in einem Leinensäckchen oberhalb des Schambereiches, was nach wenigen Monaten der Anwendung zur Heilung geführt hat. Diese Form der Breiauflagen nennt man Kataplasmen.

Gehen wir einmal einige Möglichkeiten und Notwendigkeiten der äußerlichen Anwendung von Kräutertees durch und beginnen mit Erkältungskrankheiten, die sich oftmals mit Trockenheit in Mund und Rachen, durch Kratzen, Brennen und Schluckbeschwerden ankündigen.

„Wehret den Anfängen", heißt eine Volksweisheit. Beginnen wir also mit dem Gurgeln von Teemischungen, die Gerbstoffe, Schleimstoffe und desinfizierende ätherische Öle enthalten. Das sind besonders die Kräuter Kamille, Salbei und Fenchel. Für den Hals eignen sich aber auch der Huflattich und Tormentill, die sog. Blutwurz.

Eine probate Teemischung bei Hals- und Rachenentzündung, auch bei Heiserkeit, besteht aus fünf Kräutern, und zwar aus Kamillenblüten, Salbeiblättern, getrockneten Heidelbeeren, Huflattichblättern und Arnikablüten zu gleichen Teilen.

Bei Reizhusten empfiehlt sich eine Mischung zu gleichen Teilen von Eibischwurzeln, Isländisch Moos, Huflattichblättern und Fenchelfrüchten. Diesen Tee lässt man für wenigstens eine Stunde kalt ausziehen. Dann kurz aufkochen, fünf Minuten ziehen lassen und abseihen.

Man kann Honig zugeben und mit diesem Tee sowohl gurgeln als ihn auch trinken. Bewährt hat sich, dieser Mischung von Tee und Honig pro Tasse zehn Tropfen Echinaceatinktur hinzuzufügen.

Bei Asthma, Lungenemphysem oder Bronchitis hat sich eine Mischung zu gleichen Teilen aus Huflattichblättern, Schlüsselblumen, Melissenblättern und Weißdornblüten oder Weißdornkraut bewährt. Die Mischung wird mit kochendem Wasser überbrüht. Man lässt fünf Minuten ziehen, seiht ab und gurgelt oder trinkt den Tee, ggf. mit Honig gesüßt und ebenfalls gemischt mit zehn Tropfen Echinaceatinktur.

Bei Schnupfen und Entzündung der Kopfhöhlen empfehlen sich Inhalationen mit Kräutertee. Das gilt auch für Parkinson, demente Patienten, Alzheimer, Migräne und sogar für Probleme der Augen und der Ohren. Eine bewährte Mischung besteht zu gleichen Teilen aus Kamillenblüten, Thymiankraut und Salbeiblättern.

Zur Schlacken- und Schleimlösung kann man noch Huflattichblätter hinzufügen, oder man bedient sich des von uns rezeptierten 7x7 Kräutertees. Das ist nach wie vor einer der am besten wirkenden Schlacken- und Schleimlöser.

Bei krampfartigem Husten, besonders auch bei Keuchhusten, kann mit folgender Mischung gegurgelt oder diese auch getrunken werden. Die Mischung besteht zu gleichen Teilen aus Thymiankraut, Fenchelfrüchten, Anisfrüchten, Huflattichblättern und Sonnentaukraut. Man lässt den Tee wegen der darin enthaltenen Fenchel- und Anisfrüchte wenigstens eine Stunde kalt ausziehen, kocht dann kurz auf, seiht ab und lässt ihn auf Trinktemperatur abkühlen. Wegen der guten Allgemeinwirkung und auch wegen des angenehmen Geschmacks kann man mit gutem Erfolg Honig dazugeben.

Selbst bei Entzündungen des Zahnfleisches oder bei der Mundfäule kann man mit Salbei und Thymian oder auch mit Kaliumpermanganat gurgeln. Dessen chemische Summenformel $KMnO_4$ weist einen hohen Anteil an desinfizierendem Sauerstoff aus. Die desinfizierende Wirkung über den Sauerstoff ist ähnlich wie bei den ätherischen Ölen der Heilkräuter Salbei und Thymian.

Sonst haben sich bei sämtlichen Erkältungskrankheiten Thymianbäder bewährt. Damit sind Vollbäder gemeint, denen man mindestens einen Liter Thymiantee hinzugibt. Dazu werden 75 g Thymiankraut mit kochendem Wasser übergossen. Man lässt fünf bis zehn Minuten ziehen, seiht dann ab und gibt den Tee dem Vollbad zu.

Dieses Thymianbad ist auch wichtig und richtig für Kinder mit Keuchhusten. Man kann sein Kind zu sich in die Wanne mitnehmen oder entsprechend ein Sitzbad zubereiten, wozu dann ein Drittel der Menge an Kräutern, also 25 g Kraut genügen würde.

Vollbäder eignen sich nicht nur bei Erkältungskrankheiten, sondern auch bei Problemen des Herzens, des Kreislaufes oder auch der Nerven. Schlaffördernd und auch beruhigend wirkt auch ein Baldrianbad. Das kann in manchen Fällen so schlaffördernd wirken, dass man schon in der Wanne einschläft. Warum nicht? Man wird schon nicht ertrinken.

Wir selber, die Autoren dieses Buches, haben in manchem Hotel Europas nach anstrengenden Seminartagen schon manche Stunde schlafend im Vollbad verbracht, bis es uns zu kühl wurde.

Dieses Bad hat oft viele Stunden gedauert, weil man in dem von uns verwendeten Körperpflegebad mit Meine Base eine angenehme Hautfettung erlebt und damit eine intensive Abstoßung von Wasser durch die selbstgefettete Haut. Diese Abstoßung wiederum führt zu einem verminderten Kälteempfinden.

Wer ein Baldrianbad machen will, der kaufe sich 100 g Baldrianwurzel aus der Apotheke, übergieße diese mit 3 Litern Wasser und lasse das Ganze dann wenigstens zehn Minuten kochen, bevor abgeseiht wird. Der fertige Tee wird dem Badewasser zugegeben.

Auch Lavendelblüten sind geeignet, gereizte Nerven zu entspannen und einen guten Schlaf zu fördern. Man kann ohne weiteres eine Mischung aus 30 g Melissenblättern und 30 g Lavendelblüten zusammenfügen.

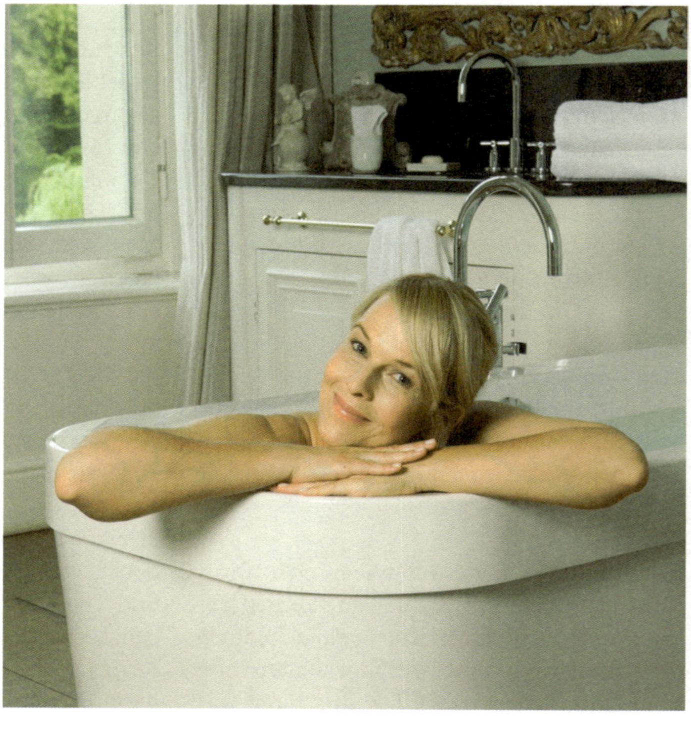

Entkrampfend und beruhigend wirkt auch ein Bad mit Melissenblättern. Man nimmt dazu 50 - 60 g Melissenblätter, übergießt diese mit einem Liter kochendem Wasser, lässt bis zu zehn Minuten ziehen, seiht ab und gibt den fertigen Tee ins Badewasser. Gebadet wird bei diesen Anwendungen bei angenehm warmer Temperatur von ca. 37 – 38 ° C maximal 15 - 20 Minuten!

Eine ganz andere Wirkung hat ein Rosmarinbad. Das ist etwas für Menschen mit zu niedrigem Blutdruck oder mit peripheren Durchblutungsstörungen, wie sie oft Patienten zu beklagen haben, die mit Beta-Blockern und ACE-Hemmern medikamentiert werden.

Leider haben diese Medikamente neben der Minderdurchblutung von Händen und Füßen, des Genitalbereiches und des Gehirns weitere Nebenwirkungen wie möglicherweise Schwindel beim Aufstehen, Verengung der Bronchien oder Durchfall.

Bei manchen Menschen kann es auch zu depressiven Verstimmungen kommen. Bei Diabetikern kann eine Unterzuckerung auftreten. Besonders ungeeignet sind Beta-Blocker für Patienten, die an Asthma bronchiale oder COPD leiden, da diese Medikamente die Lungenfunktion einschränken können.

Für das Rosmarinbad nimmt man 60 g Rosmarinblätter gerebelt, übergießt sie mit einem Liter kochendem Wasser, lässt zehn Minuten ziehen, seiht dann ab und fügt den fertigen Sud dem Badewasser zu. Die Badedauer sollte maximal 15 bis 20 Minuten betragen.

Beim Entschlackungsbad gibt es zwar die Regel, wenigstens eine halbe oder sogar eine ganze Stunde zu baden. Beim sehr anregenden Rosmarinbad genügt jedoch eine Badedauer von 15 bis 20 Minuten.

„Alles ist richtig, auch das Gegenteil", sagt der kluge Kurt Tucholsky. Ältere Menschen haben oft eine regelrechte Schlafhysterie, glauben ewig schlecht zu schlafen und nehmen regelmäßig Schlafmittel, oftmals regelrechte Narkotika.

Diese Sedativa senken den Blutdruck und verringern dadurch die Durchblutung des Gehirns. In diesen Fällen hilft eher eine Tasse Bohnenkaffee als wirksames Schlaf- und Beruhigungsmittel als eine Tasse Baldrian- oder Melissentee. Es gibt auch Menschen, denen hilft zum Wiedereinschlafen der Genuss eines Stückchens Traubenzucker.

Ein weiteres bewährtes Vollbad ist das Heublumenbad, welches schon Pfarrer Kneipp empfahl. Es war damals so wirkungsvoll wie heute, und zwar bei Gicht und Rheuma.

Man nimmt 500 g Heublumen in einen großen Topf, der vier bis fünf Liter Wasser fasst, übergießt die Kräuter mit dieser Menge und erhitzt langsam bis zum Kochen. Nach zwei bis drei Minuten Kochen lässt man etwa zehn Minuten ziehen, seiht ab und gibt den fertigen Sud dem Vollbad hinzu.

Gebadet wird bei etwa 39° Grad für ca. 15 Minuten. Man schaue, wie man sich fühlt. Das Bad kann auch dreißig Minuten oder sogar sechzig Minuten dauern, dann aber am besten bei Körpertemperatur. Anschließend empfiehlt sich eine Bettruhe von wenigstens einer Stunde, oder man geht ganz zu Bett.

Man kann die Mischung auch mit Ackerschachtelhalm modifizieren und nimmt für das Rheumabad 400 g Heublumen und 100 g Ackerschachtelhalmkraut. Dieses Heublumen-Schachtelhalm-Vollbad ist auch zu empfehlen bei Prostatabeschwerden.

Lebenselixier Kräutertee

Josef Lohkämper hat von dem 7x7 Kräutertee, dem Lebenselixier unseres Freundes, ein Wellenprotokoll nach Paul Schmidt erstellt. Schauen Sie sich dieses Protokoll einmal durch, dann erschließt sich Ihnen am ehesten die Sicht Lebenselixier.

Was verstehen wir überhaupt unter Elixier? Für diesen Begriff gibt es die sachbezogene Definition als hochprozentigen alkoholischen Auszug von Pflanzen mit bestimmten Zusätzen. Das ist quasi eine Tinktur, wie wir sie als Baldriantinktur, Myrrhentinktur oder andere Tinkturen kennen. Andere Begriffsbestimmungen lauten „Stein der Weisen" oder „Quintessenz". Da kommen wir der wahren und inneren Bedeutung des Begriffes Lebenselixier schon näher.

Die Antike hantierte wissenschaftlich oder unwissenschaftlich nicht mit den über hundert Elementen des modernen chemischen Periodensystems, sondern mit den vier Elementen Wasser, Erde, Feuer und Luft. Aber sie kannte auch das Fünfte Element, die „Quintessenz" oder lateinisch die „quinta essencia". Dieses Fünfte Element ist das Reich des Göttlichen, resp. das energetische Reich von Gottvater Geist und Göttinmutter Natur.

Zu unserem großen Bedauern haben Nihilisten, Atheisten und Materialisten, einschließlich der modernen sog. exakten Naturwissenschaften, versucht, uns den Blick in die göttlich-energetische Welt mit der einfältigen Leugnung derer Existenz zu versperren.

Nicht nur das, sie haben sogar ihr ureigenes Reich, dasjenige der Materie, entgeistigt und damit den amoralischen Weg in den Tierversuch, die Massentierhaltung, in die Genmanipulation, in Organtransplantationen und in viele andere Fehlentwicklungen unserer modernen Zeit geebnet.

Mag dieser im wahrsten Sinne des Wortes einfältigen Sicht, die Welt nur als materielle Erscheinung zu sehen, folgen wer will. Wir schauen nach wie vor die Welt mit beiden Augen an und sehen sowohl eine materielle als auch geistig-energetische Welt, in der wir leben.

Für uns ist sogar jede materielle Struktur, auf welcher hierarchischen Organisationsebene auch immer, voller Geistigkeit, voller Charakter, voller Wissen und voll von absichtsvollem Handeln. Es gibt auch keine leblose Materie. Materie ist Leben! Materie ist, wie Max Planck formuliert hat, organisierte Energie.

Jeder Tee und natürlich ebenso jedes Nahrungsmittel ist nicht nur Materie, die wir per Essen oder Trinken aufnehmen. Essen und Trinken transportieren auch die den Pflanzen innewohnenden Kräfte, Energien und Steuerfrequenzen in unseren so materiellen wie energetischen Körper.

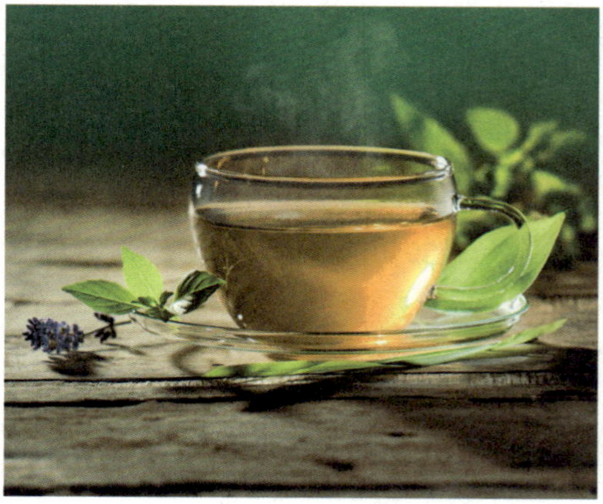

Wellenprotokoll zum 7x7 Kräutertee (Steuerfrequenzen nach Dipl.-Ing. Paul Schmidt)

Welle	Körperregion
0,5	Fiebersenkung
2,0	Fettansatz, Halswirbelsäule, Schultergelenk
2,5	Bandscheibenregeneration, Epiphyse, Halswirbelsäule, sexuelle Steuerung der Frau
3,5	Hormonhaushalt des Mannes, Hauptwirbelsäule
4,5	Hoden, Knochenbau, Neurasthenie
7,0	Kapillaren, Stirnkopfschmerzen
8,0	Ischias
10,0	allgemeine Aufladung, Epiphyse, Muskelkater, Nervenzentrum, Trigeminusnerv
11,0	Tränendrüse
11,5	Milz
12,5	Energieaufladung, Selbstheilungskräfte, Erkältung, Lebensenergie, Limbisches Zentrum
14,0	Hoden
15,0	Halschakra, Hypothalamus
16,5	Leukämie, Rückenmarkserkrankung
18,0	Erkältung, Bluttemperatur zu niedrig
19,5	Stärkung der Abwehrkräfte, Durchblutungsstörung im Kopf, Prostata
20,5	Hormonzentrale, Mandeln
22,0	Monatszyklus
22,5	Zellerneuerung (Krebsheilwelle nach Paul Schmidt)
26,0	Stärkung der Abwehrkräfte, Bauchspeicheldrüse
28,0	Bindegewebe, endogenes Ekzem, Narbenverheilung
30,0	Gleichgewichtsstörung, Gleichgewichtszentrum, Trigeminusnerv
34,0	Magersucht
37,0	Fußpilz
38,5	Galle, Herzrhythmus
40,0	Herzzentrum
44,0	Herzkranzgefäße, Herzkranzverengung
47,5	Denkzentrum, Herznebensteuerung, Herzkreislauf, Meniskus
48,0	Kreislaufstabilisierung
50,5	Sauerstoffversorgung, Blutversorgung, Wetterfühligkeit
53,0	Nierensteinauflösung, Nebennieren
53,5	Nierenzystenauflösung, Pigmentbildung, Pilzinfektion im Unterleib, Sinusitis
55,0	Sexualzentrum, Milzchakra
55,5	Magen – Mittelteil
56,0	Leber
56,5	Legasthenie
57,0	Karies, Nasennebenhöhle
57,5	Gebärmutter, Kreativitätszentrum, Speiseröhre
58,0	Stärkung der Abwehrkräfte, Grippe, Knochenhautentzündung, Kreislauf
61,5	Angstneurosen, Dünndarm
62,0	Darmmotorik, motorisches System, Schilddrüsenüberfunktion
63,5	Abführmittel
65,0	Funktion von Sympathikus und Vagus
67,0	Dünndarm und Zwölffingerdarm
68,5	Bandscheiben, Lymphdrüsenentzündung
69,5	Gürtelrose, Zellerneuerung der Haut
72,5	Augen, Lungenblähung, Ohrschneckennerven, Sonnenbrand, Zentrum der Trauer
74,5	Magenschließmuskel, Netzhaut
79,0	Entwässerung des Körpers, Grauer Star, Lebervorsteuerung, Ödem, Thymus I
80,0	Konzentrationszentrum
81,5	Haarwuchs (lang und voll)
84,0	Grippe, Luftröhre, Mund, Wille
86,0	Bronchitis, Halsentzündung, Harnleiter, harntreibend
87,5	Taubheitsgefühl der Zunge, Trigeminusnerv, Zentrum des Verantwortungsbewusstseins
89,0	Venenentzündung
92,5	Angstzustände, Hitzewellen, Lebensmut, Nerven, Adern, Schlafsteuerung, Sympathikus und Vagus (Funktion), Hypophysenhinterlappen
96,0	Bettnässen, Darmentzündung, Darmgeschwür, Epiphyse, Kopfschmerzen im Stirnbereich
98,5	Brustentzündung, Grüner Star, nervöse Überempfindlichkeit
99,5	Föhn und elektromagnetische Störungen, Gebärmutterentzündung, Muskelaufbau, Muskulaturverstärkung, Wetterfühligkeit

Jeden Tag einen Liter Zell- und Gewebereinigungstee

Vor einigen Wochen trafen wir in unserem in der Nachbarschaft liegenden Bistro einen lieben 82jährigen Nachbarn. Er sah blendend aus, nicht wie 82 Jahre alt, sondern eher wie 65. Ein Mann, wie man sagt, in den besten Jahren.

Auf das ihm gemachte Kompliment betreffend sein hervorragendes Erscheinungsbild griff er stumm in seine unter dem Tisch stehende Einkaufstasche und holte eine große 500 g-Tüte unseres 7x7 Kräutertees heraus und bemerkte: „Nach meiner Meinung habe ich das einzig und allein diesem Lebenselixier zu verdanken. Von eurem Tee trinke ich jeden Tag wenigstens einen Liter, manchmal auch zwei. Ich bin zwar ehemaliger Banker und insofern wenig wundergläubig, aber dieser Tee bewirkt zumindest in meinem Organismus wahre Wunder.

Ich fühle mich bis ins letzte Gelenk leicht beweglich und habe vor allen Dingen in keinem Muskel irgendwelche Verkrampfungen, geschweige denn Schmerzen. Außerdem gibt mir das Trinken dieses Tees eine irgendwie geartete Kraft, die ich gar nicht näher definieren kann. Schaue ich auf die Finanzen dieser Welt oder auch speziell auf diejenigen meines ehemaligen Arbeitgebers, der Westdeutschen Landesbank, und auf die Finanzen und Risiken der beiden Inhaberstrukturen, dann habe ich genug im Kopf, womit ich mich beschäftigen kann.

Da beschäftige ich mich nicht mit den Ursachen meines Wohlergehens. An dem erfreue ich mich und genieße es. Aber euch beiden sage ich bei dieser Gelegenheit einmal ganz herzlichen Dank für diese geniale Erfindung!“, sagte es und erging sich in den finanziellen Risiken, die er in diesen Zeiten auf uns zukommen sieht.

Zu deren Überwindung gibt es hoffentlich ein so geniales Mittel, wie es zur erfolgreichen Reinigung der Zellen, Gewebe und Organe unseres Körpers wirkungsvolle Tees vieler deutscher und internationaler Hersteller gibt.

Da erreicht uns am elften Juni diesen Jahres der aufschlussreiche Brief eines aus Breslau stammenden schlesischen Landsmannes, Rudolf Stelzer, den wir mit seiner Zustimmung abdrucken dürfen.

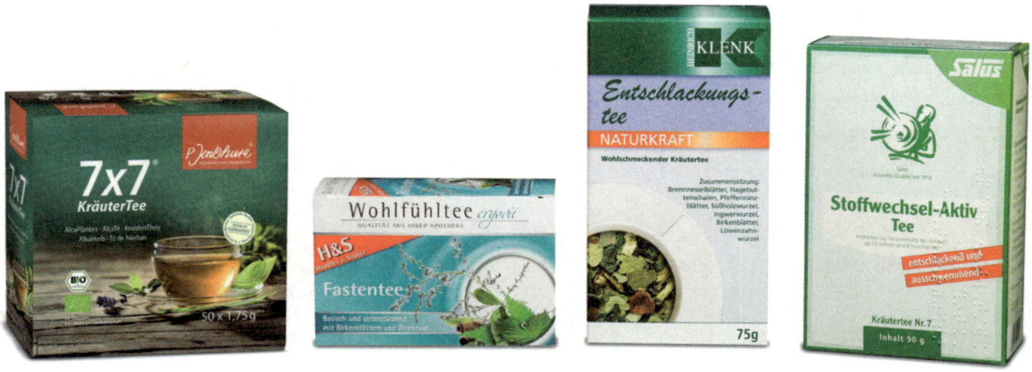

Sehr geehrte Herren Jentschura,

vielen Dank für Ihre Sendung vom Mai dieses Jahres. Seit Anfang 2000 bin ich im Besitz des blauen Buches „Gesundheit durch Entschlackung".

Nachdem ich an einem sehr guten Vortrag von Dr. Peter Jentschura in Peine teilgenommen hatte, bin ich mit der Philosophie der Körperpflege und der Ernährung gut gefahren. Zurzeit habe ich auch guten Erfolg mit Morgenstund, Tischleindeckdich und dem 7x7 Tee. Weitere Ausführungen können Sie aus der Anlage entnehmen. Meine beachtlichen Erfolge möchte ich gerne an andere weitergeben, denn mit Ihren Produkten macht die gesunde Ernährung Spaß, und man spart Geld in mancher Hinsicht.

Über einen Kommentar und Anregungen, wie ich meine Erkenntnisse weitergeben kann und darf, würde ich mich sehr freuen.

Mit freundlichen Grüßen
Rudolf Stelzer

Unter dem Betreff „Auf der richtigen Gesundheitsspur" schreibt Herr Stelzer dann Folgendes:

„Nachdem ich mich entschlossen habe, gegen Tabletten zu leben, so manches Buch gelesen und im Internet recherchiert habe, bin ich zu dem Entschluss gelangt, doch mal die Ernährungserkenntnisse so mancher Wissenschaftler zu befolgen.

So manche Ratschläge sind von Tepperwein und Jentschura, von Hildegard von Bingen, Maria Treben sowie von Pfarrer Sebastian Kneipp. Wobei ich schon über viele Jahre Bücher über Kräuter, Ernährung und Gesundheitserhaltung gelesen habe, brauchte es eine Einsicht, doch mal selbst das Wissen anzuwenden. Ein zu hoher Blutdruck, Diabetes und schlechte Nierenwerte haben den Ausschlag für diese Arbeit an mir selbst gegeben.

Schon Jahrzehnte habe ich bei kleineren Problemen Kräuterwissen ausprobiert und gute Erfolge damit erzielt. Jetzt habe ich eine Ernährung mit viel Gemüse und wenig Fleisch gewählt. Dazu trinke ich jeden Tag einen Liter 7x7 Reinigungstee und spüle mit 1,5 Liter Wasser nach. Beim Fleisch halte ich die 20:80-Methode für angepasst. Dabei esse ich mich mit Gemüse richtig satt.

Somit fallen die Gedanken an Leckereien zwischendurch weg. Mit ein, zwei Scheiben Knäckebrot überbrücke ich schwache Momente. Damit ist durch Morgenstund, Tischleindeckdich, 7x7 Kräutertee und Wurzelkraft alles Wichtige an Mineralstoffen zugeführt, und fühle ich mich auch sehr wohl.

Nach etwa vier Wochen hatte ich nun wieder Diabetestest bei der Hausärztin. Und siehe da, es gab einen besseren Diabetes- und Nierenwert. Auch der Harnsäurewert ist gesunken. Mein Gewicht ist um drei Kilogramm gefallen. Das schon nach vier Wochen ohne Fasten, sondern nur mit bewussterer Ernährung. Mein Ziel ist nun, in drei Monaten beim nächsten Diabetestest in den Soll-Wert zu kommen.

Eine erstaunliche Erfahrung mache ich mit Leinöl als Zugabe bei jedem Teller Gemüse. Denn Leinöl ist das Beste, was man zu sich nehmen kann. Es ist von den Inhaltsstoffen her unglaublich wertvoll und hilft gegen zu hohen Blutdruck, fördert die Verdauung und hat gesundheitlich einen sehr hohen Stellenwert.

Um alle Nahrungsergänzungsmittel zu umgehen, habe ich mich auf die Produkte des Peter Jentschura festgelegt, denn sein Buch über Entsäuerung und Entschlackung lese ich immer wieder seit etwa 15 Jahren. Doch jetzt bin ich munter geworden, weil ich entweder Tabletten nehmen muss oder selbst etwas tun sollte, um nicht noch mehr zu versauern und zu verschlacken.

Tabletten für Magenschutz, Harnwert, Diabetes, zu hohen Blutdruck und zu hohen Nierenwert summieren sich zu einer starken Giftaufnahme. Wenn es so geht, wie ich es ermessen kann, werde ich ohne alle Tabletten auskommen, denn noch habe ich viel Glück, weil ich trotz siebenmaliger Bandscheiben-OP 1972, 1986,1992, 2009, 2012 und dann am 08.04.2013 mit zehn Schrauben verstärkte Wirbelsäule bei der bisher größten OP am 26.04.2013 dreißig Zentimeter wieder geöffneter Rücken wegen Blasenbildung in der OP-Narbe vom 08.04.2013 keine Schmerztabletten mehr nehmen muss. Ich führe das Wohlfühlen auf die Ernährung mit dem Jentschura Plan zurück.

Weil ich also bis jetzt viel Glück hatte, werde ich der von mir vorgenommenen Gesundheitsspur folgen. Meine Blutdruckwerte fallen. Heute, am 23.03.2015, habe ich 136/94/75. Da sorgt wohl das Leinöl schon für bessere Werte. Das Gewicht hatte auch abnehmende Tendenz mit 81 Kilo. Am 21.05.2015 habe ich bei der Blutuntersuchung die Werte von 1,37 Kreatinin, Harnsäure 6,8, und der Diabeteswert liegt bei 6,2. Wenn ich daran denke, nur mit der Ernährungsumstellung solche Werte erzielt zu haben, bin ich absolut zufrieden.

Es hat sich also gelohnt, die Bücher zu lesen und aus vielen Erkenntnissen der Ernährungsforschung die eigenen Schlüsse zu ziehen. Nun werde ich auch an andere meine Erfolge weitergeben, denn aus dem Gelesenen habe ich die Erfahrung gewonnen, dass man aus den vielen Vorschlägen selbst die Erfahrung machen muss. Zu viele Diätrezepte verwirren nur, und fast immer ist es zu kompliziert, sich immer an alles zu halten. Den letzten Schub zum Weitergeben meiner Erkenntnisse hat meine Hausärztin gegeben. Sie interessiert sich für meine Ernährung und hat sich die Jentschura Unterlagen geben lassen.

Ihr Rudolf Stelzer im Juni 2015“

Da haben wir Herrn Stelzer erst einmal gratuliert, auch dazu, dass er das Glück hatte oder den sicheren Instinkt, zu einer Ärztin zu gehen. Das weibliche Geschlecht ist nun einmal mehr an Gesundheit, Körperpflege und Lebenserhaltung interessiert als der Mann. Zum Glück für die Menschheit gibt es zahlreiche Weissagungen, welche das gerade begonnene Jahrtausend als das dasjenige der Frau ansagen, so bspw. nachzulesen in den Weissagungen des Johannes von Jerusalem.

Ergo wird es ein Jahrtausend der Gesundheit und damit der explosionsartig erfolgenden Höherentwicklung der Menschheit werden, welche mit den unablässigen Kriegen der letzten Jahrtausende immer wieder verhindert und ausgebremst wurde.

Möglicherweise erfolgt noch ein letzter Durchgang, aber danach geht es steil bergauf. Wir beide, Peter Jentschura und Josef Lohkämper, sind nicht nur die von Katharina Vanselow-Leisen eingesetzten Erben des Vermächtnisses der Heilpraktikerfamilie Leisen, sondern auch Bewunderer des Forschungswerkes des Sauerländer Diplom-Ingenieurs Paul Schmidt.

Dieser hat uns seinen „Steuerungsplan des Lebens“ hinterlassen (siehe Seite 146). Er hat radiästhetisch mit den von ihm entwickelten Messgeräten eine Unzahl von Frequenzen erforscht, die Lebensfunktionen entweder induzieren, verstärken, steuern, aufrechterhalten, stören oder sogar zunichte machen können.

Liebe Familie Jentschura,

den heutigen Tag, an dem ich mit beiden Füßen im basischen Wasser stehe und meine Extremitäten mit basischen Strümpfen bedeckt sind, möchte ich zum Anlass nehmen, Ihnen aus tiefstem Herzen zu danken!

Ihre Forschungen und Ihre Gedanken, ergänzt mit den von Ihnen entwickelten Produkten, haben in den letzten Jahren fast schleichend meinen Alltag immer mehr von Leid befreit und dem Glück die Tore geöffnet!

Beendet wurde die Herrschaft des Leidens, geprägt von Neurodermitis im Gesicht, an den Armen, eine Verdauungsstörung, einen diagnostizierten Reizmagen (der Arzt meinte einfach „Stress reduzieren & Säureblocker“ schlucken), abgehende Winde, die stets meinen Freund vertrieben, durch eine 14-tägige Heilfastenkur, in der ich nach Ihrem Plan vorging.

Erstaunlicherweise war nicht nur der Reizmagen verschwunden, sondern auch übermäßiges Schwitzen, starker Scheidenausfluss und Mundgeruch, den ich über die Jahre als völlig normal akzeptiert hatte. Ich war völlig überwältigt. Das ist nun zwei Jahre her. Meine Neurodermitis ist schwach geblieben, doch ich sehe sie inzwischen als Indikatorfeld für meinen Übersäuerungszustand. Früher fühlte ich mich eher fremd in meinem Körper; heute sind wir ein Herz und eine Seele. Ich habe sozusagen durch die Beschäftigung mit der Säure-Basen-Welt zu mir selbst gefunden.

Nun möchte ich aber noch von einem konkreten Vorfall berichten, der mich endgültig vom Wirkprinzip des Säure-Basen-Ausgleichs überzeugte und mich so zu einem „Jentschura's Zeuge" werden ließ.

An einem Arbeitstag, an dem viel auf mich einströmte, meine Menstruation begann und ich zu wenig trank, holte mein Freund mich von der Arbeit ab. Mit sinkendem Stresspegel stellte sich eine böse Migräne ein, die mich zur gereizten Furie werden ließ. Ich war von mir selbst angewidert und wollte einfach nur „nichts sein". Ich schwelgte in Erinnerung an Tage, an denen ich nicht krank war und Wohlfühl-Harmonie daheim herrschte. Dann kamen mir viele Worte aus Ihrem Buch in den Sinn.

Kurz überlegte ich, seit Jahren doch wieder zur Tablette zu greifen. Aber da schrie ein großes NEIN im Körper und Geist! Also machte ich einen Plan:

1. Körpersäfte und damit Stofftransport aktivieren und den Fluss anregen
Zuvor Basentrunk, dann 30 Minuten Gymnastik-Work-Out
Mit Ausdauer- und Muskeltraining (Eigengewichtstraining)
Nebenher: 1 Liter Wasser
Abschließend: Dehnen und zur Ruhe kommen

2. 2 Stunden Basenbad
Zuvor Dusche mit Basenpeeling, um die Haut zu aktivieren
Dann entspanne ich im Bad, Lymphfluss mit Bürsten weiter anregen
Nebenher mind. 1 Liter Ingwer-Zitronen-Wasser
Mundspülung mit Badewasser

Nach drei Stunden, als ich aus dem Wasser stieg, rief ich meinen Freund ins Bad und noch tropfnass und erschöpft, aber mit klarem und schmerzfreiem Kopf sagte ich: „Ich bin zurück!"

Das Basenufer zu erklimmen, ist nicht einfach, aber die klare, beflügelnde Luft da oben gefällt mir einfach besser!!

Vielen Dank, dass Sie mir den Weg zeigten. Ich gehe ihn mit Ihnen weiter.

Herzliche Grüße aus Dresden sendet D. S. ...bald 30 Jahre...

P.S: Ach, und das Wichtigste, dass Sie für mich getan haben, ist: Sie haben mir die Angst vor Krankheit, dem Alter und sogar dem Tod genommen.

Damit hat sich eine Leichtigkeit im Leben eingestellt, mit der sich das Leben genießen lässt und das noch mindestens 70 Jahre und auch mehr.

Danke!

Warum und wodurch wirken Heilkräuter?

Im Wissen der Völker, der Medizinmänner, der Ärzte und Heiler sind zahlreiche Heilkräuter, ihre Wirkungen und Anwendungen verankert und werden von Generation zu Generation überliefert. Viele dieser Kräuter haben nicht nur eine, sondern mehrere immer wieder beobachtete und zu erwartende Wirkungen.

Wie wir im Kapitel „Phytamine“ (ab Seite 120) beschreiben, funktioniert die Natur jedoch anders, nämlich niemals mit Monowirkstoffen, sondern immer im Kompendium und Zusammenwirken zahlloser Wirkstoffe. Die Lindenblüten allein sollen ca. 400 verschiedene Alkaloide enthalten. Erforscht sind davon bestenfalls 20 oder 40 Stück.

Heilkräuter wirken helfend und heilend, weil sie helfen und heilen können und auch weil sie helfen und heilen wollen. Denken Sie an Kamille, Klatschmohn und Kornblume, die dort wachsen, wo die Erde entweder von Straßenbaumaschinen oder vom Pflug des Bauern verletzt worden ist. Sie sind urplötzlich da. Niemand hat sie gesät. Sie kommen praktisch aus dem Nichts, scheinbar aus dem Reich der Ideen, auf Neusprech aus dem Reich der Programme. So weit waren wir doch zu den Zeiten von Aristoteles schon einmal?!

Genauso ist bekannt, leider aber nur wenigen Menschen, dass sich oft auf dem eigenen Grundstück genau die Pflanze einfindet, die einer Person oder einigen der dort wohnenden Menschen helfen kann und eben auch helfen will.

Wir müssen unterstellen, dass diese Pflanzen, ob Gänseblümchen oder Frauenmantel oder in der Natur Kamille, Klatschmohn und Kornblume, genau wissen, wo sie zu helfen haben und dann natürlich auch wie und wem.

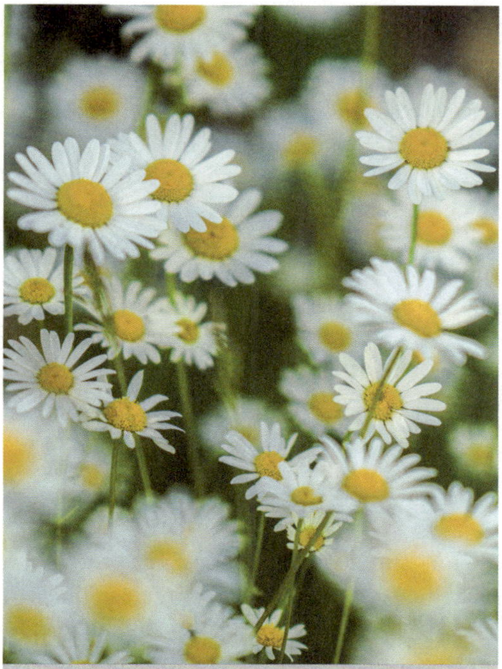

Gänseblümchen

Unsere Vorfahren wussten da wohl mehr als wir, als sie Elfen und Feen, Gnome und Zwerge in der Natur und in der Pflanze wirken sahen. Jetzt endlich dämmern mit Menschen wie Max Planck und Robert Sheldrake Zeiten herauf, in denen es der Menschheit gelingen wird, die dumpfe Sicht zu überwinden, dass Materie ohne Bewusstsein, ohne Wissen, ohne Können und ohne Wollen existiert.

Nein, Materie ist organisierte Energie, die unendlich viel weiß, unendlich viel kann und unendlich viel will und auch tut. Als Beispiel mögen Ihnen die mehr als fantastischen Wellenspektren nach Dipl.-Ing. Paul Schmidt von Gold und Silber dienen, die wir erforscht haben und die wir Ihnen heute mit den von Paul Schmidt definierten Bedeutungen abdrucken.

Gold und Silber sind mehr als für uns Menschen wertvolle, weil geldwerte Metalle.

Sie sind eher für unseren Planeten wertvoll, und vielleicht kommt gelegentlich ein Fürst dieser Welt, möglicherweise der angekündigte „Salvator mundi“, auf den Gedanken, die in den Tresoren von London und New York schlummernden Goldschätze zu pulverisieren und auf unserem Planeten von rotierenden Scheiben aus zu verpulvern. Der gierige Raubbau an den Schätzen von Mutter Erde findet im Augenblick ohnedies zwar kein Ende, sinkt aber, weil wir endlich Energie aus der Sonne und aus dem Wind gewinnen, wie wir sie gelegentlich noch zusätzlich aus den Gezeiten der Meere und aus den strömenden Wassern der Flüsse gewinnen werden.

Wenn dann noch die Zeit zu Ende geht, in der Geld die Welt regiert, dann wird auch die Jagd nach Gold und Silber, nach Diamanten und anderen Edelsteinen aufhören. Jetzt überlegen Sie einmal, unter welcher Maxime wir als Menschen dann leben sollten. Was würden Sie bevorzugen: „Liebe regiert die Welt“ oder „Die Natur regiert die Welt“? Das kommt wahrscheinlich auf das Gleiche hinaus, wenn man unter Liebe auch ein gewisses Maß von Strenge, Disziplin und Auslese versteht, so wie wir sie der um uns wirkenden Natur unterstellen und an ihr beobachten können.

Bei der Betrachtung dieser mehr als beeindruckenden Fülle von Steuerungsfrequenzen, die sich ja alle an die unendlich vielen und filigranen Funktionen, Drüsen und Organe, Gewebe und Häute unseres Organismus wenden, kommt uns wieder Max Planck in den Sinn mit seiner Bemerkung, dass er das Atom quasi als ein eigenes Sonnensystem ansieht mit einem darin verborgenen geheimen Hyperraum. Woher sollte auch sonst, wenn dem nicht so wäre, diese Fülle unterschiedlicher energetischer Botschaften kommen?

Irgendwie kommen uns gerade die sich am Geruch orientierenden und ewig schnüffelnden Hunde in den Sinn. Sie nehmen die allerfeinsten Gerüche wahr. Genauso werden sich in unserem Körper die Atome und Moleküle beschnüffeln und in Nanosekunden entscheiden, wie sie miteinander umzugehen haben. Ganz offensichtlich hat jedes Lebewesen, und das Atom ist auch eines, seine eigenen Kommunikationsfähigkeiten, -instrumente und -botschaften.

Diese Kommunikationsfähigkeiten reichen vom Energieschnüffeln des Atoms über uns nicht bekannte Frequenzen, auf denen die Insekten senden und sich über Kilometer verständigen, bis zu den Frequenzen, auf denen die Elefanten oder Wale über große und größte Distanzen miteinander kommunizieren, bis zum Schnüffeln der Hunde und bis zur akustischen und teils auch optischen Verständigung zwischen uns Menschen.

Selbstredend kommunizieren auch die Pflanzen miteinander und gerne auch mit uns Menschen. Vor vielen Jahren, als das Baumsterben grassierte, haben wir einmal eine Baumbefragung durchgeführt. Jeder Baum hat geantwortet. Das Ergebnis der Befragung in Bezug auf das Baumsterben war: Es lag nicht am angeblich sauren Regen, sondern an energetischer Überfrachtung durch Funk- und Radartrassen, durch die zahllosen Frequenzen der Handys, des Rundfunks und des Fernsehens.

Wir haben es immer wieder bei unseren Autofahrten beobachtet, dass Bäume, die über einen Hügel- oder Bergkamm hinausreichten, oben abgestorben waren, während sie unterhalb einer ganz bestimmten Höhe in vollstem Grün standen.

Die Pflanzen wirken also energetisch, indem sie beispielsweise Drüsen mit ihren Frequenzen stimulieren, die wiederum durch diese Stimulierung in die Lage versetzt werden, Hormone zu produzieren. Der Befehl zur Ausschüttung erfolgt dann ggf. durch einen von uns wahrgenommenen Geruch oder einen auslösenden Blickkontakt oder einen stimulierenden Anblick, ggf. durch nichts anderes als durch eine mentale Vorstellung, Erinnerung o. a.

Schauen wir uns einmal den Zusammenhang zwischen der Energetik des für den Diabetiker wichtigen Elementes Chrom an und der hauptsächlichen Steuerungsfrequenz der Bauchspeicheldrüse. Da wissen Sie aus der Identität der Welle 52 (siehe Seite 192) um die Wichtigkeit genau dieses Elementes für das Wohlbefinden des Diabetikers!

So sehr der Diabetiker Chrom braucht, so braucht der kinderlose Ehemann Molybdän und Wasserstoff für seine Fruchtbarkeit, und seine auf Kinder wartende Ehefrau braucht Sauerstoff!

Ebenso braucht es zum Neutralisieren von Säuren Kalzium und zur Vermeidung von Gastritis und Reflux den Verzicht auf Chlor.

Sie sehen, welche Bedeutungen die Elemente des Periodensystems für unsere Gesundheit und für unsere Funktionen haben. Selbstredend gilt das auch für das Gold, welches neben dem Wasser besonders für das Gehirn von Bedeutung ist. Nicht umsonst haben schon die Alchimisten des Mittelalters versucht, ein Aurum potabile, also ein trinkbares Gold, zu schaffen, das dann möglicherweise für das Danziger Goldwasser Pate gestanden hat. Auch wir, Peter Jentschura und Josef Lohkämper, haben uns von diesem Goldgedanken leiten lassen. Deshalb werden unseren

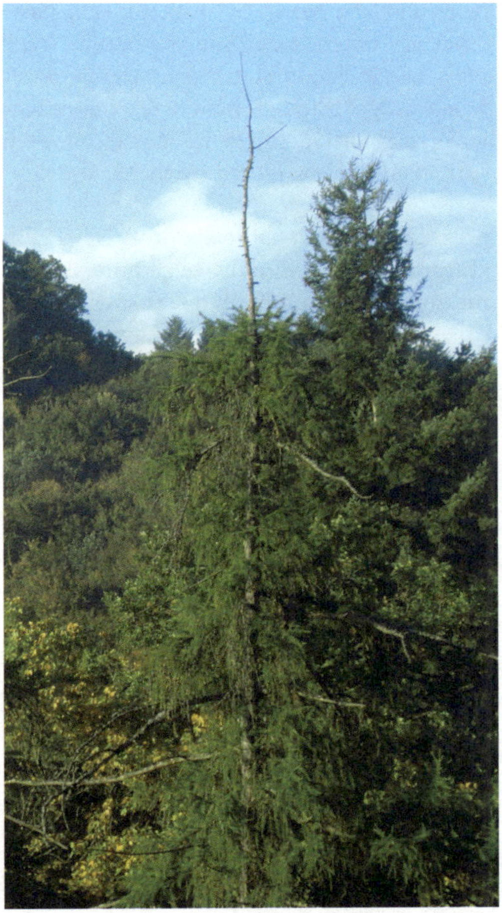

resorptions- und regenerationsfördernden Sauerstoffwässern viele ätherische Öle zur Stabilisierung des Sauerstoffes beigemischt, welche Gold enthalten.

Wir haben jetzt die Pflanze erkannt als Lieferanten aller Elemente des chemischen Periodensystems und natürlich auch als Lieferanten aller Energien, die in diesen Elementen enthalten sind. Es ist das Verdienst von Matthias und Katharina Leisen, die Betrachtung von Krankheit und auch von Heilung mit einem höchst intelligenten Fokus auf das beteiligte chemische Element gerichtet zu haben.

Vater und Tochter Leisen haben uns zahllose Tabellen hinterlassen, und Katharina Vanselow-Leisen hat uns zur Fortsetzung ihrer Arbeit aufgefordert. Schauen Sie diesbezüglich gern in das Buch „Die Leisenkur" aus dem Turm Verlag, siehe Literaturanhang.

Wir zeigen Ihnen einmal am Beispiel von Krebs die Elemente auf, welche die Leisens und wir als am Krebs beteiligt erforscht haben:

As (Arsen), **Fe** (Eisen), **Ge** (Germanium), **Pb** (Blei), **Sm** (Samarium), **Sn** (Zinn), **Ti** (Titan), und **Zn** (Zink).

Dabei hat dieses „beteiligt" eine vielfältige Bedeutung. „Beteiligt" heißt sowohl vergiftend als auch neutralisierend, auch auflösend. Man braucht sie alle zur Heilung.

Den Schadstoff in homöopathischer Potenz, um ihn aus Fett- und Bindegeweben, auch aus Krebsgeschwülsten zu lösen, und den Neutralisationsstoff, um die Nieren und die Leber zu stärken und um die Ausscheidung problemlos zu bewerkstelligen.

Dabei ist es am sinnvollsten, die Lösungskomponente mit der D_4- bis D_6-Verdünnung des Tees anzugehen und die neutralisierenden Elemente, die gleichzeitig die organstärkenden sind, sowohl aus der täglichen mineral- und vitalstoffreichen Ernährung zu beziehen als auch aus dem von uns favorisierten Mineralstofflieferanten, dem von uns rezeptierten Pflanzengranulat Wurzelkraft oder aus anderen omnimolekularen Lebensmitteln.

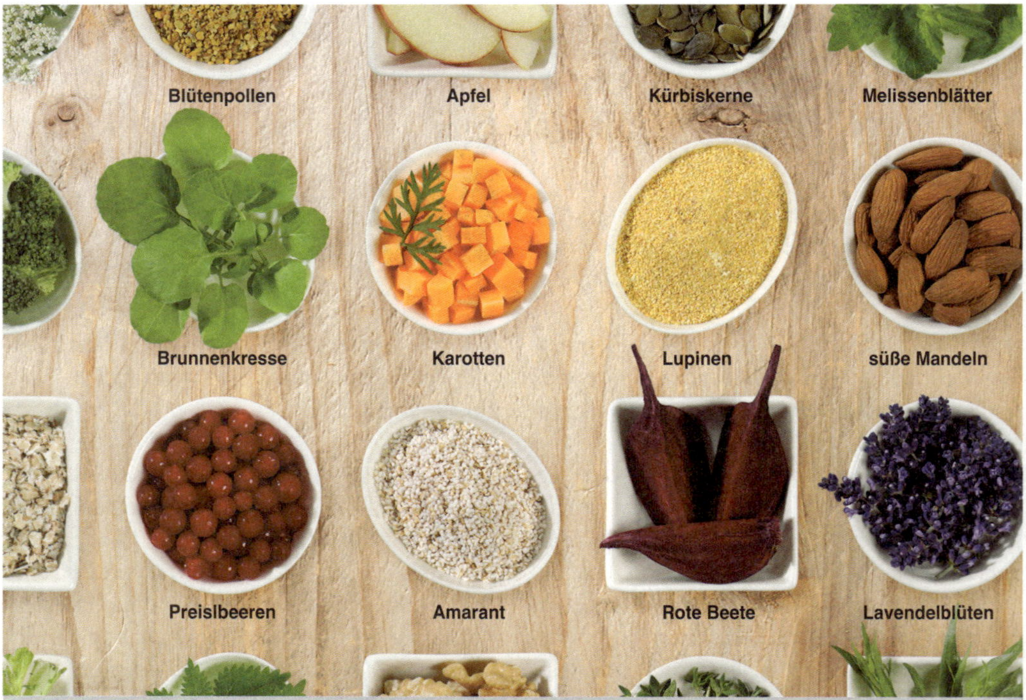

Auswahl an Mineralstofflieferanten

Pflanzliche Schatzkammern – Elemente in Kraut und Tee

Es erscheint auf den ersten Blick logisch, dass man einem Menschen, der an Eisenmangelanämie leidet, eisenhaltige Kräuter und Gemüse zu essen gibt. Schon bald sollte sich seine Krankheit verflüchtigen. Das ist oder wäre zu schön, um wahr zu sein oder zu werden. Dann würden Anis- und Arnikablüten helfen, ebenso wie Bärlapp, Beinwellkraut, Bibernellwurzel, Bitterklee, Bockshornkleesamen, Bohnenkraut, duftendes Eisenkraut, Fenchelfrüchte, Frauenmantel und die Brennnessel. Dann würde mit Sicherheit auch die Schwarze Johannisbeere, der Sanddorn oder die Pflaume helfen, weil sie alle Eisen enthalten.

Das Gleiche gilt für den Eissalat, den Feldsalat, die Gurke, den Kopfsalat, Rote Bete und die Tomate. Leider wird nichts helfen, solange der Eisenmangel auf eine Resorptionsbehinderung zurückgeht. Die Erkenntnis von Resorptionsbehinderern und von Resorptionsbehinderungen, das ist unser eigener neuester und wichtigster Forschungsdurchbruch!

Für viele Menschen, ob Mann, Frau oder Kind, ist ein in der Milch enthaltenes Enzym, die Katalase, ein ganz unangenehmer Resorptionsbehinderer, der zu allen möglichen Mängeln führen kann. Resorptionsbehinderer sind gleichfalls die Halogene Chlor und Fluor und deren Derivate. Die Fähigkeit, resorptionsbehindernd im Organismus zu wirken, ist in der Reaktionsfreude und -stärke sowohl der Elemente Chlor und Fluor als auch in der Inhibitionswirkung der Katalase begründet. Sie alle desaktivieren den im Dünndarm resorptiv wirkenden Sauerstoff, das Element unseres Lebens, das O_1.

Insofern haben Menschen, die an Mangelkrankheiten leiden, vorsorglich Milch und Milchprodukte, Chlor und Chlorderivate zu meiden, als auch Fluor und Fluorprodukte.

Dabei bedarf es nach Weglassung dieser Resorptionsinhibitoren nicht einmal einer besonderen Versorgung mit dem defizitären Element. Das Problem löst sich wie von Geisterhand, weil der Organismus jetzt nichts Eiligeres zu tun hat, als aus der aufgenommenen Nahrung, aus den ganz normalen Mahlzeiten oder aus gezielt getrunkenem Tee, seine Mineralstoffspeicher wieder aufzufüllen.

Machen wir noch einen weiteren Abstecher in das Reich der Elemente und damit in die Schatzkammern der Pflanze. Dort gibt es das Element Chrom, welches ganz besonders wichtig für den Diabetiker ist.

Schauen wir uns einmal die Kräuter an, welche Chrom enthalten, so stoßen wir auf Buchweizenkraut und Dillkraut, auf Estragon und Fenchelfrüchte, auf Fuchskreuzkraut und das Goldrutenkraut. Wir stoßen auf den Grünen Tee, den Grünhafer und auf das Gundermannkraut, auf die Heidelbeerblätter, Hirtentäschel und Holunderblüten, auf Johanniskraut und Lavendelblüten, Lindenblüten, Majoran, auf Odermennig, Pestwurzkraut, die Petersilienstängel, die Ringelblume, auf Walnussblätter und auf die Zimtrinde.

Dabei sind zahlreiche Wunderdrogen, die seit Urzeiten als hilfreich für die Bauchspeicheldrüse gelten, wie die Zimtrinde, das Fuchskreuzkraut, der Grünhafer oder das Buchweizenkraut. Möglicherweise haben unsere Vorfahren und Zivilisationen vor unserer jetzigen um all diese Zusammenhänge bis hinunter auf die Ebene der Elemente gewusst, oder dieses Wissen ist uns aus extra- oder intraterrestrischen Quellen zugeflossen.

Mit den Augen der Tiere und der Pflanzen betrachtet, ist unsere menschliche Spezies ganz bestimmt nicht terrestrischen Ursprunges, so wie sie es sind. Schon Friedrich Nietzsche bezeichnete uns als Hyperboräer, also als intraterrestrischen Ursprunges. Doch es gibt ebenso zahllose Hinweise auf den Tontafeln Sumers oder aus den Tempeln Ägyptens, dass unsere Spezies extraterrestrischen Ursprunges sein könnte. Da ist die Rede von Dragonen und Anunnaki. Uns treibt jedoch nicht die Sorge, woher unsere Spezies stammt, sondern eher diejenige um, ob sich Pflanze und Tier plötzlich gegen uns Menschen wenden. Woher kommen wohl die plötzlich weltweit auftretenden Nahrungsmittelallergien gegen Apfel und Walnuss, gegen Sellerie und Blütenpollen und gegen unzählige andere Pflanzen, die seit ewigen Zeiten als gesunde Lebensmittel galten? Ganz zu schwiegen vom Weizen!

Warum verursachen Zeckenbisse plötzlich Borreliose? Vor 70 und 75 Jahren hatten wir als Kinder im Sommer ständig die eine oder andere Zecke in der Haut, wenn wir aus dem Wald zurückkamen. An Krankheit hat damals niemand gedacht. Warum werfen sich Delphine und Wale in den letzten Jahren an die Strände, und warum sind und werden immer mehr Bakterien resistent gegen Antibiotika?

Bakterien, Pflanzen und Tiere reagieren langsamer als wir Menschen. Vor allen Dingen haben sie ein unendlich niedrigeres Niveau von Aggressivität, Respekt- und Rücksichtslosigkeit als wir Menschen. Aber sie kommunizieren horizontal auf den Ebenen von Gottvater und Göttinmutter, und wir sollten den Bogen von Naturverachtung und von Ausbeutung des Tieres und der Pflanze und auch unseres bakteriellen Mikrokosmos nicht überspannen. Sie könnten den Kosmos um Hilfe rufen, so befremdlich und abwegig sich das für den modernen Menschen unserer Zeit auch anhören mag.

Die bedrohlichen Phänomene wie Naturkatastrophen, die plötzliche Gefährdung durch Zeckenbisse, die sich anbahnende Antibiotikaresistenz der Bakterien, die sich häufenden Allergien auf alltägliche Lebensmittel wie Äpfel oder Nüsse und andere Phänomene gehen nach landläufiger Meinung auf das Konto „Zufälle der Natur". Weit gefehlt. Es sind intelligente Reaktionen und Abwehrmaßnahmen der Natur, auf welchen hierarchischen Ebenen auch immer, gegenüber uns Menschen.

Es bedarf auf der Ebene der im Mikrokosmos angesiedelten Bakterien ganz sicherlich eines hohen Maßes an Überlebenskunst, an Intelligenz und Lernfähigkeit, um innerhalb von Jahrzehnten gegenüber den modernen Antibiotika nicht nur resistent zu werden, sondern diese sogar als regelrechte Lebensmittel zu verarbeiten, wie es mittlerweile im Krankenhausbereich zu beobachten ist.

Ganz offensichtlich gehen Mutations- und Evolutionssprünge im Kosmos und auf Erden wesentlich schneller vonstatten, als es uns die Evolutionstheorie weismachen will. Nehmen wir als Beispiel den Schachtelhalm und den Farn. Heute sind das kleine Pflanzen im Wald und am Straßenrand, während es vor Urzeiten große Bäume waren. Damals waren aber auch die Tiere, in diesem Falle die Saurier, von gigantischem Wuchs. Das lag mit Sicherheit an den Schwerkraftverhältnissen unseres damals jungen und wesentlich kleineren Planeten.

Unsere Erde wächst nämlich wie ein Kind, wozu der Kosmos einen ganz gehörigen Beitrag leistet. Da rieselt nicht nur feiner kosmischer Staub hernieder, und es fällt nicht hin und wieder einmal eine verglühende Sternschnuppe auf die Erde hernieder. Da kommt im Abstand von einigen tausend Jahren ganz offensichtlich ein ganz bestimmter Schweifplanet, der in regelmäßigem Abstand ganze Länder und Kontinente verschüttet. So bspw. zu bestaunen mit viele Kilometer langen und zig Meter hohen Geröllhalden aus faustgroßen schwarzen Steinen zwischen Mexico-Stadt und Tolucca.

Und schon wieder ist ein Wachstumsschub angekündigt, diesmal im Lied der Linde, wo die Rede ist von „Blitz und Donner und der Erde Riss". Und Alois Irrmeier spricht davon, dass zahlreiche Länder verschüttet werden. Da heißt es dann für Pflanze, Tier und Mensch, sich auf neue Verhältnisse der Atmosphäre und der Schwerkraft einzustellen, was dann einen Evolutionssprung innerhalb von lediglich einigen Generationen bedeuten würde.

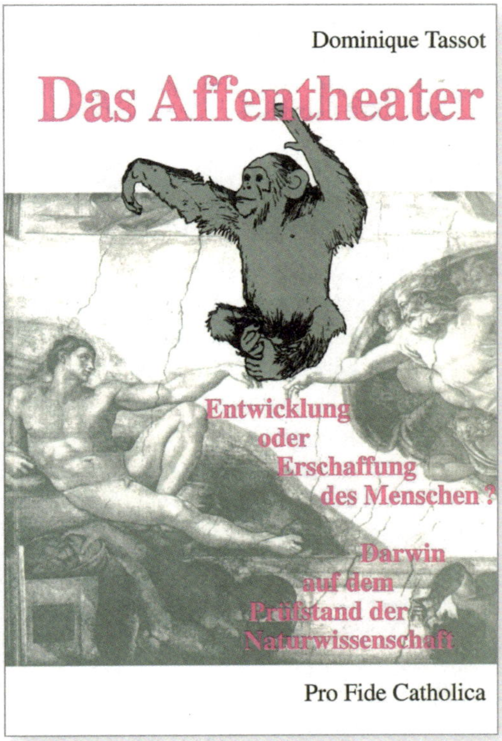

Es sind, wie der Geschichtsprofessor doziert, immer wieder die großen und unvorhergesehenen Ereignisse, welche die Welt und die Geschichte bewegen. Insofern haken wir jetzt die Evolutionstheorie von Charles Darwin als das ab, als was sie sich auch verbal darstellt, als nichts als eine unterhaltsame Theorie.

Die Affen sind Herrn Darwin jedenfalls nicht gefolgt. Gorillas sind heute noch Gorillas und Schimpansen sind heute noch Schimpansen. Zu allem Überfluss gibt es versteinerte Fußabdrücke von Sauriern, in denen sich, oh Wunder, der Abdruck eines Menschenfußes befindet.

„Phytamine", alias sekundäre Pflanzenstoffe

Ein neuer Begriff macht seit einiger Zeit von sich reden: Phytamine! Damit sind die sekundären Pflanzenstoffe gemeint, die die Pflanze zu ihrem Selbsterhalt und Schutz oder für ihren Stoffwechsel herstellt, die jedoch beim Menschen gesundheitsförderliche oder -einschränkende Wirkungen haben können.

Vermutlich gibt es 80.000 bis 100.000 sekundäre Pflanzenstoffe. Die meisten sind, ob dieser großen Zahl, noch nicht erforscht. Allerdings hat man eine grobe Einteilung vorgenommen und nach einem Hauptwirkstoff gesucht, um Pflanzen bzw. Pflanzenteile gezielter bei Krankheiten oder Missbefindlichkeiten einsetzen zu können.

Die Tatsache, dass die Pflanzen in der Lage sind, eine solche Menge völlig verschiedener Stoffe zu produzieren, sollte uns aufhorchen lassen. Hier wird offenbar, dass die Natur gar kein Interesse an der Erschaffung von Monosubstanzen hat, sondern die Vielfalt, oder besser die Omnimolekularität, zu ihrem obersten Axiom auf diesem Planeten gemacht hat. Um es mit Goethes abgewandeltem Zitat zu untermauern: „Warum in die Monosubstanz abschweifen, wenn man doch die Brennnessel und den Löwenzahn vor der eigenen Haustür hat?"

Die Pflanzen haben ihre eigene Sprache bzw. ihre Zeichensprache, die sich uns Menschen erst bei genauerem Hinsehen erschließt. Es ist die Lehre von den „Zeichen in der Natur", die Signaturenlehre. Diese Lehre stellt Fragen wie: Wo wächst die Pflanze? Wie wächst sie? Wie sehen ihre Blätter und Blüten aus? Wer sind ihre Nachbarn?

Wenn man sich die Signatur der Brennnessel und des Löwenzahns anschaut, müsste man sich vor ihnen verneigen, meinen wir! Bei der Brennnessel sind von der Wurzel bis zu den Blüten alle Teile arzneilich verwendbar. Obwohl sie mit ihren Brennhaaren einen ausgeklügelten Abwehrmechanismus und damit einen sicheren Schutz vor ihren Feinden geschaffen hat, ist sie immer in unmittelbarer Nähe von menschlichen Behausungen zu finden. Sie möchte zwar nicht angefasst werden, aber menschliche Gesellschaft möchte sie offensichtlich doch haben.

Eine schier unglaubliche Brennnessel-Geschichte erzählte uns eine russische Heilpraktikerin auf einem unserer Seminare. Ihre Großmutter litt lange Zeit unter schwerem Rheuma mit teilweise sehr schmerzhaften Schüben. Immer, wenn sich ein neuer Schub mit stärker werdenden Schmerzen ankündigte, ging sie hinaus und sammelte mehrere Körbe voll Brennnesseln.

Zu Hause breitete sie ein altes Handtuch auf dem Ehebett aus und legte dort die Hälfte der gesammelten Brennnesseln aus. Sie trank etwa einen Liter Wasser, bevor sie sich mit bloßem Körper rücklings auf die Brennnesseln legte.

Ihr Mann, der das Prozedere schon kannte, bedeckte ihren Körper mit der anderen Hälfte der Brennnesseln und steckte sich anschließend Watte in die Ohren, damit er die Schreie seiner Frau nicht hören musste. Auch durften die Enkelkinder an „Großmutters Brennnesseltagen" nicht zu Besuch kommen.

Nach einer halben Stunde beendete die Großmutter das von ihr selbst gewählte Brennnessel-Martyrium und stand weitestgehend ohne Schmerzen wieder auf. Mit dem vorher getrunkenen Liter Wasser schied sie die Schadstoffe via Blase aus den schmerzenden Gelenken wieder aus. Diese Rosskur befreite sie immer für einige Monate von ihren Schmerzen und verhinderte, dass sie ein Leben lang Medikamente nehmen musste.

Nun ist es nicht so, dass wir Ihnen diese Rosskur unbedingt weiterempfehlen möchten. Aber diese Geschichte zeigt, zu was Pflanzen in der Lage sind! Die Brennnessel hat also entzündungshemmende und harntreibende Wirkungen.

Ihr Saft eignet sich hervorragend zur Durchspülungstherapie bei Nieren- und Blasenleiden und darf in keiner Frühjahrskur fehlen. Man kann Brennnesseltee trinken, Tinkturen äußerlich einreiben, Umschläge mit der geraspelten Wurzel bei Gelenkschmerzen, Rheuma oder Prostatavergrößerung machen.

Der Löwenzahn ist nahezu ein „Held“ unter den bitterstoffhaltigen Pflanzen. Mit seinen Bitterstoffen regt er die Sekretion sämtlicher Verdauungssäfte an und hilft bei rheumatischen Erkrankungen. Aber vor allem stärkt er die Leber und ihre unendlich vielen Funktionen. Auch energetisch betrachtet, ist diese Pflanze hochinteressant.

Der Löwenzahn wurzelt bis zu sechs Meter tief in der Erde und verschafft sich dadurch ein unumstößliches Fundament. Er „erdet“ sich sozusagen, vernetzt sich unter der Erde und stellt seine Antennen, die wir in Form der Pusteblume kennen, überall dort auf, wo es sich zu wachsen lohnt.

Mit seinen gelben Zungenblüten erregt er immer unsere Aufmerksamkeit und leuchtet auf fast jeder Wiese. Man könnte daraus auch eine eigene Lebensphilosophie ableiten!

Für viele Manager ist der Löwenzahn ein geradezu genialer Stratege. Sein strategischer Ansatz heißt „Dauerhaft Erfolg haben!“

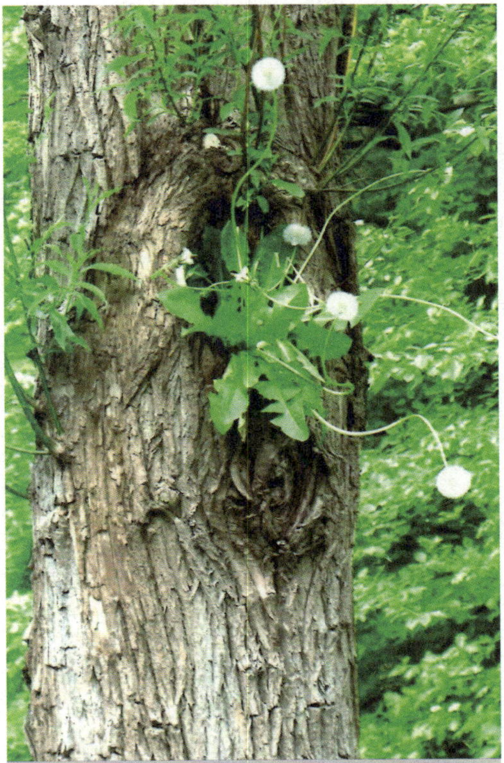

Kreative Pflanze mit innovativen Ideen:
Der Löwenzahn findet immer seinen Platz

Durch die unendliche Vielfalt, die die Pflanzenwelt uns bietet, können wir Tees, Salben und Tinkturen herstellen und stellen immer wieder fest: „Gegen alles ist ein Kraut gewachsen!“ Es ist uns daher eine Freude, Ihnen die Hauptgruppen der sekundären Pflanzenstoffe und ihre Wirkungen vorzustellen. Dabei betonen wir nochmals, dass es nicht nur diese Stoffe alleine sind, die eine Wirkung im menschlichen Organismus ausmachen, sondern es ist das gesamte Potpourri der Stoffe, die wir in den Schatzkammern der Pflanzen finden.

Ätherische Öle

Die ätherischen Öle sind Duftstoffe, mit denen die Pflanzen entweder Insekten anlocken oder unangenehme Besucher vertreiben wollen. Sie sind meistens dünnflüssig, beinhalten jedoch oft auch einen gewissen Anteil an fetten Ölen. In Wasser sind sie schwer löslich. Jedoch kann man sie über eine Wasserdampfdestillation gewinnen. Wir kennen die Anwendung der ätherischen Öle vor allem bei Atemwegserkrankungen. Fichtennadel-, Thymian- oder Eukalyptusöl helfen, festsitzende zähe Schleime zu verflüssigen. Deshalb werden sie gerne im Inhalator eingesetzt.

Ätherische Öle aus der Pfefferminze z. B. können kühlend wirken und die aus dem Rosmarin wärmend und durchblutungsfördernd. Die Öle aus der Kamille, dem Lavendel oder dem Baldrian haben eine beruhigende Wirkung auf das Nervensystem. Sie wirken außerdem desinfizierend oder harn- und schweißtreibend.

Die reinen ätherischen Öle sind mit Vorsicht zu verwenden. Sie können die Haut und die Schleimhäute reizen oder sogar Entzündungen hervorrufen. Außer der Verwendung für den menschlichen Organismus kann man sie auch sehr gut in Duftsäckchen oder -kissen verwenden. Allerdings brauchen diese Kissen wegen der Flüchtigkeit der ätherischen Öle eine regelmäßige Auffrischung.

Alkaloide

Die Alkaloide sind stickstoffhaltige, kompliziert aufgebaute organische Verbindungen. Sie liegen in der Pflanze meist als Basen in wasserlöslichen Salzen vor. Es sind bisher ca. 10.000 Alkaloide bekannt. Sie sind zum Teil sehr starke Gifte. Bei manchen reichen schon wenige Milligramm, um den Tod eines Menschen herbeizuführen oder starke Vergiftungen auszulösen. Allerdings macht auch hier die Dosis das Gift oder das Heilmittel! Paracelsus hat es einst so ausgedrückt:

„Alle Dinge sind Gift, **und nichts ist ohne** Gift; **allein** die Dosis macht's, dass ein Ding kein Gift sei!"

Auch die Pflanze hat ihre Gründe, warum sie diese Stoffe produziert. Zum Beispiel schützt sie sich mit den geschmacklich bitteren Alkaloiden vor Fressfeinden oder vor Bakterien-, Viren- und Pilzbefall. Es ist wichtig, die Alkaloide nicht pauschal zu verteufeln, sondern sie richtig dosiert einzusetzen, wie zum Beispiel das Chinin bei Malaria und zur Malariaprophylaxe oder das Atropin in der Anästhesie bzw. Notfallmedizin. Alkaloide erkennt man an der Endung „in".

Ebenso bekannte Alkaloide sind Nikotin, Codein, Ephedrin, Morphin und Strychnin. Sie können in allen Pflanzenteilen vorkommen, jedoch findet man sie gehäuft in Wurzeln, Samen, Rinden oder in den Früchten einer Pflanze. Beim Menschen wirken sie vor allem auf das Zentrale Nervensystem. Das bekannteste und weltweit am meisten konsumierte Alkaloid ist das Koffein! Es benötigt 30 bis 40 Minuten, bis es im Körper verteilt ist.

Es hat eine anregende Wirkung, und bei höherer Dosierung beschleunigt es den Herzschlag und den Puls und erhöht kurzfristig den Blutdruck. Es hilft aber auch, die Speicherfähigkeit des Gehirns zu erhöhen. Deshalb kann es in Prüfungssituationen durchaus sehr hilfreich sein. Ein weltberühmter französischer Literat, Honoré de Balzac, war begeisterter Kaffeetrinker. Er saß von morgens bis abends auf den Champs Elysée, trank eine Tasse starken Kaffee nach der anderen und beflügelte mit dem Alkaloid Koffein sein beeindruckendes literarisches Werk.

Vorsicht ist geboten, wenn man z. B. Kokain als euphorisierend oder als Betäubungsmittel einsetzt. Kokain kann zur Abhängigkeit führen, ebenso wie das Morphin, das als Mittel gegen starke Schmerzen eingesetzt wird. Vom Nikotin ganz zu schweigen.

In den letzten Jahren machen Pflanzen von sich reden, die Alkaloide aus der Pyrrolizidin-Gruppe enthalten. Diese Substanzen haben keine therapeutische, wohl aber eine äußerst toxische Wirkung auf die Leber, denn diese kann diese Gifte nicht abbauen. Eine betroffene Heilpflanze ist z.B. der Beinwell, weshalb dieser nur zur äußerlichen Anwendung kommt.

Ansonsten sind diese Alkaloide in Pflanzen enthalten, die in der Teeindustrie nicht verkauft oder angewendet werden. Dazu gehören in erster Linie das Fuchskreuzkraut, die Pestwurz, der Fliegenpilz und das Mutterkorn.

Typische alkaloidhaltige giftige Pflanzen sind: Tollkirsche, Stechapfel, Bilsenkraut, Fuchskreuzkraut, Schöllkraut und der Blaue Eisenhut (sehr giftig!).

Bitterstoffe

Als Bitterstoffe werden alle chemischen Verbindungen bezeichnet, die einen bitteren Geschmack haben. An den Seitenrändern unserer Zunge können wir den bitteren Geschmack wahrnehmen. Bitterstoffe stellt die Pflanze ebenfalls wie die Alkaloide zu ihrem Schutz her. Sie sind für den menschlichen Körper ein wahrer Segen, weil sie so viele gute und heilende Eigenschaften haben. Sie werden basenbildend im Organismus verstoffwechselt und tragen zu einem guten basischen pH-Wert im Gewebemilieu bei. Außerdem wirken sie wegen der in ihnen enthaltenen basenbildenden Mineralstoffe wärmend und stärkend.

Sie regen die Bildung der Verdauungssäfte an und helfen bei Appetitlosigkeit und allgemeiner Schwäche. Natürliche Bitterstoffe kommen in zahlreichen Pflanzen vor, auch solchen, die als Heilpflanzen verwendet werden, z.B. in: Andorn, Artischocke, Engelwurz, Löwenzahn, Enzian, Gänseblümchen, Mariendistel, Schafgarbe, Tausendgüldenkraut, Wermut und Wegwarte.

Man unterscheidet die puren Bitterstoffe (Amara tonica) von den Bitterstoffen mit ätherischen Ölen (Amara aromatica) und denen mit Scharfstoffen (Amara acria). Bitterstoffe mit ätherischen Ölen sind vor allem in der Schafgarbe, im Benediktenkraut und im Beifuß zu finden und werden gerne bei Verdauungsstörungen aller Art eingesetzt.

Bitterstoffe mit Scharfstoffen sind in unseren einheimischen Pflanzen eher selten. Sie sind bspw. im Ingwer, in der Galgantwurzel, im Pfeffer und in der Gelbwurz enthalten. Sie wirken stark durchwärmend, durchblutungsfördernd sowie ausscheidungs- und kreislauffördernd. Hin und wieder eine Tasse Bittertee etwa eine halbe Stunde vor den Mahlzeiten erfreuen die Leber und die Verdauungsorgane!

Typische bitterstoffhaltige Pflanzen sind: Artischocke, Löwenzahn, Mariendistel, Schafgarbe, Tausendgüldenkraut, Wermut und Odermennig.

Flavonoide

Flavonoide sind eine pflanzliche Farbstoffgruppe. Ihr Name stammt aus dem Lateinischen von flavus = gelb. Sie schützen die

Pflanze vor Parasiten- und Keimbefall, aber auch vor dem UV-Licht der Sonne. Deshalb finden wir sie hauptsächlich in den der Sonne zugeneigten Pflanzenteilen. Flavonoide schützen und dichten feinste Kapillare ab. Sie wirken antioxidativ, herzstärkend, krampflösend, zellschützend, antikanzerogen und durchblutungsfördernd.

Der Flavonoidgehalt einer Pflanze hängt von der Sorte und dem Klima ab. Man findet sie hauptsächlich in den Randschichten der Pflanzen sowie in den äußeren Blättern. Aus diesem Grund ist es auch so wichtig, Obst und Gemüse ungeschält zu verzehren.

Natürliche Quellen sind blaue Trauben, Kirschen, Zwiebeln, Endiviensalat, Grapefruit, Orange, Rotwein, Äpfel, Grüner Tee, Sellerie, Paprika und Sojabohnen.

Außerdem sind sie in der Lage, die Wirksamkeit anderer wichtiger Pflanzenstoffe zu erhöhen bzw. anzuregen. Für viele der positiven Effekte sind Flavonoidkonzentrationen notwendig, die über die normale Ernährung nicht aufgenommen werden können.

Typische flavonoidhaltige Pflanzen sind: Arnika, Weißdorn, Goldrute, Ringelblume, Lavendel, Rotklee, Kamille, Königskerze.

Gerbstoffe

Mit Gerbstoffen wurden früher Tierhäute zu Leder gegerbt. Als Gerbstoffe werden anorganische (z. B. Alaun, Chromsalze) und organische Stoffe (pflanzliche Gerbstoffe) bezeichnet, die Proteine miteinander vernetzen. Das heißt, dass sie unlösliche Eiweißverbindungen eingehen. Gerbstoffe findet man viel in Rinden und Wurzeln, aber auch in Blättern oder Fruchtschalen der Pflanzen.

Wenn Gerbstoffe mit der Haut in Berührung kommen, reagieren sie mit den kollagenen Fasern und bilden eine Verbindung mit dem Hauteiweiß. Dadurch ist die oberste Gewebeschicht fester und wirkt wie eine Art Schutzschicht. Diese Schicht hat die Eigenschaften, dass sie Reize abmildert, Entzündungen hemmt, Haut und Wunden austrocknet und die Verbreitung von Keimen hemmt. So wurde früher das Leder quasi konserviert. Weiterhin wirken sie, lokal aufgetragen, auf die Blutkapillaren, die kleinsten Blutgefäße des Körpers, und auf verschiedene Drüsen ein, indem sie diese abdichten.

Nimmt man Gerbstoffe oral auf, können sie auch in tieferen Darmregionen ihre Wirkung entfalten. Dazu sind Tees sehr gut geeignet. Weintrauben enthalten beispielsweise viele Gerbstoffe, die Tannine in den Stielen und Beerenhäuten, die bei der Weinherstellung für eine gute Lagerfähigkeit des Weins, besonders des Rotweins, sorgen.

Sie wirken zusammenziehend, schmerzlindernd, stopfend bei Durchfall, blutstillend, sekretionshemmend, schleimhautschützend, keimhemmend, antibakteriell, antimykotisch, entzündungshemmend, austrocknend. Sie sind Gegengift bei Schwermetall- oder Alkaloidvergiftungen. In höherer Dosierung wirken sie jedoch oft schädlich. Sie werden gerne bei Durchfall, Entzündungen, Angina, Wunden und Hämorrhoiden eingesetzt.

Typische gerbstoffhaltige Pflanzen bzw. -bestandteile sind: Eichenrinde, Frauenmantel, Tormentillwurzel (Blutwurz), Scharbockskraut

Glykoside

Die Glykoside bilden unter den sekundären Pflanzenstoffen die wohl größte Gruppe. Deshalb beschränken wir uns hier auf die drei bekanntesten von ihnen. Da sind zum einen die Herzglykoside oder Digitalisglykoside, die die Kontraktion des Herzmuskels günstig beeinflussen. Hier muss allerdings eine zu hohe Konzentration vermieden werden, da es sonst zu Herz- und Kreislaufproblemen kommen kann. Deshalb müssen diese Wirkstoffe von erfahrenen Therapeuten gezielt dosiert eingesetzt werden. Sie eignen sich weniger für den Hausgebrauch!

Die zweite Gruppe sind die sog. Anthranoidglykoside, die im Körper eine laxierende, also eine abführende Wirkung haben. Eines der bekanntesten aus dieser Gruppe befindet sich in den Sennesblättern. Diese Stoffe haben eine sehr starke Wirkung auf die Peristaltik des Dickdarms.

Weil die Daueranwendung dieser Substanzen zu Reizungen der Darmschleimhaut führen kann, sollte man solche Hilfsmittel nicht länger als 8 Tage anwenden.

Der Darm entleert sich in der Regel morgens zwischen fünf und sieben Uhr, also während der starken Säureflut des Organismus. Daher ist dafür zu sorgen, dass er sich in dieser Zeit entleeren kann. Ein Viertelliter warmes Wasser, direkt nach dem Aufstehen getrunken, ist da sehr hilfreich!

Die dritte Gruppe ist diejenige der Cumaringlykoside. Die Cumarine lösen sich erst, wenn die Pflanze welk oder verletzt wird. Wir kennen das vom Sammeln des Waldmeisters. Erst nach ein paar Stunden können wir den Duft dieser Pflanze wahrnehmen. Es sind aber auch die Cumarine, die eine sog. Wiesendermatitis auslösen können. Dafür sind dann die Furanocumarine verantwortlich, die bei Berührung der Pflanze auf der Haut Rötungen, Juckreiz oder sogar Brandblasen verursachen können. Das kann z. B. beim Wiesen- und Riesenbärenklau der Fall sein oder auch beim Engelwurz oder der Schafgarbe, wenn man sehr empfindlich ist.

Typische Pflanzen für Digitalisglykoside:
Adonisröschen, Purpurner Fingerhut und das Maiglöckchen

Anthranoidglykoside:
Faulbaum, Aloe und Sennesblätter

Cumaringlykoside:
Waldmeister, Echtes Labkraut und Süßklee

Saponine

Saponine (lat. Sapo = Seife) verdanken ihren Namen der Tatsache, dass sie in Verbindung mit Wasser wie eine Seife schäumen. Aus chemischer Sicht haben sie jedoch nichts mit Seife zu tun. Saponine sind auch glykosidische Verbindungen, denn sie besitzen einen Zuckeranteil und ein Aglykon. Das Aglykon ist der Nichtzuckeranteil. Es bestimmt die Wirkrichtung.

Man teilt Saponine in zwei Gruppen ein: Da ist zum einen die Gruppe der Steroidsaponine, von denen etwa 100, und zum anderen die Gruppe der Triterpensaponine, von denen etwa 200 bekannt sind.

Saponine wirken zwar resorptionsfördernd, aber sie selber werden nicht über die Darmschleimhaut resorbiert, da sie die Roten Blutkörperchen zerstören würden (Hämolyse), gelängen sie ins menschliche Blut. Bei Entzündungen der Magen- oder Darmschleimhaut ist der Verzehr von Saponinen kontraindiziert, da die Gefahr besteht, dass sie durch die Miniwunden ins Blut gelangen.

Saponine besitzen eine große Wirkungsbandbreite. So wirken sie z. B. expektorierend, also auswurffördernd, schleimlösend, schweißtreibend, entzündungshemmend, antimykotisch, bakterienhemmend und harntreibend. Die Anwendungsgebiete, in denen sie zum Tragen kommen, sind ebenfalls vielfältig. Kräuter bzw. Pflanzen, die Saponine enthalten, können gleichermaßen bei Bronchitis, bei Ödemen, bei Erkältungskrankheiten und grippalen Infekten sowie bei Blasen- und Nierenentzündung eingesetzt werden.

Eine sehr interessante Wirkung auf den Stoffwechsel ist, dass sich Saponine an das Cholesterin binden und somit in der Lage sind, den Spiegel zu senken. Ebenso können sie die Magensaftsekretion und die schleimproduzierenden Drüsen im Körper stimulieren.

Typische saponinhaltige Pflanzen sind: Efeu, Schlüsselblume, Königskerze, Seifenkraut und Süßholz.

Schleimstoffe

Schleimstoffe sind quellfähige Zuckerstoffe. Sie werden in zahlreichen Pflanzen gebildet. Anders als die Saponine, die in Verbindung mit Wasser schäumen, quellen Schleimstoffe in Wasser und bilden dadurch ein größeres Volumen. Ihre Heilwirkung kommt direkt am erkrankten Gewebe zum Einsatz, denn sie hüllen verletzte Zellen ein, um sie vor dem Eindringen von Schadstoffen zu schützen. Daher haben Schleime einen günstigen Einfluss auf Entzündungen z. B. der Atemwege.

Aufgrund ihrer Quellfähigkeit und der damit verbundenen größeren Volumenbildung haben Pflanzenschleime eine anregende Wirkung auf die Darmperistaltik. Bekannte Schleimstoffdrogen sind Leinsamen, Flohsamen (Spitzwegerichsamen), Eibischwurzel, Spitz- und Breitwegerich, Malve und Huflattich. Sie beruhigen die Schleimhäute und werden gerne bei Magen-Darm-Beschwerden eingesetzt. Sie wirken stuhlregulierend und binden Giftstoffe.

Man hat allerdings zu beachten, dass besonders Leinsamen und noch mehr der Flohsamen (Spitzwegerichsamen) sehr hygroskopisch sind. Sie ziehen also für ihr Quellen Wasser an. Deshalb sollte man zur Beförderung seines Stuhlganges zwar gern Leinsamen und Flohsamen verwenden, man sollte jedoch beide Samen vor dem Trinken wenigstens eine halbe oder sogar eine Stunde quellen lassen.

Dazu nimmt man einen gestrichenen Esslöffel auf eine große Tasse von 250 ml Wasser oder Tee. Sinnvollerweise trinkt man, nachdem man den entstandenen Schleim getrunken hat, noch eine Tasse Wasser hinterher. Im Umkehrschluss ist es natürlich ungeschickt, Leinsamen oder Flohsamen trocken vom Löffel zu essen. Der Quellvorgang würde dann im Darm stattfinden, diesem Wasser entziehen und schlimmstenfalls im Darm verklumpen. Denken Sie also immer daran, Lein- und Flohsamen vor dem Verzehr in reichlich Wasser quellen zu lassen und dann noch Wasser hinterherzutrinken!

Schleimstoffdrogen kann man auch sehr gut bei Geschwüren, Drüsenschwellungen oder zur Behandlung von Furunkeln einsetzen. Sie lindern Entzündungen und speichern Wärme. Zu beachten ist auch, dass Schleimstoffe die Resorption von Medikamenten verlangsamen oder vermindern können, sodass Tees mit schleimstoffhaltigen Drogen immer erst ein bis zwei Stunden nach der Einnahme eines Medikamentes verzehrt werden sollten.

Typische schleimstoffhaltige Pflanzen sind: Huflattich, Eibischwurzeln, Isländisch Moos, Königskerze, Käsepappelkraut (Malvengewächse), Spitz- und Breitwegerich.

Die Pflanzen werden natürlich auch in unterschiedlichste Familien wie z. B. Lippenblütler, Korbblüter, Schmetterlingsblütler, Rosen-, Hahnenfuß- oder Malvengewächse uva. eingeteilt. Man kann sie auch der schnellen Übersicht halber in Wirkungsgruppen einteilen. Hier spielen nämlich die Phytamine eine entscheidende Rolle. Wir haben die wichtigsten Heilpflanzen in neun Wirkungsgruppen eingeteilt und drucken sie nachstehend tabellarisch in auswurffördernde, krampflösende, wassertreibende, milchbildende, entzündungshemmende, abführende, schweißtreibende, blutstillende und nervenberuhigende Kräuter ab.

ENTZÜNDUNGSHEMMENDE KRÄUTER

Pflanze	Botanischer Name
Leinsamen, gequetscht	Semen lini
Birkenblätter	Folia betulae
Schachtelhalmkraut	Herba equiseti
Isländisch Moos	Cetraria islandica
Hagebuttenfrüchte	Fructus rosae caninae
Johanniskraut	Herba hyperici
Kamillenblüten	Flores camomillae
Taubnesselblüten	Flores lamii albi
Haferstroh	Herba avaene sativae

Zu den entzündungshemmenden Kräutern zählen auch die Bärentraubenblätter und die Wacholderbeeren. Mit beiden Kräutern muss man vorsichtig und zurückhaltend umgehen. Von den Bärentraubenblättern macht man gescheiterweise nur einen Kaltauszug über Nacht und erwärmt den Auszug dann auf moderate Trinktemperatur. Kocht man dieses Kraut und lässt es zu lange ziehen, dann lösen sich aggressive Stoffe, die sogar Bauchschmerzen hervorrufen können.

Auch mit den Wacholderbeeren geht man sehr zurückhaltend um und nimmt davon nur ein bis zwei Stück, die man zu den Mahlzeiten kaut. Auch das tut man gescheiterweise nur für einige Tage und nicht wochenlang!

NERVENBERUHIGENDE KRÄUTER

Pflanze	Botanischer Name
Lavendelblüten	Herba thymi
Schafgarbenkraut	Herba millefolii
Baldrianwurzeln	Radix valerianae
Salbeiblätter	Folia salviae
Melissenblätter	Folia melissae
Johanniskraut	Herba hyperici
Thymiankraut	Herba thymi
Pfefferminzblätter	Herba menthae piperitae
Cardobenediktenkraut	Herba cnici benedicti

AUSWURFFÖRDERNDE KRÄUTER

Pflanze	Botanischer Name
Salbeiblätter	Folia salviae
Brunnenkressekraut	Herba nasturtii
Ehrenpreiskraut	Herba veronicae
Holunderblüten	Flores sambuci
Lungenkraut	Herba pulmunariae
Spitzwegerich	Semen plantaginis
Lindenblüten	Flores tilliae
Eibischwurzel	Radix alteae
Isländisch Moos	Centraria Islandica

WASSERTREIBENDE KRÄUTER

Pflanze	Botanischer Name
Goldrutenkraut	Herba virgaureae
Vogelknöterich	Herba polygoni
Schachtelhalmkraut	Herba equiseti
Brennnesselblätter	Herba urticae
Petersilienblätter	Folia petrosilini
Liebstöckelwurzeln	Radix levistici
Birkenblätter	Folia betulae
Maishaare	Stigmata maidis
Bohnenschalen	Fructus phaseoli sine semines
Queckenwurzel	Rhizona graminis

ABFÜHRENDE KRÄUTER

Pflanze	Botanischer Name
Hauhechelwurzeln	Radix ononidis
Bärlappkraut	Herba lycopodii
Wermutkraut	Herba artemisiae
Holunderblüten	Flores sambuci
Fenchelfrüchte	Fructus foeniculi
Enzianwurzeln	Radix gentianae
Rosmarinblätter	Flores rosmarini

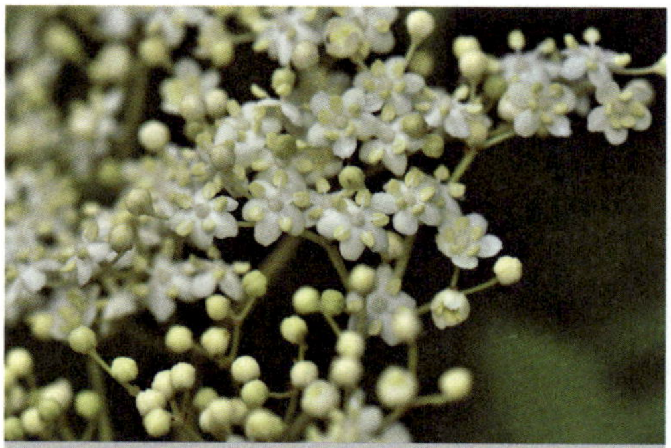

Holunderblüten

SCHWEISSTREIBENDE KRÄUTER

Pflanze	Botanischer Name
Holunderblüten	Flores sambuci
Klettenwurzel	Radix bardanae
Lindenblüten	Flores tilliae
Wollblumenblüten	Flores verbasci
Huflattichblätter	Folia farfare
Pestwurzblätter	Folia petasitidis

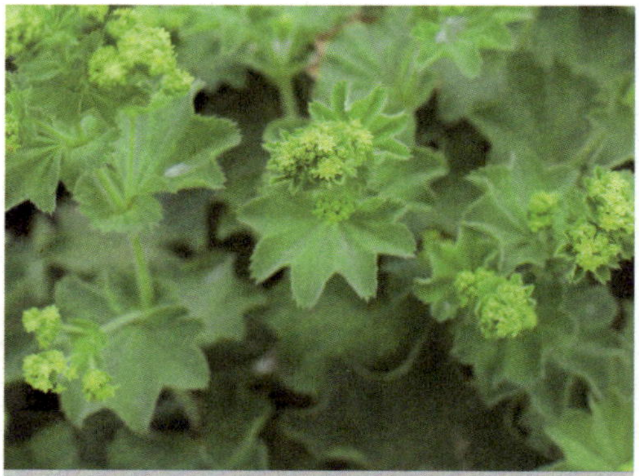

Frauenmantel

MILCHBILDENDE KRÄUTER

Pflanze	Botanischer Name
Thymian	Herba thymi
Majoran	Herba origani vulgaris
Dillkraut	Herba anaeti
Fenchelfrüchte	Fructus foeniculi
Anisfrüchte	Fructus pimpinelle anaesi
Borretsch	Herba boraginis
Kümmelfrüchte	Fructus carvi
Basilikumblätter	Folia basilici
Bockshornkleesamen	Semen foenugraeci
Koriandersamen	Fructus coriandri
Melissenblätter	Folia melissae

BLUTSTILLENDE KRÄUTER

Pflanze	Botanischer Name
Mistelkraut	Herba visci
Hirtentäschelkraut	Herba bursae pastoris
Schachtelhalmkraut	Herba equiseti
Tormentillwurzeln	Rhizoma tormentillae
Vogelknöterich	Herba Polygoni
Lungenkraut	Herba pulmunarie
Frauenmantel	Herba alchemille
Brombeerblätter	Folia rubifruticosi
Ringelblumenblüten	Flores calendulae

KRAMPFLÖSENDE KRÄUTER

Pflanze	Botanischer Name
Spitzwegerich	Semen plantaginis
Gänsefingerkraut	Herba anserinae
Ehrenpreiskraut	Herba veronicae
Schlüssenblumenblüten	Flores primulae
Huflattichblätter	Folia farfare
Johanniskraut	Herba hyperici
Fenchelfrüchte	Fructus phoeniculi
Isländisch Moos	Centraria islandica
Wollblumenblüten	Flores verbasci
Thymiankraut	Herba thymi
Veilchenblüten	Flores violae tricoloris

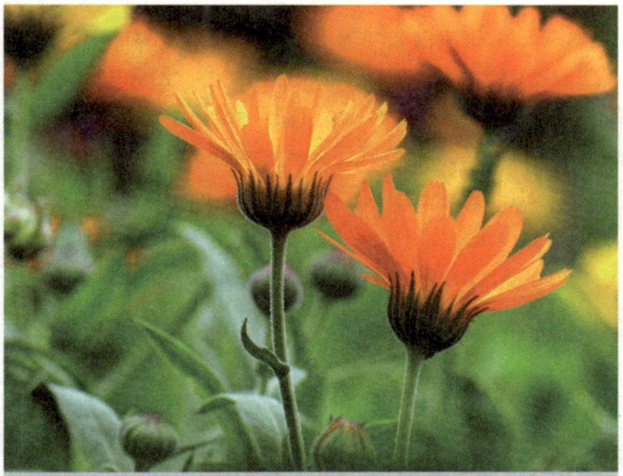

Ringelblumenblüten

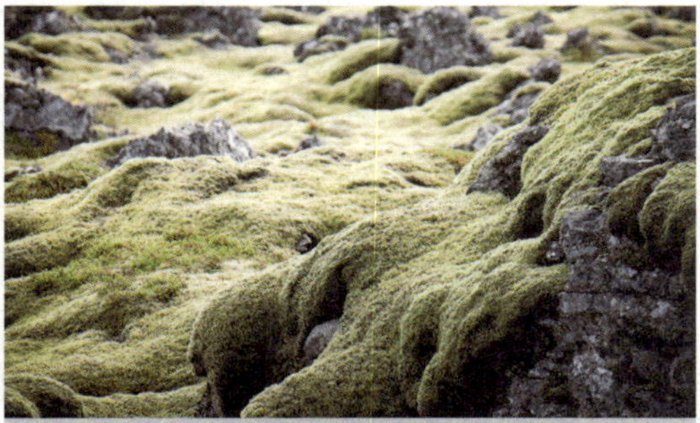

Isländisch Moos

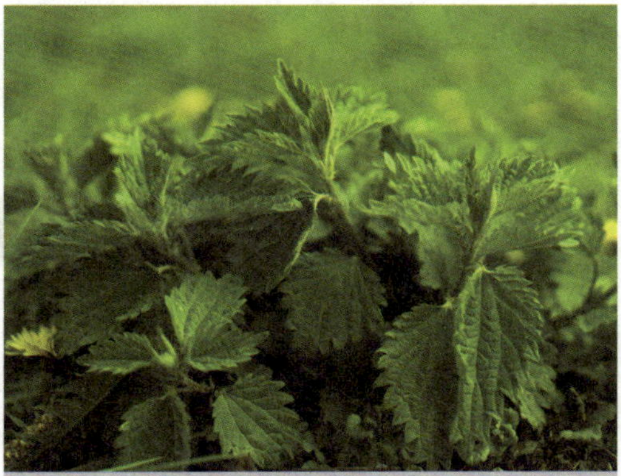

Brennnesselblätter

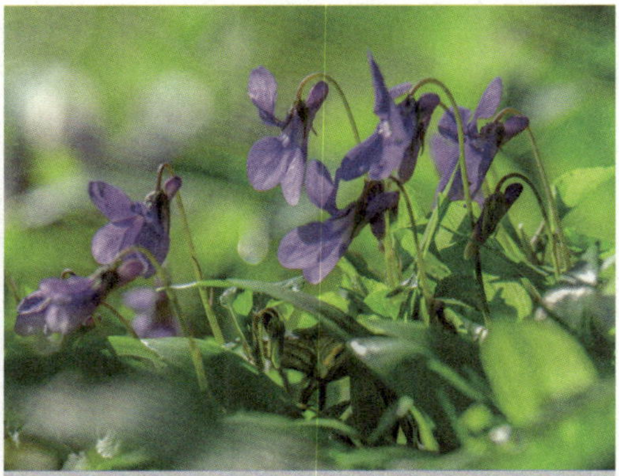

Veilchenblüten

Antibiotisch wirkende Kräuter und Mittel

Es gibt zahllose antibiotisch wirkende Heilkräuter. Diese stellen wir Ihnen in einer eigenen Tabelle, alphabetisch geordnet, vor. Einige Kräuter davon ragen mit einer sehr guten Wirkung heraus. Diese haben wir fett gedruckt. Das sind die Kapuzinerkresse, der Knoblauch, der Schwarzkümmel, der Sonnenhut/Echinacea, das Tausendgüldenkraut, die Zwiebel und der Weihrauchbaum bzw. dessen Harz.

Augentrost	Papayablätter
Bärentraubenblätter	Piment / Nelkenpfeffer
Bergamotte	Propolis
Blutwurz	Ringelblumenblüten
Bohnenkraut	Schafgarbe
Brennnessel	**Schwarzkümmel**
Brombeere	**Sonnenhut / Echinacea**
Brunnenkresse	Spitzwegerich
Gewürznelke	Steinkleekraut
Goldrute	**Tausendgüldenkraut**
Gundermannkraut	Teebaumblätter /-öl
Kapuzinerkresse	Thymiankraut
Klettenwurzeln	Wacholderbeeren
Knoblauch	Walnussblätter
Lapachorinde	Wegwarte
Lavendelblüten	**Weihrauch**
Lorbeerblätter	Zitronenschalen
Meerrettich	**Zwiebeln**

All diese Gewürze kommen aus den Tropen, wo es besonders viele den Menschen ärgernde oder schädigende Parasiten gibt. Glücklicherweise lässt die Natur dort auch die hilfreichen Gegenmittel wachsen. Eine parasitenaustreibende Wirkung hat auch pulverisierter Papayasamen, der sowohl bei Asthma Anwendung findet als auch zum Austreiben von Würmern, speziell vom Bandwurm.

Bekanntermaßen lösen viele Antibiotika die sog. „antibiotika-assoziierte Diarrhö" aus. Diese manchmal gravierende Komplikation einer Antibiotikatherapie ist bei der Verwendung antibiotisch wirkender Pflanzen glücklicherweise nicht zu erwarten. Die wohl wirksamste unter den antibiotisch wirkenden Pflanzen ist die Kapuzinerkresse mit ihren wertvollen Senfölglykosiden. Die bunten Blüten kann man pur essen oder Salate damit verzieren!

Der Name Antibiotikum lädt mit seiner Bedeutung „gegen das Leben" wenig zu seiner Verwendung ein. Gemeint ist natürlich nicht das Leben des Patienten, sondern das Leben und die Existenz von Bakterien, die man sich vom Halse resp. aus seinem Organismus schaffen möchte. Ungeschickterweise vernichten die modernen synthetischen Antibiotika nicht nur krankheitserregende oder begleitende Bakterien, sondern auch die uns schützenden Darmbakterien, und schwächen dadurch unsere körpereigene Abwehr.

Diese Tatsache ändert jedoch nichts da-ran, dass Penicillin und andere Antibiotika bis heute Millionen von Menschen gerettet und geholfen haben und dass durch diese Arzneimittelgruppe Krankheiten wie Lungenentzündung, Tuberkulose, Hirnhautentzündung, Typhus, Ruhr oder Blutvergiftung ihren Schrecken verloren haben.

Um die antibiotische Wirkung von Pflanzen bzw. genau genommen um die antibiotische Wirkung von Schimmelpilzen wussten schon die Alten Ägypter, welche Krankheiten mit verschimmeltem Brot oder mit Gärungsprodukten heilten, oder auch die Indianer Nordamerikas, die aus verschimmelter Eichenrinde eine Art Naturpenicillin herstellten.

Auch wenn der Schimmelpilz und von ihm hergestellte Stoffe nicht gerade Sympathie erzeugen, so sollten wir uns dadurch nicht in eine grundsätzlich gegen Antibiotika gerichtete Haltung drängen lassen.

Verwenden wir stattdessen sowohl wegen ihrer antibakteriellen Wirkung als auch zur Stärkung unserer eigenen Abwehrkräfte hin und wieder Knoblauch, Kapuzinerkresse oder Schwarzkümmel und Zwiebeln in unserer Küche und fügen bei Bedarf Tausendgüldenkraut und Sonnenhut unserem alltäglichen Kräutertee hinzu.

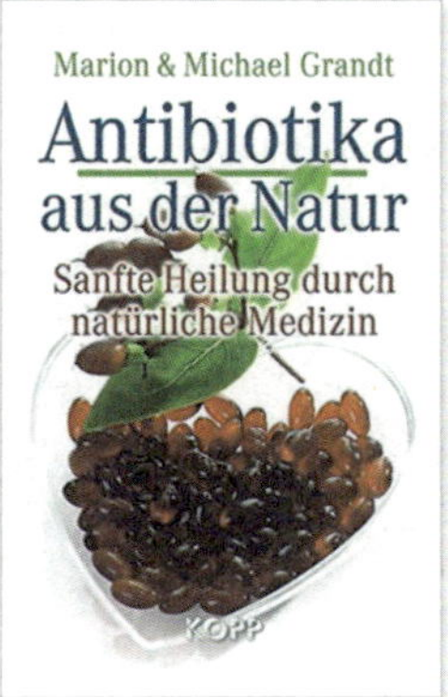

Im Kopp Verlag ist von Marion und Michael Grandt ein interessantes Buch zum Thema Antibiotika erschienen (siehe Literaturverzeichnis).

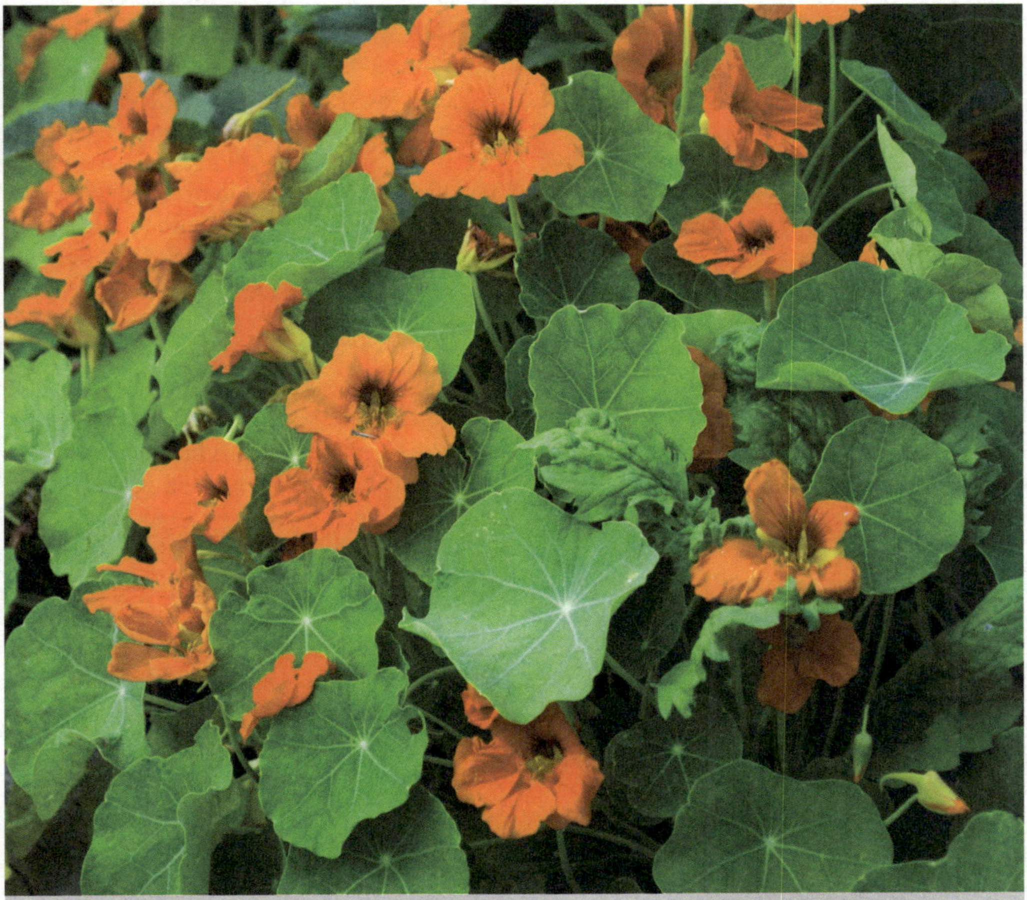

Kapuzinerkresse

Kräutertee, der Helfer des Blutes

In unserem Blut befinden sich nicht nur die bekannten Roten und Weißen Blutkörperchen, sondern auch zahlreiche Gruppen von dem Immunsystem zugehörigen Abwehrzellen bis zu sog. Fresszellen oder Makrophagen. Sie alle haben unterschiedliche Aufgaben der Versorgung und Entsorgung des Organismus und auch Aufgaben, die verschiedensten Funktionen unseres Körpers zu bewirken.

Für all diese Funktionen braucht unser Organismus Stoffe. Nehmen wir einmal als Beispiel den Sauerstoff, der für die Fruchtbarkeit der Frau benötigt wird, und den Wasserstoff, der äußerst wichtig für die Fruchtbarkeit des Mannes ist.

Beide Elemente sind in zahllosen Kräutern enthalten. Man muss diese nur kennen. Besonders wichtige Sauerstoffspender und damit sicherlich besonders wichtig für die Fruchtbarkeit der Frau sind die Lapachorinde, das Lungenkraut, Melissenkraut, Ringelblumen und der Wermut. Aber auch in Arnikablüten, Basilikum, Beinwellkraut, Brennnesselsamen, Bruchkraut, Brunnenkresse, Echinacea, Frauenmantel, Ginkgo, Gnadenkraut, Goldrutenkraut, Himbeerblättern, Holunderblüten, Johanniskraut, Kastanienblättern, Kerbel, Koriander, Liebstöckelblättern, Passionsblume, Pfefferminzblättern, Pfingstrose, Rosmarin, Salbeiblättern, Schlüsselblume, Schnittlauch, Sonnentau, Storchenschnabelkraut, Wegwarte und Zimtrinde ist Sauerstoff enthalten.

Bekanntermaßen ist das Element Sauerstoff das Resorptionselement unseres Organismus. Insofern sind die eben aufgelisteten Sauerstoffkräuter auch als hilfreich anzusehen zur Überwindung von Mangelkrankheiten. Diese haben in aller Regel ihre Ursache weniger in der Unterversorgung mit dem Organismus fehlenden Substanzen, als vielmehr in deren mangelnder Resorption. Diese muss logischerweise befördert und Resorptionsbehinderungen durch Milch und Milchprodukte, durch Chlor und Chlorderivate und durch Fluor und Fluorderivate müssen beendet werden!

Die Sauerstoffkräuter sind natürlich nicht nur für die Resorption von Vitalstoffen und für die Fruchtbarkeit der Frau wichtig, sondern auch für unsere Sauerstoffversorgung von Blut, Geweben und Zellen. Wir Zivilisationsmenschen atmen heute viel zu flach, und die meiste Zeit unseres Tages verbringen wir im Sitzen, sodass lediglich sechs bis neun Liter Atemluft pro Minute durch die Lungen fließen.

Bei leichtem Sport, auf dem Trampolin oder beim Seilchenspringen oder wenn wir einmal die Treppe flott hinaufsteigen, dann pumpen wir sage und schreibe 90 – 100 Liter durch unsere Lungenflügel.

Das dann geübte tiefe Ausatmen fördert den Abbau von Säuren, was ganz einfach zu verstehen ist. Die eingeatmete Luft enthält 0,1 % Kohlenstoffdioxid. Beim Ausatmen sind es dagegen 4 %.

Kohlenstoffdioxid CO_2 reagiert im Körper in Verbindung mit dessen Wasser zu Kohlensäure H_2CO_3, wenn es im Organismus verbleibt. Bei tiefem Ein- und Ausatmen verlässt viel CO_2 den Körper, sodass wir auf diese einfache Art und Weise nicht nur viel Kohlenstoffdioxid ausatmen, sondern auch die Bildung von Kohlensäure im Organismus vermeiden und damit auch die Bildung und Ablagerung kohlensaurer Salze, sprich Schlacken.

Gestatten Sie uns, dass wir an dieser Stelle zu der immer heftiger diskutierten Klimahysterie, insbesondere zu der CO_2-Hysterie, Stellung nehmen. Nach wie vor gilt als unbestreitbare Tatsache, dass die Lebewesen unseres Planeten und auch die von uns Menschen geschaffene Industrie mit ihren Verbrennungsmotoren und -öfen für einen gehörigen Ausstoß von Kohlenstoffdioxid sorgen.

Genauso unumstößlich ist jedoch auch die Tatsache, dass die Pflanzen dieses Kohlenstoffdioxid einatmen, sich für die Bildung ihres Holzes und ihrer restlichen Gewebe den Kohlenstoff entnehmen und den nicht benötigten Sauerstoff ausscheiden. Das ist der Kreislauf der Natur: Wir brauchen Sauerstoff, den die Pflanze uns schenkt. Die Pflanze braucht Kohlenstoff, den wir ihr in Form des von uns ausgeatmeten oder produzierten CO_2 schenken.

Jetzt macht die Menschheit allerdings einen riesengroßen Fehler. Sie vernichtet Wälder und Waldflächen, welche vorher in großen Mengen CO_2 absorbiert haben. Der Ausstoß von Kohlenstoffdioxid war einmal um ein Vielfaches höher als heute, nämlich in den Dreißiger-, Vierziger- und Fünfzigerjahren, als weltweit die Schlote der Stahl- und Kohlekraftwerke qualmten.

Da war jedoch von CO_2-Hysterie nichts zu hören, gab es doch die großen Wälder Europas, Russlands, Kanadas, Afrikas, Südostasiens und des Amazonas, wo dieser Kohlenstoff absorbiert wurde.

Das Abholzen großer Wälder ist eine größere Sünde als der Ausstoß von Kohlenstoffdioxid. Die Menschheit muss mit dem Abholzen der Wälder Brasiliens, Afrikas und Südostasiens aufhören und die verlorenen Flächen wieder aufforsten. Dann wird aus dem Kohlenstoff des Kohlenstoffdioxids Holz, und das Problem ist vom Tisch.

Jetzt haben Sie sicherlich die Frage, wieso wir den Sauerstoff für die Fruchtbarkeit der Frau

Das Wasser, Ehe und Familie auf der atomaren Ebene

Der Vater, der Wasserstoff, einwertig „positiv“
Die Mutter, der Sauerstoff, zweiwertig „negativ“
Die schwangere Frau, das Hydroxyl-Ion, instabil, neutral

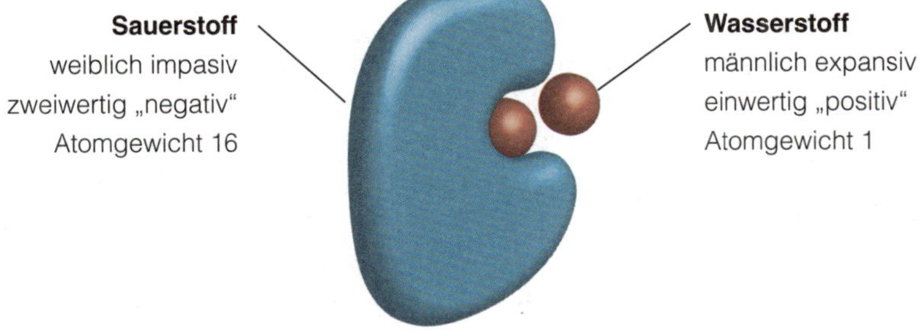

$$OH^- + H^+ = H_2O$$

Die Summenformel des Wassers H_2O symbolisiert die Ein-Kind-Familie des Wassers auf der atomaren Ebene. H_2O bedeutet das OH-Ion als die schwangere Frau und das H^+-Ion als den Vater. Es gibt auch auf der atomaren Familienebene des Wassers Sauerstoffatome, die mit zwei oder sogar mit drei H^+-Atomen schwanger sind. Dann spricht man von „schwerem Wasser“.

verantwortlich machen. Fragen Sie die Gynäkologie. Die weiß, dass wir am Beginn unseres Lebens, also nach der Vereinigung des zu befruchtenden Eies mit dem Spermium, mehr oder weniger nur aus Wasser bestehen.

Dieser Dipol Wasser wiederum besteht aus einem H^+-Ion und aus einem OH^--Ion. Der resorbierende Part ist das Element Sauerstoff, Oxygenium. Der eindringende Teil, das Spermium, ist der positiv rechtsdrehende H^+-Pol, das Hydrogenium-Ion.

Will man Kinder zeugen, dann bedarf es nicht nur der gegenseitigen Zuneigung, sondern im Körper der Frau einer starken Sauerstoff-Fakultät und im Körper des Mannes einer starken Wasserstoff-Fakultät.

Die Fruchtbarkeit von Mann und Frau:

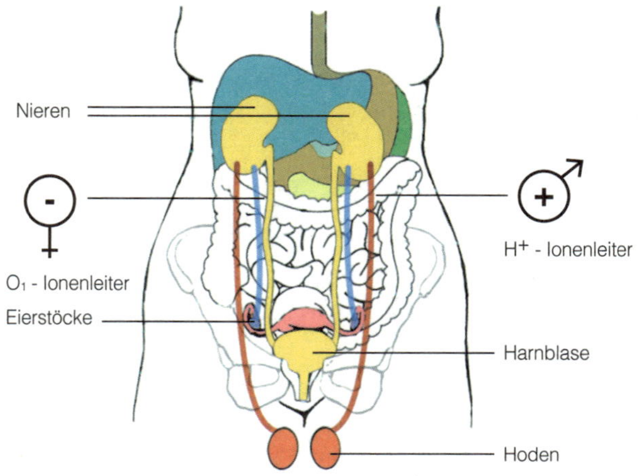

Der primäre Spender der Fruchtbarkeit ist das Blut. Aus ihm filtern die Nieren Wasserstoff- oder Sauerstoff-Ionen. Auf dieser Garfik sehen Sie die von uns postulierten Ionenlieter. Beim Mann, in Rot gefärbt, fühen die Ionenleiter von den Nieren in die Hoden. Bei der Frau, in Blau gefärbt, führen die Ionenleiter von den Nieren ind die Eierstöcke.

Der Wasserstoff ist besonders enthalten in der Brunnenkresse, im Dillkraut, in den Sellerieblättern und im kleinblütigen Weidenröschen. Aber auch im Buchweizenkraut und im Estragon, in Fenchelfrüchten, Hauhechelwurzeln, Holunderblüten, Kapuzinerkresse, Koriander, Kümmelfrüchten, Lapachorinde, Lindenblüten, Petersilienstängeln, Ringelblumen, Steinkleekraut, Stiefmütterchen und im Weinlaub. Diese Kräuter dürften damit sehr hilfreich für die Fruchtbarkeit des Mannes sein.

Die Nieren filtern bei der Frau O_1-Ionen aus dem Blut und leiten diese in die Ovarien. Es sei noch angefügt, dass die Fruchtbarkeit der Säugetiere, zu denen auch unsere Spezies Mensch zählt, primär aus dem Blut,danach aus den Nieren und erst zum Schluss aus den Ovarien und Hoden stammt.

Die Nieren des Mannes filtern aus dem Blut Wasserstoff-Ionen und leiten diese zwecks Spermienbildung in die Hoden. Das Spermium ist mithin ein H^+-Spermium, während das zu befruchtende Ei quasi ein O_1-Ei ist.

In der Nanosekunde des Befruchtungsvorganges, wenn sich Spermium und Ei vereinen, in diesem Augenblick kommt es zur blitzschnellen Entscheidung, welches Geschlecht der jetzt gezeugte Mensch haben wird. Die Entscheidung fällt auf der Basis der im Augenblick der Vereinigung herrschenden energetischen Stärke von Spermium und Ei.

Dominiert die energetische Potenz des Eies, dann dominiert die radiästhetische Linksdrehung, und die Geschlechtsteile wandern nach innen. Dominiert die radiästhetische Stärke des Spermiums, also die rechtsdrehend expansive Kraft, dann ist ein zukünftiger Mann gezeugt worden, und die Geschlechtsteile wandern nach außen.

Diese anatomische Besonderheit ist der Grund dafür, dass sich im unteren Bauchraum des Mannes, also unterhalb des Bauchfells, des Peritoneums, ein recht großer Hohlraum, eine regelrechte Luftkammer, befindet.

Wasser ist das Element unseres Lebens. Unser Leben entsteht an den „Wasserwegen" von Vater und Mutter. Wir starten nach der Vereinigung von Ei und Spermium als Wassertropfen und bleiben Wasserwesen ein Leben lang, besteht unser gesamter Organismus doch später zu immerhin 70 % aus Wasser, unser Gehirn sogar zu 90 %!

Es ist also gar nicht so ungeschickt, einen „Wasserkopf" zu haben. Das Wasser darf nur nicht vergiftet, sondern es muss höchst sauber und energetisch höchststrukturiert sein. Wir denken also mit Wasser. Das wundert denjenigen nicht, der von der „Merkfähigkeit" des Wassers weiß.

Der Sauerstoff ist nicht nur verantwortlich für die Fruchtbarkeit der Frau und damit für die

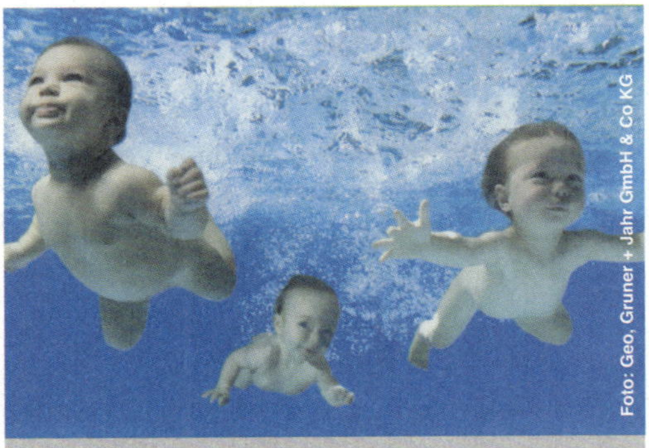

Kleine schwimmende Wasserwesen

Erhaltung unserer Spezies. Er ist auch das oxidierende wie phagozitierende Element unseres Organismus, wie dieses Element überhaupt eine ganz entscheidende Rolle innerhalb unseres Immunsystems spielt. Denken wir an die großen Fresszellen, die sogar in der Lage sind, Krebszellen regelrecht aufzufressen und zu verdauen. Das alles geschieht auf der Basis der Oxidierungs- und Phagozitierungsfähigkeit des Sauerstoffes.

Das, was in unserem Körper mit der Reinigungskraft des Sauerstoffes geschieht, das haben wir alle paar Jahre im Rhein zu beobachten, wenn wieder einmal die großen schweizerischen Chemiefabriken direkt an der deutschen Grenze ein Leck bekommen und den Rhein auf Hunderte von Kilometern vergiften. In Karlsruhe ist er wieder sauber. Der freie Sauerstoff des Wassers hat Giftatom für Giftatom oxidiert oder phagozitiert, im Kern giftigen, jedoch neutralisierten, Schlamm gebildet, bis die Wasser des Rheins wieder giftfrei waren.

Halten wir es mit unserem Blut genauso und spülen regelmäßig unsere Zellen und Gewebe, unsere Faszien und Organe mit Tee, der möglichst viel Sauerstoff zur Stärkung unserer Reinigungs- und Immunfunktionen enthält, sauber und giftfrei.

Wir beide, Peter Jentschura und Josef Lohkämper, haben schon vor Jahrzehnten den Mut gehabt, in den Kategorien der verschiedenen Elemente zu denken und einen aus 49 Kräutern bestehenden Tee rezeptiert mit der Maßgabe, dass er nicht nur Sauerstoff und Wasserstoff zu enthalten habe, sondern alle Elemente des Periodensystems, aus denen auch unser menschlicher Organismus aufgebaut ist. Wir haben schon dargelegt, dass ein Tee eine quasi D_4-D_6 Verdünnung darstellt.

Das ist ein Grad von Verdünnung, bei dem sich noch verdünnte Materie, also chemische Elemente, im Tee befinden. Die Materielosigkeit fängt ja erst bei D_9 an. Wir unterstellen, dass jedes Organ, jedes Gewebe und jede Zelle genau weiß, welche Energie und welches Element es gerade braucht. Sie werden sich aus dem Blut, welches mit allen Elementen versorgt ist, genau diejenigen herausnehmen, derer sie gerade bedürfen.

Geht es nach der uns vorliegenden Literatur, dann wird es mit dem Vorhandensein ursprünglicher Materie im Homöopathikum kritisch. Andere Quellen sprechen von der Materielosigkeit betreffend die Ursprungsmaterie ab D_{23}. Also irgendwo zwischen D_9 und D_{23} dürfte auch das letzte Ursprungsatom das Homöopathikum verlassen haben.

Wir glauben, dass jedem Gewebe und jeder Zelle ein unüberbietbares Höchstmaß an Intelligenz innewohnt. Jede Zelle kennt ihre Aufgabe, kann sehr wohl zwischen willkommen, nützlich, schädlich und giftig unterscheiden und ist in der Lage, mit jeder Situation und mit jedem Stoff das Beste für sich und für den Gesamtorganismus zu machen.

Uns kommt einmal mehr ein hermetischer Lehrsatz in den Sinn: „Wie im Großen, so im Kleinen." Es ist wie in einem Staat im Großen, in welchem jeder von uns weiß, was er zu tun hat. Wir sind die Zellen. Aber über uns gibt es die hierarchische Struktur des Organs und die Leitungsfunktionen von Bauch und Gehirn mit den Befehlssträngen der Hormone, der Nerven, des übergeordneten Willens, das alles unter der stummen Oberhoheit des „Bauches".

Denken Sie noch einmal an das von uns erkannte Naturgesetz des steil ansteigenden Intelligenzquotienten bei gleichzeitig abnehmendem Organisationsgrad. Wenn wir Menschen einen durchschnittlichen Intelligenzquotienten von vielleicht 120 IQ haben, dann hat jedes unserer Organe einen solchen von vielleicht 2500 IQ, jede Zelle einen solchen von 250.000 und jedes Atom einen solchen von 25.000.000.

Lassen Sie sich von dieser Betrachtung dahingehend beeinflussen, dass Sie sich in Zukunft bei Fragen betreffend Ihre Gesundheit und Ihr

Die unterschiedlichen Stufen von Intelligenz und Organisationsgrad

Organisationsgrade	IQ
Subatomare Strukturen	25.000.000.000
Atome	25.000.000
Moleküle	12.500.000
Zellen	2.500.000
Gewebe	250.000
Organellen	25.000
Organ	2.500
Mensch	120
Familie	115
Verein	110
Stamm	100
Partei	95
Volk	90
Bündnisse	85
Weltstaat	80

Der Intelligenzquotient ist abhängig vom Organisationsgrad.

Der Intelligenzquotient sinkt mit steigendem Organisationsgrad.

Der Intelligenzgrad steigt mit abnehmendem Organisationsgrad.

Verhalten vertrauensvoll an das Ihnen Sorgen bereitende Organ wenden. Fragen Sie, und Sie werden in Nullzeit eine glasklare Antwort bekommen, ggf. auch eine Rüge, einen Vorwurf oder einen Befehl. Sie werden sich auf alle Fälle über die Schnelligkeit der Antwort als auch über deren Richtigkeit wundern.

Kommen wir zum Schluss unserer Betrachtung „Kräutertee, der große Helfer des Blutes und seiner Funktionen“. Eine der Hauptaufgaben des Blutes ist sicherlich der Gasaustausch. Denken Sie daran, dass wir Menschen fast wochenlang ohne Nahrung auskommen können, nur tagelang ohne Wasser und bestenfalls für einige Minuten ohne Atmung, d. h. ohne Sauerstoff.

Atmung, das ist die Versorgung mit Sauerstoff und die Entsorgung von Kohlenstoffdioxid. Die Luft enthält natürlich noch andere Stoffe als Sauerstoff, nämlich überwiegend Stickstoff sowie Kohlenstoff und die Edelgase.

Ganz bestimmt haben auch diese ihre Funktionen in unserem Organismus. Möglicherweise besteht sogar ein uns noch nicht bekannter Zusammenhang zwischen Edelgasen und den zentralen Drüsen des Kopfes. Es wäre schwerlich nachvollziehbar, dass diese Gase zwar auf unserem Planeten wirken, jedoch keinerlei Wirkung in unserem eigenen Organismus haben sollen.

Von manchen Menschen sagt man, dass sie allein von Luft und Liebe leben. Das ist nicht schwer, wenn man diesen Menschen zumindest die Aufnahme von Wasser zugesteht. Die restlichen Substanzen unserer Stofflichkeit wie bspw. Eiweiß und Fett, könnten sie dann aus den per Luft oder Wasser aufgenommenen Elementen Sauerstoff, Wasserstoff, Stickstoff und Kohlenstoff synthetisieren.

Vor dem Hintergrund dieser Betrachtung betreffend den Gasaustausch verwundert die hysterische Diskussion um den unseren Planeten angeblich gefährdenden Ausstoß von CO_2. Diesen Ausstoß produzieren Mensch und Pferd, Katze und Kuh. Sollen wir uns alle dezimieren?

Was wird dann aus den Pflanzen, die ihrerseits CO_2 benötigen, es zu Holz werden lassen und ihrerseits Sauerstoff in der Nacht ausatmen. Irgendetwas stimmt an diesem ganzen Szenario nicht, am wenigsten die Geschichte vom Klimawandel.

Den gibt es seit Jahrtausenden, ohne dass es früher Industrie und Massen von Menschen und Tieren gegeben hätte. Der Klimawandel geht von der Sonne, genau genommen von der Aktivität der sog. Sonnenflecken, aus.

Man schaue sich die niederländische Malerei des ausgehenden Mittelalters an. Da wimmelt es von Bildern zugefrorener Grachten und Szenen aus kältester Winterzeit. Auch im letzten Jahrhundert war es für viele Jahrzehnte bitterkalt. Im Mittelalter hat es aber auch besonders warme Perioden gegeben.

In den Vierzigerjahren hatten wir 1945 in Schlesien mehr als -30° C, sodass die Russen mit ihren schweren Panzern über die zugefrorene Oder fahren konnten. Diese Kälteperiode hielt bis 1965 an. Seitdem ist es in der Tat immer wärmer geworden, obwohl seither die Schlote der Ruhr und immer weniger Kohlekraftwerke immer weniger CO_2 emittieren.

Zurück zu den Funktionen des Blutes und zu ihrer Unterstützung durch Kräutertees. Nächst dem Gasaustausch obliegt dem Blut eine zweifache Transportfunktion.

Das Blut ist der große Transporteur sowohl der Nährstoffe zu den Zellen, Geweben und Organen hin als auch der gleichfalls wichtige Transporteur von Abfallstoffen, Säuren Giften und Schlacken entweder zu den verarbeitenden und ausscheidenden Organen oder zu den Ausscheidungsdrüsen der Haut hin. Dort werden wasserlösliche Schadstoffe durch die Schweißdrüsen und die fettlöslichen durch die Talgdrüsen ausgeschieden.

All diese wichtigen Funktionen des Immunsystems, des Gasaustausches und der Transportfunktionen unterstützt in hervorragender Art und Weise der Kräutertee mit seinen zahlreichen Elementen und unzähligen Wirkstoffen der symbiotisch in den Kräutern enthaltenen Saponine, Glykoside, Alkaloide und anderer lebenswichtiger Stoffe. Das Transportmedium dabei ist das Wasser, aus dem unser Organismus zu mehr als 70 % besteht oder bestehen sollte.

Von dieser Flüssigkeit benötigen wir pro Tag ca. zwei bis drei Liter. Wir müssen kontinuierlich nachfüllen, verlieren wir doch die gleiche Menge Tag für Tag bei der Ausatmung, was wir bspw. an dem Dampf sehen, den wir ausstoßen, wenn wir im kalten Winter ausatmen. Oder wir verlieren Wasser, wenn wir Urin lassen, mit den Fäces oder natürlich auch über Verdunstungsprozesse durch die Poren der Haut und selbst über und für die Feuchthaltung der Augen und anderer Schleimhäute.

So wichtig das Trinken von Wasser und Kräutertee auch ist, so sehr muss man auch seine eigenen Nieren und die Leber stärken, damit diese Stoffwechselorgane die aus Fett- und Bindegeweben mittels Kräutertee gelösten Schadstoffe verarbeiten und ausscheiden können.

Es bedarf also immer einer parallel gefahrenen vitalstoff- und mineralstoffreichen Ernährung zusätzlich zu dem Trinken von Kräutertee. Ein Kräutertee aber, gemischt aus möglichst vielen Sorten, sorgt mit seinem schier allumfassenden Angebot an Elementen des Periodensystems als auch anderen unterschiedlichsten Wirkstoffen der Schleime, Gerbstoffe, der Glykoside, Alkaloide und Saponine für die Aufrechterhaltung vieler Zustände im Organismus des Menschen, die, wie bspw. unsere Körpertemperatur von normalerweise 36,5° C, ein Leben lang und durch unsere ganze menschliche Spezies hindurch konstant bleiben.

Dazu gehört bspw. die Isotonie, die Konstanz des osmotischen Druckes der Körperflüssigkeiten beim Gesunden. Therapeutisch wird manchmal versucht, diese Isotonie aufzuheben, indem man mit der sog. Osmotherapie durch Einspritzung hochkonzentrierter Salz- und/oder Zuckerlösungen ins Blut (iv) den osmotischen Druck des Blutes erhöht.

Ein weiteres Iso-Phänomen ist die Isothermie, also die Konstanz der normalen Körpertemperatur des Menschen von 36,5° C. Der augenblickliche Stand der wissenschaftlichen Erkenntnis ist, dass diese Konstanz durch den Einfluss des Wärmezentrums im Gehirn bewirkt wird. Nach unserer Meinung bedient sich der Organismus für diese kybernetische Funktion jedoch der Iso-Ionie, also der gleichbleibenden Elektrolytzusammensetzung im Körper.

Vielleicht erinnern Sie sich an Ihren Chemieunterricht im Gymnasium, als der Studienrat Natrium metallicum auf einer Wasseroberfläche herumzischen ließ. Da wurde uns Schülern Angst und Bange, und wir ließen uns die Reaktion dieses Metalls in Verbindung mit Wasser erläutern.

Diese Reaktion heißt „Wärmeentwicklung". Für diese Wärmeentwicklung sind in unserem

Organismus die Elektrolyte, also die Mineralstoffe verantwortlich, besonders die Erdalkalimetalle Natrium und Kalium. Dieses Pärchen lebt seine diesbezügliche Aktivität resp. Kraft unser ganzes Leben lang in unseren Zellen mit der dort wirkenden Natrium-Kalium-Pumpe aus.

Die sog. positiven Elemente des Periodensystems, das sind in der Regel die Mineralstoffe, sorgen in unserem Organismus für Wärme, die negativen für Abkühlung, Balance und dafür, dass der Organismus nicht „überkocht".

Nach unserem Dafürhalten ist die stets gleichbleibende chemische Mischung der Körpersäfte, genannt Eukrasie, sowohl für den konstant leicht basischen Säuregrad unseres Blutes von pH 7,35 verantwortlich als auch für die Aufrechterhaltung unserer konstant warmen Körpertemperatur von 36,5° C.

Reptilien, wie zum Beispiel die Krokodile, haben saures Blut mit einem pH-Wert von 6,3 und logischerweise eine niedrigere Körpertemperatur von 31° C. Diese relative Azidität des Blutes ermöglicht den Krokodilen eine schier unglaubliche Kraftentfaltung, bewirkt jedoch eine schnelle Ermüdung der Muskulatur. Von dieser können Fußballspieler und andere Hochleistungssportler ein Lied singen.

Weiterhin gibt es noch die Isohydrie, die gleichbleibende Wasserstoffionenkonzentration im Organismus, die u. a. auch dafür sorgt, dass wir möglichst konstant bei einem Wasserpegel von 70 % unserer Gesamtsubstanz bleiben.

Auch zur Aufrechterhaltung dieses Iso-Phänomens müssen wir kontinuierlich trinken, und zwar Wasser und noch besser Kräutertee, der nicht nur Wasser in den Organismus bringt, sondern auch alle basen- und säurebildenden Elemente, um mit deren Balance oder überhaupt mit deren Vorhandensein sowohl die Körpertemperatur als auch die Druckverhältnisse in unserem Organismus aufrechtzuerhalten.

Bei der Gelegenheit wiederholen wir noch einmal die Forderung, zusätzlich zu dem Kräutertee nach Möglichkeit die gleiche Menge Wasser zu trinken. Ein gut konzipierter Kräutertee ist immer ein Löser von Schadstoffen, Säuren und Giften. Die wollen hinausgespült werden, und dafür bedarf es des Wassers.

Die Ausscheidungsorgane, primär unsere beiden Nieren, wollen jedoch in ihrer Funktion unterstützt werden. Das geschieht nicht mit wassertreibenden Diuretika. Das geschieht sinnvollerweise mit einer mineralstoffreichen Ernährung, dominiert von Gemüse und Obst, was Sie immer im Verhältnis von 80:20 essen sollten. Sie können eher zu 100 % Gemüse essen als zu 100 % Obst.

Wir selber versuchen, der Mineralstoff- und Vitalstoffnot der Menschen unserer Zeit gerecht zu werden, und haben deshalb ein aus sage und schreibe 103 Pflanzen komponiertes Granulatgemisch rezeptiert, welches naturbelassen, wenn auch trocken, dem Körper unendlich viele Mineralstoffe, Spurenelemente, Vitamine und alle möglichen Wirkstoffe der Pflanzen in Feinstverteilung und Feinstdosierung omnimolekular zur Verfügung stellt.

Missbrauchte Wissenschaft

Seit Jahrzehnten beobachten wir Bestrebungen, ein Heilkraut nach dem anderen dem freien Zugang und der freien Verwendung des Prävention oder Heilung suchenden Menschen zu entziehen. Als Gründe dafür, dass diese Kräuter nicht mehr in Drogerien und Reformhäusern, sondern nur noch in Apotheken erhältlich sind, werden wissenschaftliche Untersuchungen und deren angebliche Ergebnisse angeführt. Diese sollen eine latente oder tatsächliche Bedrohung der menschlichen Gesundheit ergeben haben.

Derartige wissenschaftliche Untersuchungen belegen seit Jahr und Tag eindeutig Gesundheitsgefahren, die vom Rauchen und vom Alkohol ausgehen. Befremdlicherweise haben diese Untersuchungen jedoch nicht zum Verbot des Rauchens oder des Alkoholkonsums und zum ausschließlichen Verkauf über die Apotheke geführt, sehr wohl aber zum Verbot des freien Zugangs zahlreicher seit Jahrtausenden verwendeter Heilkräuter.

Die angewandten wissenschaftlichen Methoden sind dabei diejenigen, dass ein einzelner ermittelter Pflanzenstoff, den es in der Natur als Monosubstanz gar nicht gibt, synthetisiert wird und danach Versuchstieren, in aller Regel Ratten und Mäusen, in abartig großen Mengen intravenös, subkutan oder anders injiziert wird.

Die logische Folge können nur überschießende Stoffwechselreaktionen des armen Versuchstieres sein bis hin zur Geschwulstbildung. Daraus wird dann die Kanzerogenität nicht nur des isolierten Stoffes, sondern gleich der ganzen Pflanze abgeleitet.

Auf ähnliche Art und Weise sind bspw. Sennesblätter und Sennesschoten dem Freiverkehr entzogen worden. Bis in die Achtzigerjahre war in den auflagenstarken Kräuterbüchern noch die Rede davon, dass Sennesschoten, Sennesblätter oder Faulbaumrinde probate Zusätze zu selbstzubereiteten Kräutertees seien, wenn man denn eine verdauungsfördernde Wirkung erzielen wolle. Heute gelten diese Kräuter als gesundheitsgefährdend.

Ähnlich ist es dem Weißdorntee und den Ginkgoblättern ergangen, ganz zu schweigen von Thuja, Arnika, der Ringelblume und unzähligen anderen Kräutern, die eines nach dem anderen diskreditiert, desavouiert und regelrecht kriminalisiert werden oder wurden. Für diesen perversen Unsinn werden Jahr für Jahr Hunderttausende von Versuchstieren geopfert, sind sie doch in den Augen derer, die sie „verbrauchen", nichts als gedanken- und gefühllose „Sachen".

Wir selber werten und verwerfen den Tierversuch als eine desaströse Entgleisung unserer menschlichen Spezies dem Tier gegenüber. Im Übrigen ist der Tierversuch ohnedies kein sicherer Weg, um ein sicheres Humanarzneimittel zu schaffen. Viele Substanzen verstoffwechselt manches Tier ohne jedes Problem, was nicht für den Menschen gilt und umgekehrt. Arsen ist bspw. für die Kuh ein bekömmlicher Genuss, während das Heilkraut Schachtelhalm für das Schaf tödlich ist.

Der Tierversuch ist mithin der denkbar ungeeignetste Weg zur Findung von Humanarzneimitteln ohne Nebenwirkungen.

Als uns allen in Erinnerung gebliebene Arzneimittelkatastrophe mag das Arzneimittel Contergan dienen, welches die trächtige Sau ohne Probleme vertrug, was leider nicht für die schwangere Frau galt. Und so reiht sich trotz oder eigentlich wegen der Ermittlung von Arzneimitteln auf der Basis von Tierversuchen eine Arzneimittelkatastrophe an die andere. Lesen Sie dazu von Hans Rüsch aus dem Hirthammer Verlag „Die Pharmastory". An vielen Stellen werden Ihnen die Tränen kommen.

Das Bedauerlichste für uns Menschen ist dann noch die Tatsache, dass der Tierversuch die geforderte und „anerkannte" wissenschaftliche Basis für die Zulassung eines Humanarzneimittels ist. Wenn das alles Recht ist, dann brauchen wir ein anderes Recht. Und wenn das alles Wissenschaft ist, dann brauchen wir eine andere Wissenschaft.

Die Natur weiß mehr als alle Wissenschaftler dieser Welt zusammen, gibt sie doch die in unserer modernen Zeit diskreditierten Stoffe nur in allergeringsten Spuren der Glykoside, Alkaloide o. a. in die einzelnen Pflanzen und deren Bestandteile und vergesellschaftet sie dort sinnvoll mit hilfreichen Begleitstoffen und symbiotisch wirkenden weiteren Substanzen.

Auf diese Art und Weise sorgt sie dafür, dass die Pflanze, ob in Gänze oder mit ihren einzelnen Bestandteilen oder auch in ihren zahllosen Zubereitungsmöglichkeiten, für den Menschen nicht nur unschädlich, sondern bei sachgemäßer Anwendung hilfreich und heilend wirkt.

An dieser Stelle dürfen wir Sie mit einem der geistreichen Aphorismen des Göttinger Universitätsprofessors Georg Christoph Lichtenberg erfreuen. Der hat einmal vor seinen Studenten verkündet: „In der Natur werden Sie zahllose Phänomene finden, die Sie in den Compendii der Wissenschaft vergeblich suchen werden. Dafür jedoch werden Sie in diesen Compendii Phänomene beschrieben finden, die es in der Natur gar nicht gibt."

Welch ein Glück für die Menschheit, dass einer der zurzeit auf der Welt bekanntesten Wissenschaftler, der englische Biologe Rupert Sheldrake, artikuliert hat, dass der moderne Materialismus mit dem ihm eigenen „Wissenschaftswahn" zu Ende geht. Wir wünschen dem gleichnamigen Titel von Sheldrake, so dick das Buch mit seinen 500 Seiten auch sein mag, einen guten Erfolg rund um die Welt.

Passen wir vor allen Dingen auf, dass wir uns nicht ein Heilkraut nach dem anderen aus der Hand nehmen lassen, bis am Ende nur noch Monopräparate in Form von Kapseln und Tabletten zur Verfügung stehen, die in ihrer symptombezogenen Sofortwirkung so beeindruckend sein werden, wie sie langfristig unliebsame Nebenwirkungen zeitigen werden.

Diese Nebenwirkungen resultieren aus ihrer Wesenheit als Isolate. Die modernen Isolate, ob als Monowirkstoff in Form von Hormon, Enzym, Mineralstoff, Beschleuniger oder Hemmer oder wie auch anders verabreicht, stören nämlich grundsätzlich und immer die Homöostase unserer physiologischen Körperfunktionen. Diese Homöostase wiederum basiert auf der stets gleichbleibenden Mischung unserer Körpersäfte, auf deren Eukrasie, und auf der Balance zwischen allen Elementen des chemischen Periodensystems. Insonderheit auf einer lebenslangen basenüberschüssigen Ausgewogenheit der basenbildenden und der säurebildenden Valenzen resp. Substanzen.

Wir selber, Peter Jentschura und Josef Lohkämper, sind erklärte Anhänger der Omnimolekularität und stehen der Verwendung der modernen Monopräparate und damit Isolate kritisch gegenüber. Den Begriff der Omnimolekularität haben wir geschaffen, und zwar im Gegensatz zu dem geläufigen Begriff der Orthomolekularität.

Dieser Begriff leitet sich ab aus dem Griechischen orthos mit der Bedeutung „richtig". Unser Begriff der Omnimolekularität leitet sich ab aus dem Lateinischen „omnes", d. h. alle und dem bekannten Begriff Molekül.

Bekannt ist die orthomolekulare Ernährungsberatung. Diese basiert auf der Analyse defizitärer Mineral- und Vitalstoffe des Patienten und empfiehlt auf dieser Grundlage entweder die „richtigen" Elemente des Periodensystems, wie z. B. Chrom, Zink, Selen u. a., oder sie empfiehlt die „richtigen" Vitalstoffe, wie bspw. Vitamin A, Vitamin C und E oder ganz bestimmte als defizitär erkannte Aminosäuren oder andere Vitalstoffe.

Unserer omnimolekularen Sichtweise liegt die Erkenntnis zugrunde, dass jedes Gewebe, jedes Organ und jede Zelle sich aus dem chemisch diffusen täglichen Nahrungsangebot die Stoffe heraussucht, die mit ihrer materiellen Zusammensetzung und auch mit ihrem energetischen Gehalt zu ihrem Erhalt, zu ihrer Regenerierung und zur Aufrechterhaltung ihrer Strukturen und Funktionen benötigt werden.

Das Gegenteil der Omnimolekularität sind isolierte Nährstoffe, sog. Isolate, von uns als „monomolekular" bezeichnet. Es ist ein einzelnes synthetisiertes Vitamin, ein Mineralstoff oder auch isoliertes Lecithin, Sojaeiweiß o. ä. Bei diesen Isolaten muss man sich den Herstellungsprozess genau ansehen. Oft stößt man da auf unappetitliche Lösungsmittel wie Hexachloroform o. a., die, wenn auch in geringen Spuren, im Endprodukt, dem Isolat eben, enthalten sind.

Die Isolate resp. Monosubstanzen werden gern bei diagnostizierten Mangelerscheinungen in Form von Nahrungsergänzungsmitteln oder Supplementen eingesetzt. Dieser Einsatz mag zu einem beeindruckenden Anfangserfolg, nämlich zur Überwindung des zu behandelnden Defizits führen. Auf die Dauer stört jedoch jedes Isolat die Eukrasie unserer Körpersäfte, also deren lebenslange gleiche Zusammensetzung, indem sie unseren Organismus zwingt, zur Wiedergewinnung des stofflichen Gleichgewichtes entweder Ausscheidungsprozesse zu starten oder zur Hilfe von Ablagerungen zu greifen, die nicht benötigten Isolate zu neutralisieren, um sein stoffliches Gleichgewicht zu erhalten.

Stehen dem Organismus in der täglichen Ernährung nicht hinreichend viele Basen oder basenbildende Substanzen für diese Neutralisierung zur Verfügung, so bedient sich der Organismus in seiner Not entsprechender Depots an Mineralstoffen der Zähne und Knochen, der Haare, Haut und Gewebe. Die Folge sind die unterschiedlichsten Alterungs- oder Degenerationskrankheiten oder Phänomene.

Würde unsere Ernährung via Essen und Trinken eines Tages ein omnimolekulares Angebot umfassen, dann wäre nicht nur für die Erhaltung aller Gewebe und Organe gesorgt, sondern auch für die Aufrechterhaltung derer Funktionen. Omnimolekular ist nach unserem Dafürhalten eine Ernährung, die sowohl Tag für Tag nicht nur die Hauptbestandteile der menschlichen Ernährung, nämlich Eiweiß, Fett und Kohlenhydrate enthält, sondern alle Vitalstoffe und auch alle Elemente des chemischen Periodensystems samt den diesen innewohnenden Energien!

Diese omnimolekulare Generalversorgung des Organismus wird einmal ein ganz wesentlicher Beitrag zur Erhaltung der individuellen Gesundheit als auch ein Durchbruch für ein viel längeres Leben in Gesundheit bedeuten, als das heute der Fall ist. Das tägliche omnimolekulare Angebot von Nährstoffen halten wir für das im Augenblick erfolgversprechendste für unsere Gesundheit.

Es ist noch ein weiter Weg, bis die Maximalvorstellung individueller Gesundheit verwirklicht werden kann, wie sie bereits Hippokrates vor 2500 Jahren gefordert hat: „Wenn wir jedem Individuum das richtige Maß an Nahrung und Bewegung zukommen lassen könnten, hätten wir den sichersten Weg zur Gesundheit gefunden!"

Vielleicht kommen wir beide, Peter Jentschura und Josef Lohkämper, aber auch diesem hippokratischen Ziel in den nächsten Jahren noch näher oder sogar nahe. Wir beabsichtigen nämlich, ein eigenes Regenerierungszentrum zu etablieren, in dem wir nicht nur die individuellen Ernährungsbedürfnisse, sondern auch die individuellen Notwendigkeiten der Reinigung und Regenerierung des geschädigten Organismus beachten und bedienen wollen.

Diese lebenslange Balance der Stoffe, der Säuren und der Basen, sorgt nicht nur für einen in sehr engen Grenzen stabilen basischen Säuregrad unseres Blutes zwischen pH 7,25 und pH 7,45, sondern auch für die konstante Körpertemperatur unserer menschlichen Spezies von ca. 36,5° bis 37,5° C.

Im Übrigen gilt unser Säure-Basen-Haushalt dann als ausgeglichen, wenn dem Organismus für die immer wieder anfallenden Säuren hinreichend viel Basen zu ihrer Neutralisierung zur Verfügung stehen.

Die Säurebildner, das sind die Halogene wie bspw. Chlor, Fluor, Schwefel, Jod, Brom und andere. Die basenbildenden Elemente sind in erster Linie Mineralstoffe wie Kalzium, Magnesium, Kalium, Natrium, Eisen u. a.

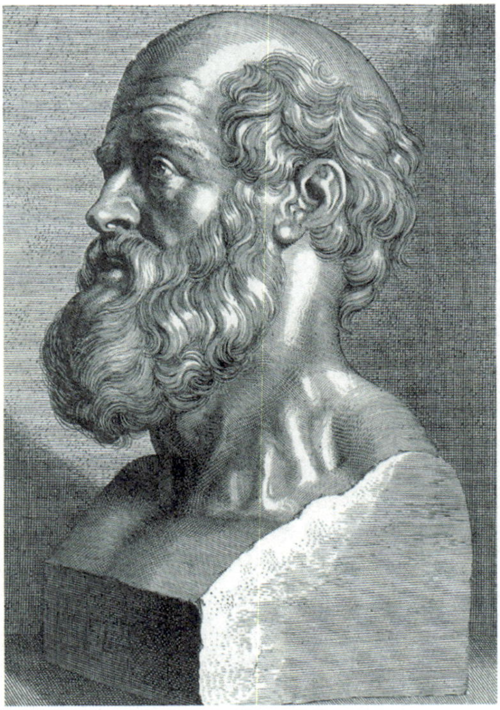

„Wer sich richtig ernährt, der braucht keine Arznei; wer sich falsch ernährt, dem hilft keine Arznei."

Hippokrates
(460 v. Chr. – 370 v. Chr.)

Eine große Unbekannte, die Selbstheilungskraft

Bis auf den heutigen Tag weiß kein Empiriker und auch kein Wissenschaftler, diese ominöse Kraft zu definieren. Die Erforschung dieser in jedem Organismus von Pflanze, Tier und Mensch ganz offensichtlich vorhandenen Kraft haben logischerweise auch die beiden Autoren dieses Buches so interessant gefunden, dass wir uns mit diesem Thema beschäftigt haben.

In der Natur werden Sie ein Phänomen beobachtet haben, so wie es auch uns schon seit Jahrzehnten immer wieder einmal geht. Irgendwo wird eine Straße oder eine Autobahn gebaut, oder es wird irgendwo eine Baugrube ausgehoben, und manchmal liegen die aufgeschütteten Erdwälle Monate und Jahre an der Seite.

Was beobachten wir, sobald die Vegetation wächst und blüht? Es siedeln sich Kamille und Mohn an, und niemand weiß, wieso es gerade diese Pflanzen an diesen Ort der Erdverletzung gezogen hat.

In früheren Kulturen verwendete man den Klatschmohn gegen Husten und Heiserkeit bei Kindern, aber auch gegen Schmerzen und Schlaflosigkeit. Noch heute wird er in homöopathischen Zubereitungen bei Unruhe- und Erregungszuständen und bei Krämpfen der inneren Organe gegeben. So genannte Opiumalkaloide enthält diese Mohnsorte nicht. Der Schlafmohn hingegen enthält das Opium crudum, welches als Grundmittel zur Herstellung von industriellen Zubereitungen dient.

Diese Zubereitungen werden, wie wir wissen, in der Schmerz- und Palliativmedizin verwendet. Klatschmohn und Schlafmohn übertreffen die Intensität der Selbstheilungskraft, wie sie von der Kamille ausgeht, um sage und schreibe das Doppelte. Wen wundert es also, dass wir Mohnpflanzen bei verletzter Erde finden?!

Ähnliche Eigenschaften weist auch die Kamille auf. Diese hatten wir nämlich vor einigen Jahren mit den von dem genialen Dipl.-Ing. Paul Schmidt entwickelten energetischen Messgeräten auf die in dieser Pflanze enthaltenen Steuerungsfrequenzen untersucht. Die Ausbeute war außerordentlich gering bis auf eine einzige Welle, welche die Kamille in geradezu fantastischer Intensität aussendet. Das ist die rechtsdrehende Schmidtsche Welle 12,5. Das ist die Welle der Selbstheilungskraft!

Dieses Kraut heilt also nicht nur alle möglichen Krankheiten von Mensch und Tier, ob innerlich oder äußerlich angewandt. Nein, die Kamille hilft auch der verletzten Natur, wie im eben beschriebenen Falle der verletzten Mutter Erde.

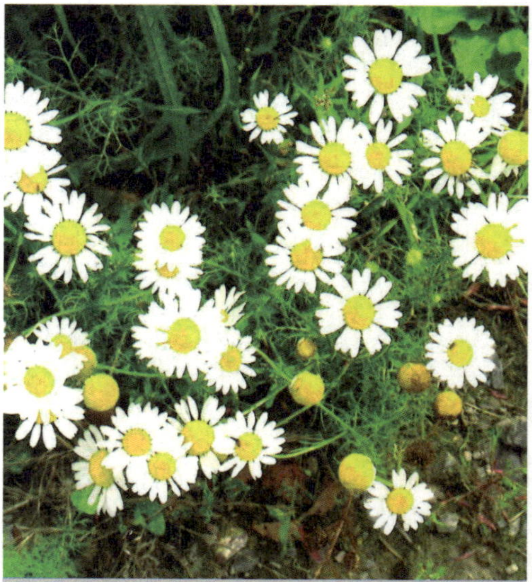

Kamillenblüten

Mancher ältere Mensch wird sich daran erinnern, dass nach dem Zweiten Weltkrieg, noch bevor die große Ära der chemischen „Pflanzenschutzmittel" begann, in den Feldern und auch an deren Rändern Kamille und Mohn blühten, ganz abgesehen von der blauen Kornblume. Da hatten nicht nur die Bienen etwas zu finden, sondern da durfte Mutter Erde mit ihren Pflanzenhelfern noch versuchen, sich selbst zu helfen und zu heilen.

Die Kamille entzieht sich in ihrer Heilwirkung komplett der wissenschaftlich-materialistischen Sicht unserer Epoche, gibt es außer dem bislang nicht „anerkannten" Gedankengebäude von Paul Schmidt doch kein Parameter, mit welchem die von ihm behaupteten Energien resp. Steuerungsfrequenzen messbar wären.

Bei Interesse an diesem Thema beschäftigen Sie sich gerne mit der Literatur von Paul Schmidt, die Sie über dessen Unternehmen „Rayonex" in Lennestadt beziehen können. Besonders interessant sind seine Bücher „KREBS", „SYMPHONIE DER LEBENSKRÄFTE" und „BIOMOSAIK DES LEBENS".

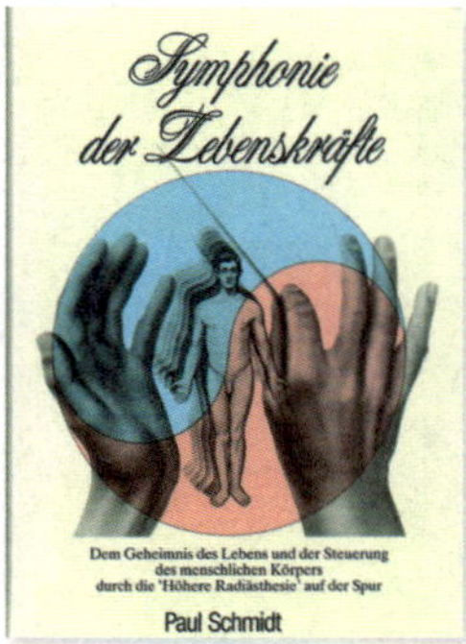

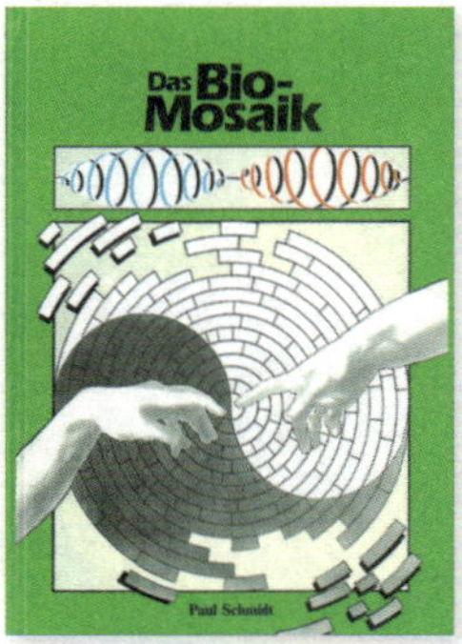

Uns beschäftigt nach wie vor die Frage, ob unsere Selbstheilungskraft aus einer oder ggf. zwei Zentralen gesteuert wird, oder ob diese Kraft in jeder Zelle wirkt bzw. dort stimuliert werden kann.

Eine Naturbeobachtung mag zur Beantwortung dieser Frage hilfreich sein. Fällt man einen Baum und sägt ihn möglichst weit unten ab, dann treibt er keinen Ast mehr aus. Setzt man den Schnitt jedoch relativ hoch bei ca. 30 cm und höher über dem Waldboden an, dann treibt er wieder aus und bleibt am Leben.

Dort unten, kurz über dem Boden, befindet sich ganz offensichtlich der „Geist des Baumes". Oder ist es die „Herrin des Baumes", die dort genau zwischen seiner oberen Baum- und Asthälfte und seiner unteren Hälfte, dem Wurzelwerk, residiert?

Möglicherweise ist der Schluss zulässig, dass wir Menschen an einer vergleichbaren Stelle unseres Organismus den Sitz der „Herrin unseres Körpers" haben. Wo könnte diese Stelle sein? Wir vermuten als Lokalisation das Ende des Dünndarmes oberhalb der Bauhin'schen Klappe, nach neuerem Sprachgebrauch „Valva ileocaecalis" oder Ileozäkalklappe. Das ist die Stelle, an welcher der Dünn- in den Dickdarm übergeht.

Dort findet mit der Hilfe von Wasserstoffperoxid die hauptsächliche Resorption der von unserem Organismus benötigten und mit der Nahrung aufgenommenen Vitalstoffe statt. Dort befindet sich aber auch in unmittelbarer Nähe die Gebärmutter der Frau, aus welcher das Leben und das Überleben unserer Spezies erwachsen, ein absolut sinnvoller Platz.

Ganz sicher ist unser Körper zweifach gesteuert, und neben der Bauchsteuerung verfügen wir auch über eine Kopfsteuerung, welche wir in unseren zentralen Drüsen des Gehirns, nämlich in Epiphyse, Thalamus, Hypothalamus und in den Basalkernen vermuten dürfen.

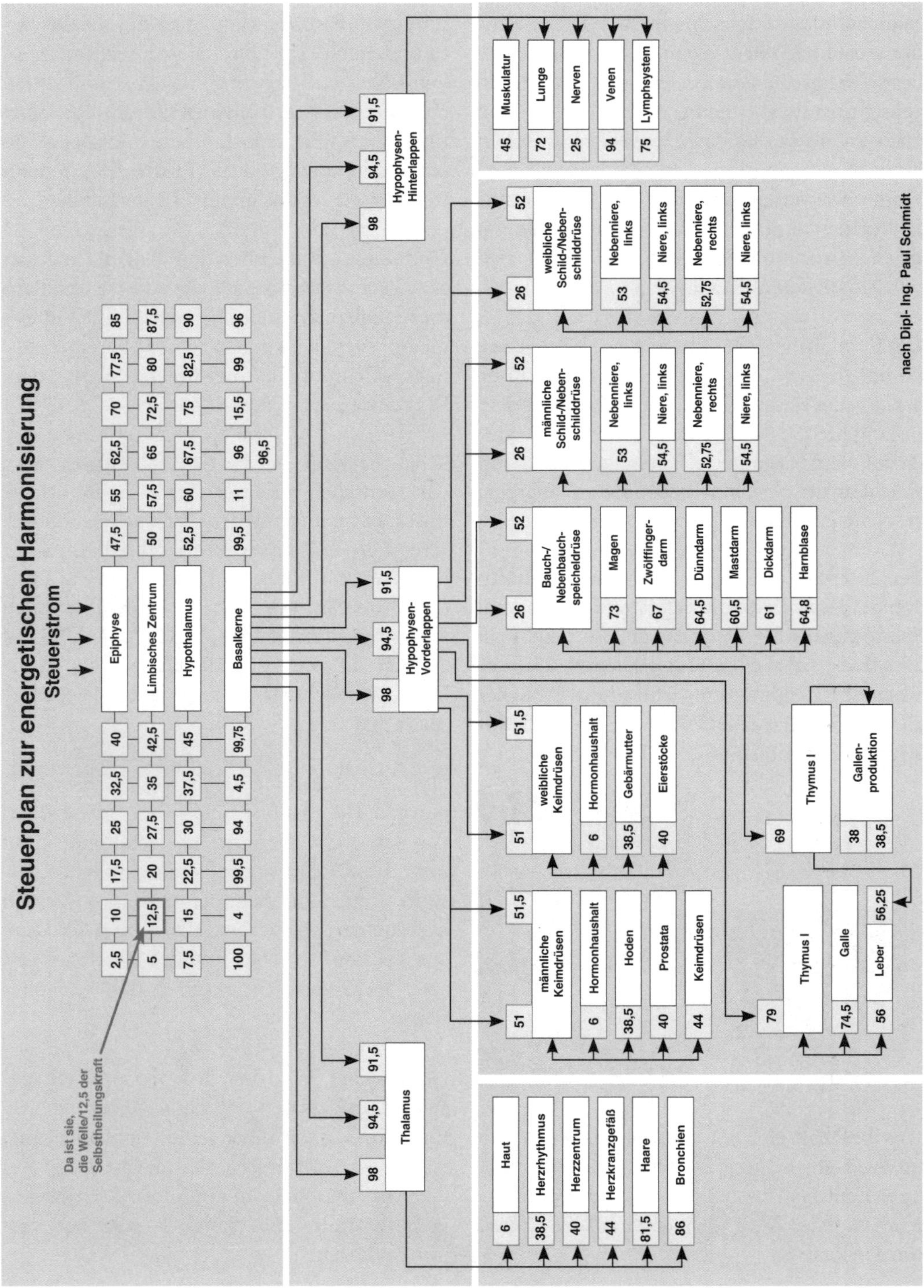
Steuerplan zur energetischen Harmonisierung
Steuerstrom
Epiphyse
2,5 10 17,5 25 32,5 40 47,5 55 62,5 70 77,5 85
Limbisches Zentrum
5 12,5 20 27,5 35 42,5 50 57,5 65 72,5 80 87,5
Hypothalamus
7,5 15 22,5 30 37,5 45 52,5 60 67,5 75 82,5 90
Basalkerne
100 4 99,5 94 4,5 99,75 99,5 11 96 96,5 15,5 99 96
Da ist sie, die Welle/12,5 der Selbstheilungskraft
Hypophysen-Hinterlappen 98 94,5 91,5
Muskulatur 45
Lunge 72
Nerven 25
Venen 94
Lymphsystem 75
Hypophysen-Vorderlappen 98 94,5 91,5
Thalamus 98 94,5 91,5
Haut 6
Herzrhythmus 38,5
Herzzentrum 40
Herzkranzgefäß 44
Haare 81,5
Bronchien 86
männliche Keimdrüsen 51 51,5
Hormonhaushalt 6
Hoden 38,5
Prostata 40
Keimdrüsen 44
weibliche Keimdrüsen 51 51,5
Hormonhaushalt 6
Gebärmutter 38,5
Eierstöcke 40
Bauch-/Nebenbauchspeicheldrüse 26 52
Magen 73
Zwölffingerdarm 67
Dünndarm 64,5
Mastdarm 60,5
Dickdarm 61
Harnblase 64,8
männliche Schild-/Nebenschilddrüse 26 52
Nebenniere, links 53
Niere, links 54,5
Nebenniere, rechts 52,75
Niere, links 54,5
weibliche Schild-/Nebenschilddrüse 26 52
Nebenniere, links 53
Niere, links 54,5
Nebenniere, rechts 52,75
Niere, links 54,5
Thymus I 69
Gallenproduktion 38 38,5
Thymus I 79
Galle 74,5
Leber 56 56,25
nach Dipl- Ing. Paul Schmidt

Wer hat nicht in den Kreisen seiner Verwandten, Freunde, Kollegen und Bekannten Menschen erlebt, die von Therapeuten aufgegeben waren und als unheilbar galten, die jedoch um alles in der Welt überleben wollten.

Ganz offensichtlich ist diese Selbstheilungskraft eine Energie, die nicht nur von unserem Intellekt unbeeinflussbar abläuft, sondern eine solche, die sehr wohl auch von unserem Willen beeinflussbar ist. Nehmen wir das einmal als Beweis dafür, was unsere Körperfunktionen angeht, dass wir eine Zentrale im Bauch und eine zweite Zentrale im Kopf haben.

Möglicherweise wendet sich die Kamille an die Selbstheilungskraft resp. an die Herrin des Körpers, die im Bauch angesiedelt ist.

Welche Kräuter aber wenden sich an den Herrn des Körpers, der mit seinem Wissen, Willen und Können im Kopf angesiedelt ist? Das sind Emotionen, Wunsch und Willen erzeugende Heilpflanzen wie das Johanniskraut, die Passionsblume und andere auf die Psyche wirkende Kräuter.

Auch Mutter Erde steuert ihren Organismus über eine Kopf- und über eine Bauchzentrale. Der Klatschmohn wendet sich dabei an die Kopf- und die Kamille an die Bauchzentrale.

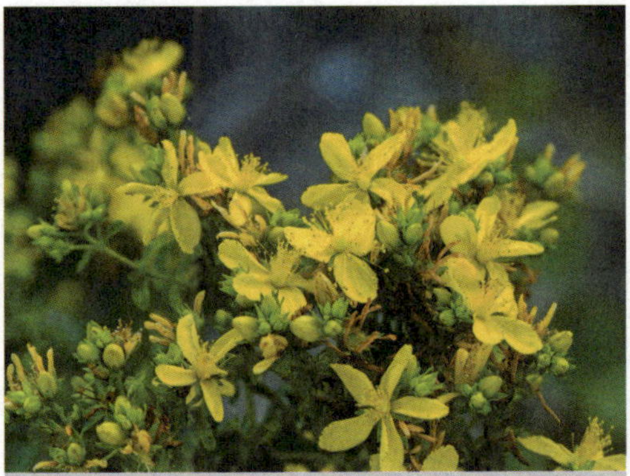
Johanniskraut

Und was macht die Kornblume, die früher mitten im Getreide auf jedem umgepflügten Acker stand? Diese Pflanze gilt seit alters her als Mittel gegen Schmerzen und als Hilfsmittel zur Wundheilung. Gehen wir davon aus, dass diese Wirkungen, die wir uns als Kinder von Mutter Erde von dieser Pflanze versprechen, auch für Mutter Erde selber gelten.

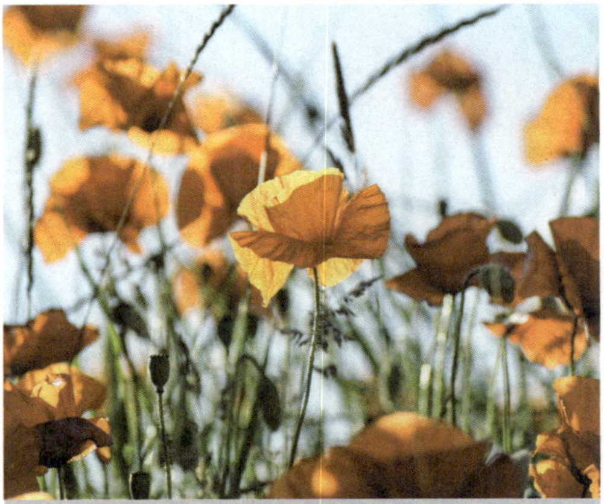
Klatschmohn

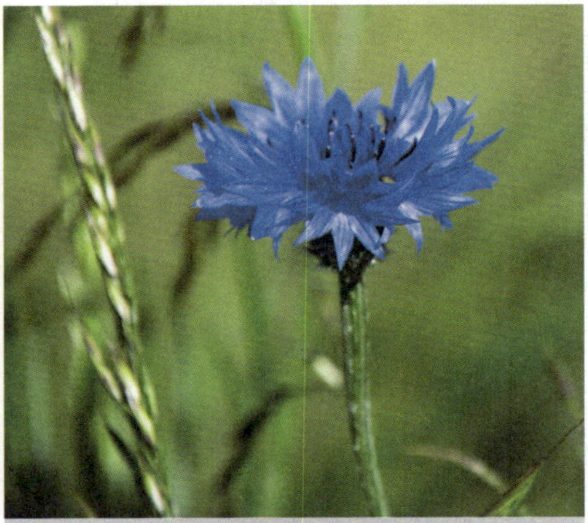
Kornblume

Unsere zehn Sinne

Wenn Sie bereit sind, unserer Sicht zu folgen, dass wir sowohl einen Herren als auch eine Herrin unseres Körpers haben, die uns durch die derzeitige Inkarnation leiten, dann werden Sie zu Recht nach den Steuerungsinstrumenten fragen, über welche Herr und Herrin verfügen. Diese Steuerungsinstrumente, das sind die sog. Sinne, über die wir Menschen verfügen. Es sind die Sinne des Kopfes und des Bauches bzw. die Sinne von Gottvater GEIST und Göttinmutter NATUR.

NATURSINNE	GEISTSINNE
Riechen	Gedächtnis
Hören	Intellekt
Sehen	Instinkt
Fühlen	Phantasie
Schmecken	Verstand

Gottvater GEIST verfügt ebenso über fünf Sinne resp. Steuerungsinstrumente, wie Göttinmutter NATUR über fünf Sinne verfügt. Mit diesen insgesamt zehn Sinnen steuern sie uns von unserer Inkarnation bis zu unserer Exkarnation, und wir dürfen gespannt sein, wie sie uns nach unserer Inanimation durch die Phase unserer Regenerierung bis zu unserer Examiation und erneuten Inkarnation steuern.

Schauen Sie sich gern unsere drei Grafiken an, die wir zum Thema des ewigen Wechsels zwischen Inkarnation und Inanimation abdrucken. Wir haben uns bei dieser Darstellung von dem hermetischen Lehrsatz leiten lassen, der da lautet: „Gegensätze berühren sich." Bezogen auf Beginn und Ende unseres Lebens in carne berühren sich in der Geburt das Ende unserer Inanimation und der Beginn unserer Inkarnation.

Gleichfalls berühren sich in unserem Tod unsere Exkarnation und unsere Inanimation. Es gibt also keinen Tod an sich, sondern nur den Übergang aus der Dimension der Körperlichkeit bzw. der Dominanz des Körperlichen hinüber in die Dimension der Geistigkeit bzw. in die von der Geistigkeit beherrschte Dimension.

Im Übrigen ist es lediglich eine Frage des Standpunktes bzw. unseres aktuellen Aufenthaltes entweder „in carne" oder „in animo", was für uns das Diesseits oder das Jenseits ist. Solange wir in carne leben, betrachten wir logischerweise diese Phase als Diesseits und unsere Inanimationszeit als Jenseits. Vielleicht werden wir jedoch die Phase der Inkarnation als Jenseits ansehen, wenn wir eine Phase der Inanimation durchleben. Wie sagte schon Kurt Tucholksy: „Alles ist richtig, auch das Gegenteil!"

So wie wir als logische Entwicklung unserer Inkarnation unseren Alterungsprozess bis zu unserem Tode hin akzeptiert haben, so werden wir eines Tages auch akzeptieren, dass wir im Jenseits, in der Phase unserer Inanimation, immer jünger werden, bevor wir erneut inkarnieren.

Bei dem Gedanken, im Jenseits immer jünger zu werden, hatten wir zugegebenerweise Imaginationsprobleme. Kann es sein, dass die im Jenseits Inanimierten, von jedem bereits Inanimierten, erwartet und gefördert, immer jünger werden, ebenso wie wir „in carne" daran arbeiten, in unserer Inkarnationsphase erwartungsgemäß zu altern und irgendwann zu sterben? Kann es sein, dass im Jenseits die kontinuierliche Verjüngung als absolut logischer Prozess der Inanimation angesehen und deshalb auch angestrebt wird?

Unsere Inkarnations- und Inanimationskurven

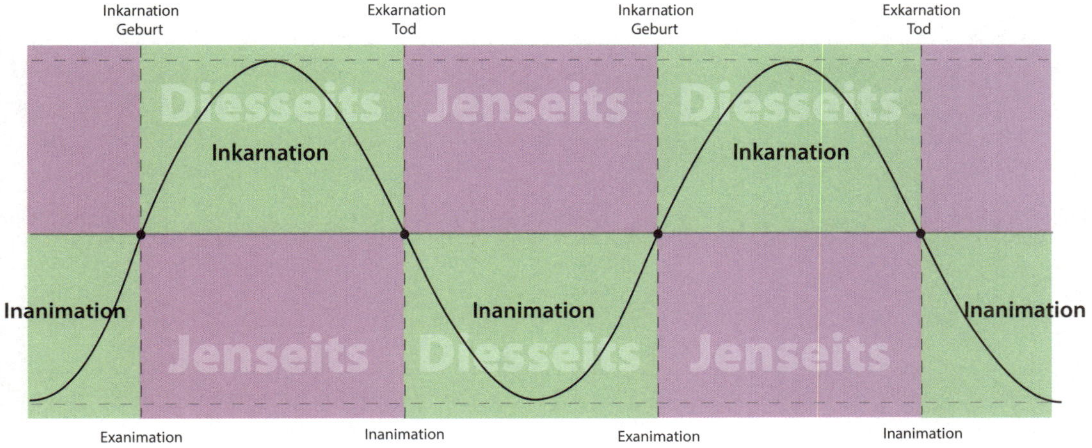

Schauen Sie sich bitte die unterschiedliche Farbgebung der drei Grafiken auf dieser und der folgenden Seite an. Die Farbgebung in der obigen Abbildung hebt darauf ab, dass Diesseits und Jenseits fixe Größen sind und dass wir die Materialisation jeglichen Lebens als Diesseits betrachten. Demgegenüber gälte die materielose Fortexistenz allen Lebens den teilnehmenden geistig-energetischen Strukturen als Jenseits.

Möglicherweise betrachtet aber unsere inanimierte Wesenheit ab ihrem Übergang aus der Inkarnation in die Inanimation plötzlich und in Zukunft die gerade verlassene Sphäre als Jenseits. Unser Geist bliebe nach dieser Betrachtung immer im Diesseits, und die jeweils andere Daseinsform wäre immer das Jenseits. Deshalb wechseln wir auf der folgenden Seite die Farben, und unser Gleist bleibt immer „im grünen Bereich" des Diesseits.

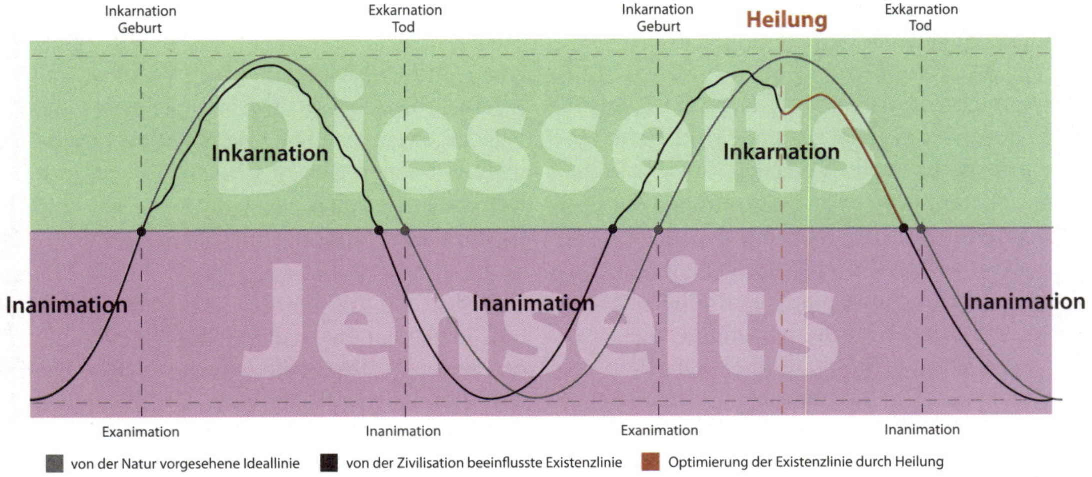

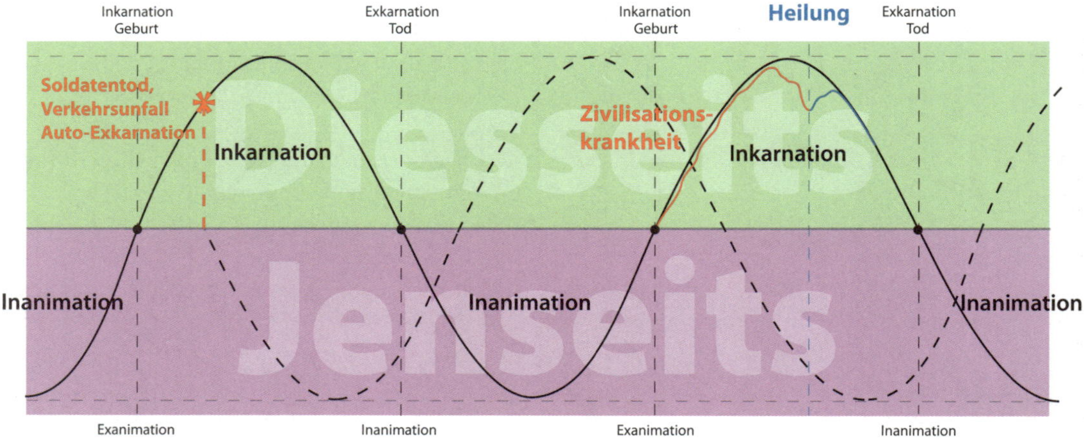

Das Wort oder den Begriff „Selbstmord" verwenden wir nicht. Wir reden von „Auto-Exkarnation".

Sicherlich verläuft unsere Inkarnations-Inanimations-Kurve niemals so mathematisch-symmetrisch, wie von uns gezeichnet. Krankheit, Unfall oder Soldatentod können die Inkarnationskurve plötzlich abbrechen, oder eine schlimme Krankheit oder das freiwillige Ausscheiden aus der Inkarnation beenden diese früh- oder vorzeitig. Bei den Gefährdungen und Zwängen zur ständigen Aufmerksamkeit sollten wir jede Möglichkeit und Gelegenheit nutzen, uns an der paradiesischen Natur zu erfreuen und natürlich auch an der Handhabung unserer Zehn Sinne.

Der Geistfunke von Gottvater GEIST manifestiert sich in unseren Sinnen: Instinkt, Gedächtnis, Intellekt, Verstand und Phantasie. Der Liebestropfen von Göttinmutter NATUR manifestiert sich in unserem Organismus mit den Sinnen des Hörens, Sehens, Fühlens, Riechens und Schmeckens. Ganz offensichtlich wussten unsere Vorfahren, die beiden Sinne des Hörens und Sehens als die wichtigsten einzuschätzen. Das mündete dann in dem Ausruf, dass einem „Hören und Sehen" vergehe, wenn einem einmal etwas Unfassbares widerfährt.

Wie wir sehen, ist das Denken nur eines der fünf Fähigkeiten von Gottvater GEIST. Allein die Erkenntnis dieser göttlichen Fähigkeit genügte René Descartes als Beweis seiner eigenen Existenz.

Uns genügt das Wachsen der Pflanze aus einem klitzekleinen Samen oder das Wachsen einer riesigen Eiche aus einer nussgroßen Eichel als Gottesbeweis. Das gilt erst recht für das Wachsen eines Menschen heraus aus der Vereinigung von Spermium und Ei.

Diese göttliche Kraft des ewigen Werdens und Alterns, ebenso der ewigen Regenerierung und Wiedergeburt nennen wir Divifluv. Damit meinen wir den ewigen göttlichen Fluss, gleichermaßen gestaltet von Gottvater Geist und Göttinmutter Natur.

Den Begriff Divifluv, oder adjektivisch divifluv, haben wir aus dem Lateinischen divinus, der göttliche, und divina, die göttliche, abgeleitet und von fluvis, der Fluss. Damit sind wir wieder in den Tempeln Ägyptens und bei einem der hermetischen Lehrsätze: „Alles fließt ein, und alles fließt aus." Das Leben fließt im göttlichen Fluss divifluv in carne, also ins Leben der Natur, und es fließt ex carne in animo, also zurück ins Reich des Geistes, regeneriert sich dort und kehrt aus der Inanimation in eine erneute Inkarnation zurück.

Selbstredend kommunizieren die Sinne von Gottvater und Göttinmutter auf das Engste miteinander. Ununterbrochen finden zwischen den beiden Ebenen kommunikative Entscheidungsfindungen statt. Immer wieder lösen Gerüche, Töne oder Bilder Reaktionen aus, die in Nullzeit von unserem Intellekt, vom Instinkt oder Gedächtnis abgeprüft und entweder akzeptiert, verworfen oder verstärkt werden. Dieses ganze Wechselspiel vollzieht sich, wie eben bereits gesagt, mehr oder weniger in Nullzeit, sonst kämen wir mit unserem komplizierten Leben überhaupt nicht zurecht.

Natürlich gibt es Menschen, bei denen die interne Kommunikation zwischen „Bauch" und „Kopf" nicht besonders gut ausgeprägt oder sogar gestört ist. Die haben dann Probleme, sich zu entscheiden oder überhaupt ihr Leben erfolgreich zu gestalten.

Versuchen Sie es einmal mit der bewussten Wahrnehmung, wie Ihre Geistes- und Naturebene miteinander kommunizieren. Zwischen beiden gilt es eine gesunde Balance zu halten. Man muss nicht der ausschließliche Kopf-Geist-Mensch und genauso wenig ausschließlich der Bauchmensch sein. Beide haben ihre Berechtigung, und nur allzu oft trifft man aus dem Bauch heraus eine gescheitere Entscheidung als aus dem Kopf. Insofern frage man immer erst einmal seine Frau vor wichtigen Entscheidungen!

Im Übrigen betrachten wir die Frau und nicht den Mann als den quasi originären Menschen. Wenn die Natur denn einen Menschen als ersten erschaffen haben sollte, dann ist es die Frau Eva und nicht der Mann Adam.

Der originäre Platz unseres Geschlechtes ist im unteren Bauchraum angesiedelt. Das ist bei der Frau der Fall, während sich genau dort beim Mann ein relativ großer Hohlraum befindet. Uns genügt dieser anatomische Beweis dafür, die Frau als den Urmenschen zu betrachten und nicht den Mann.

Omnimolekularität, Alkalität, Azidität

Wir selber, Peter Jentschura und Josef Lohkämper, haben nicht nur den Begriff der Omnimolekularität geschaffen, sondern auch Lebensmittel und Tees rezeptiert, welche dem von uns erhobenen Anspruch der Omnimolekularität genügen. Ob als Frühstücksbrei oder pikantes Gericht, ob als Hundert-Pflanzen-Pulver oder als Tee, der aus sage und schreibe 49 Kräutern gemischt ist. Alle diese Rezepte fußen auf dem Gesetz resp. der Anforderung der Omnimolekularität. Wir wollen, dass alle Elemente des chem. Periodensystems in diesen Mischungen enthalten sind.

Es ist jedoch nicht nur die Forderung der Omnimolekularität, dass alle Elemente des Periodensystems in der täglichen Ernährung, ob Frühstück, Mittagessen oder Getränke, enthalten sein sollen. Es ist auch eine Forderung, die wir in Bezug auf den Säure-Basen-Haushalt unseres Organismus stellen. Sowohl die tägliche Ernährung als auch das tägliche Trinken sollten zu achtzig Prozent basenbildend und zu zwanzig Prozent säurebildend sein.

In den letzten Jahren gibt es immer mehr Übertreibungen der täglichen Ernährung in Richtung Alkalisierung bzw. Alkalität. Das fängt mit dem totalen Weglassen aller tierischen Produkte an und endet bei der Spaltung neutralen Wassers in saures und basisches Wasser. Die Säure wässriger Flüssigkeiten ist ja im Grunde genommen nichts anderes als Protonenzählerei. Bei der Bestimmung der pH-Werte ist einzig und allein der Wasserstoff das berücksichtigte Element.

Es ist jedoch für unsere Ernährung überhaupt nicht der Wasserstoff, der unseren stofflichen Strukturen schadet. Das sind die aggressiven Elemente, wenn sie denn in zu großer Zahl und Menge auftreten, wie Chlor, Fluor, Jod, Brom und andere.

Bei der Wasserspaltung wird logischerweise der überwiegend von Wasserstoffionen dominierte Teil als sauer abqualifiziert und weggeschüttet, während der überwiegend von

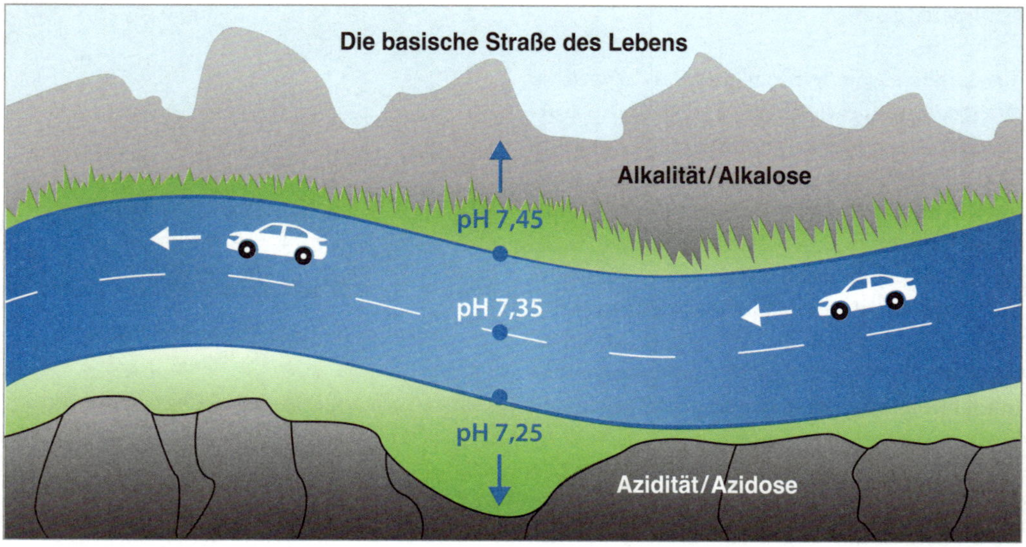

OH^--Ionen dominierte Teil basisch ist und regelrecht vergöttert wird. Wir folgen diesem Wege nicht.

Im Übrigen haben wir zu bedenken, dass tatsächlich eine zu säurelastige Ernährung im Körper zu Salz- und Schlackenbildung und damit zu einer Verschlackung der Gewebe führt. Aber eine Überalkalisierung ist genausowenig gescheit, führt sie zwar nicht zu einer Verschlackung, aber zu einer Verseifung der Fettgewebe.

Wir sind keineswegs diejenigen, welche einer ausschließlichen Alkalisierung das Wort reden und jedwede Säure verteufeln. Wir Menschen sind nun einmal biochemische Grenzgänger entlang der Säure-Basen-Grenze, die bei pH 7 liegt. Wir wandeln auf der schmalen Straße des menschlichen Lebens, die zwischen pH 7,25 und pH 7,45 am Rande der Säure entlangführt.

Schon bei pH 7,25 beginnt der Prozess der Blutversteifung mit dem Geldrollenphänomen der Roten Blutkörperchen. Ein Säuregrad des Blutes von pH 7,15 ist mit dem Leben nicht mehr vereinbar. Das Blut stockt und geht mit einem Sekundentod urplötzlich aus dem flüssigen Sol-Zustand in den gelierenden Gel-Zustand über.

Ebenso ergeht es auf der physikalischen Ebene dem zum Kochen ins Wasser gelegten Hühnerei, dessen Eiweiß plötzlich bei ca. 42° C oder 43° C Grad anfängt zu gelieren, womit schlagartig die Lebensfähigkeit endet.

Mit der von uns so empfohlenen wie geforderten Gewichtung der täglichen Ernährung mit achtzig Prozent basenbildenden und zwanzig Prozent säurebildenden Bestandteilen ist u.a. gewährleistet, dass viele basenbildende Mineralstoffe für die beiden Nieren zur Verfügung stehen, sodass diese chemische Stärkung diese beiden wichtigen Ausscheidungsorgane in die Lage versetzt, täglich ein möglichst hohes Maß anfallender Säuren und Gifte erfolgreich auszuscheiden.

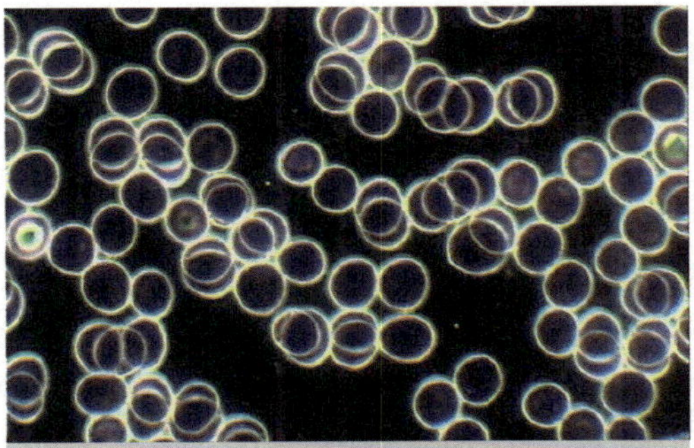

basisches, vitales Blut
freischwimmende Rote Blutkörperchen

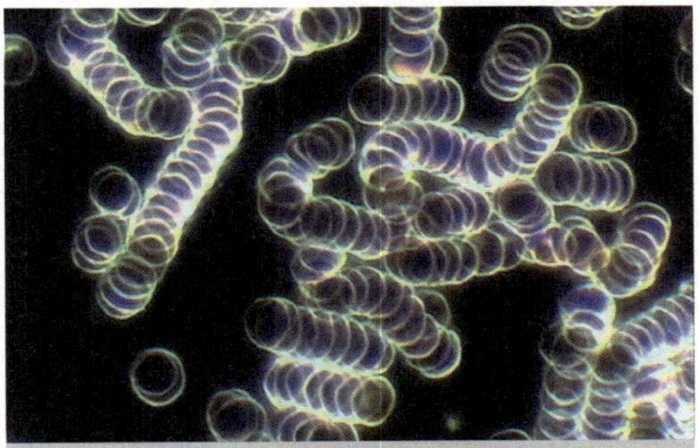

„saures", „blockiertes" Blut:
Geldrollenbildung der Roten Blutkörperchen

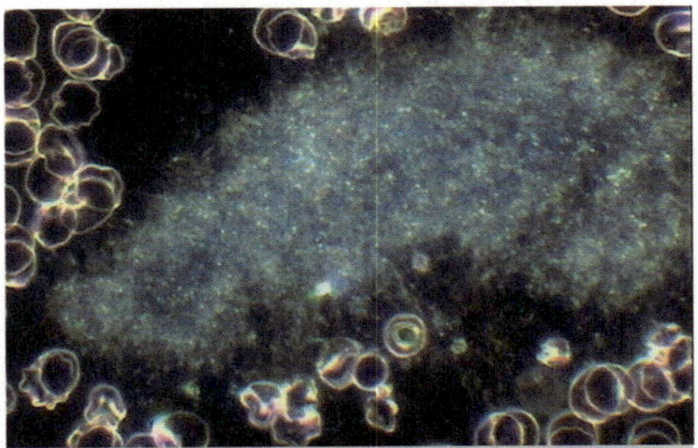

längerfristige Übersäuerung: Pilze, Parasiten...

Einen ganz wichtigen Beitrag dazu leistet auch ein omnimolekularer und basischer Tee mit einem alkalischen Säuregrad zwischen pH 7,1 bis ca. pH 7,3 je nach dem Säuregrad des verwendeten Wassers.

Bekanntermaßen geht jeder Organismus unterschiedlich und individuell mit einem Übermaß an Säuren und Giften um. Der eine balanciert dieses Übermaß durch mehr oder wenige appetitliche Ausscheidungen über seine Schleimhäute oder über die Oberhaut aus. Ein anderer hilft sich mit Ausscheidungen wie Fersensporn, Warzen, Ekzeme, Hämorrhoiden o. a.

Ein anderer Mensch lagert für ihn nicht ausscheidbare Säuren und Gifte in den verschiedensten Fettstrukturen des Unterhautfettgewebes oder in den Fettkapseln der Organe ab. Diese Kapseln umgeben mit ihrem Viszeralfett die Därme, die Nieren, die Leber, das Herz, die Augen, eigentlich alle Organe unseres Organismus.

Von der Natur sind sie als Wasserspeicher oder auch als physikalische Polster gedacht. In unserer säure- und giftlastigen Zeit werden sie jedoch als Deponien für Säuren, Gifte und alle möglichen Schadstoffe gebraucht oder missbraucht.

Bei dem dritten Stoffwechseltyp unserer Spezies führt die Disbalance zwischen Säuren und Basen zu Strukturschäden wie bspw. zu vorzeitiger Hautalterung, zu Zahnverlust, Haarverlust, Osteoporose oder zum Verlust des Zahnfleisches.

Dieser Stoffwechseltyp neigt dazu, Mineralstoffe, die er zur Neutralisierung überschießender Säuren und Gifte benötigt, aus den eigenen Depots zu entnehmen, weshalb er dann die beklagenswerten Strukturverluste erleidet. Dieser Typ hat mit besonderer Sorgfalt für eine tägliche reichliche Mineralstoffzufuhr zu sorgen und gleichzeitig Gifte, Säuren und alle möglichen Schadstoffe und Genussmittel zu meiden.

Logischerweise sind unsere Entgiftungsorgane wie die Leber, der Darm und auch die harnableitenden Organe, die Nieren, die Blase und der gesamte Uro-Genital-Bereich von Versauerungen und Vergiftungen besonders betroffen. Besonders dort kommt es zu Ablagerungen wie zu Nierensteinen, zu Blasen- oder Gallensteinen, zu Hämorrhoiden o. a. Oder diese Organe vergrößern die sie umgebenden Fettgewebe, um dort besonders große, weil notwendige Schlacken-, um nicht zu sagen „Mülldeponien", zu schaffen.

Die Ausscheidungsschwäche, vor allen Dingen der beiden Nieren, resultiert bei unseren Zeitgenossen in aller Regel aus deren mineralischer Unterversorgung der Nieren und auch aus zu geringen Trinkmengen oder aus zu großen Mengen getrunkener, den Organismus versauernder Getränke voller Kohlensäure, Zucker, Süß- und anderer Schadstoffe.

Auch das übermäßige Trinken von Fruchtsäften oder das übermäßige Essen von Obst ist kein geeigneter Weg zu dauerhafter Gesundheit, wie das überhaupt für alle Übertreibungen oder auch für drastische Weglassungen gilt.

Für besonders gesund gehaltene Einseitigkeiten, wie nur roh zu essen, nur Gemüse zu essen oder fast ausschließlich Obst oder Obstsäfte zu verzehren, lassen zahllose Sekrete, die unser Organismus täglich zur Verfügung stellt, ins Leere laufen.

Diesen „Einseitlern" sei hin und wieder dazu geraten, bewusst die eine oder andere Ernährungssünde zu begehen, frei nach der Erkenntnis, dass in dem Wort „gesündigt" auch das Wort „gesund" enthalten ist.

Auch vor diesem Hintergrund kann man nur zum Trinken von wenigstens 0,5 bis 1 Liter Kräutertee raten. Die Zubereitung eines Tees mittels Überbrühen der trockenen Kräuter mit kochendem Wasser und anschließendem Ziehenlassen für drei bis fünf Minuten bewirkt quasi eine D_4- bis D_6-Dilutio, d. h. Verdünnung der an dem Tee beteiligten chemischen Elemente.

Mit diesem Homöopathikum ist der Organismus in der Lage, die chemischen Elemente unliebsamer Schlacken durch eben diese in homöopathischer Verdünnung enthaltenen Elemente aus ihrer Deponie zu lösen und den Nieren zwecks Ausscheidung zuzuführen.

Werden diese beiden Organe zusätzlich mit vitalstoffreicher, bunter und im Geschmack variierender vegetarischer Kost unterstützt, dann schaffen diese mineralstoffversorgten Nieren die gelösten Schadstoffe mühelos hinaus.

Die dümmsten Bauern haben die „dicksten Kartoffeln"

Unter dicken Kartoffeln können wir uns etwas vorstellen, nämlich Kartoffeln von wenigstens Faustgröße oder sogar noch größer. Aber was sind „dumme Bauern"? Was ist heutzutage überhaupt das Gegenteil von einem dummen Bauern? Das ist der clevere Bauer! Niemand würde dieses Gegenteil als schlauer oder kluger Bauer bezeichnen.

Clever – das heißt berechnend, auf den eigenen Vorteil aus, erfolgreicher und trickreicher als sein Gegen- oder Mitspieler zu sein, vor allen Dingen finanziell erfolgreicher. Der clevere Bauer betrachtet seine Pflanzen als Objekte seines Geschäftes.

Er will aus ihnen das Optimum an Ertrag herausholen, sie im Zweifelsfalle wider ihre Natur austricksen. Das kann er am erfolgreichsten mit der Wissenschaft unserer modernen Chemie und auch mit blitzschneller Abfolge möglichst vieler Ernten pro Jahr. Die Pflanze dankt es ihm nicht, wohl aber dem „dummen Bauern".

Der geht des Abends nach getaner Arbeit glücklich und zufrieden an seinen Feldern entlang, achtet darauf, dass er bloß auf keine seiner geliebten Pflanzen tritt, die da zu seinem Glück und seiner Zufriedenheit so fröhlich wachsen. Seine Freude und seine Dankbarkeit teilen sich in Nullzeit den mit ihm auf seiner Gedanken- und Gefühlsebene kommunizierenden Pflanzen mit. Sie freuen sich und sind glücklich mit ihm. Sie wachsen und gedeihen und tun das umso besser, je mehr sich der „dumme Bauer" an ihnen und zusammen mit ihnen freut.

Wir selber praktizieren dieses Kommunizieren mit Baum und Pflanze seit Jahrzehnten und haben schon in den Achtzigerjahren zahllose Bäume in ihrer Not wegen des damals beginnenden und grassierenden Baumsterbens befragt.

Ich selber, Peter Jentschura, habe ein besonders inniges Verhältnis zu einem Lebensbaum (Thuja occidentalis), der in den drei

Jahrzehnten des Zusammenlebens mit mir zu mehr als beeindruckender Größe herangewachsen ist. Vor dreißig Jahren hatte dieser Thuja occidentalis einen einzigen etwa 2,50 Meter hohen Stamm ausgeprägt. Ein Nachbar wollte ihn nicht mehr haben, und der damit beauftragte Gärtner hatte sein Wurzelwerk ein wenig freigelegt und die einzige ausgebildete Hauptwurzel unter der Erdoberfläche durchgehackt.

Ein paar Wurzelchen hingen noch herum, aber das Schicksal dieses Thuja occidentalis schien besiegelt. Er lehnte an der Hauswand, zum Schreddern bestimmt. Irgendwie sprach das Bäumchen mich an, und ich habe ihn instinktiv gefragt, ob er zu mir auf das Grundstück ziehen wolle. Es kam ein „Ja, gerne!" zurück.

Als ich mir das bisschen Wurzel anschaute, hatte ich Bedenken, erhielt aber umgehend die Botschaft: „Versuche es bitte! Es wird klappen!" Also nahm ich meinen Thuja occidentalis, bestellte zum sofortigen Einsatz den mit mir gut bekannten Betreiber einer Baumschule, schilderte ihm das Problem der durchgetrennten Wurzel, und schon ging es an die Arbeit.

Der Thuja Baum wurde gepflanzt und mit vier Pfählen so gehalten, dass er auch bei Wind und Wetter nicht umfallen konnte. Er gedieh von Monat zu Monat und von Jahr zu Jahr, bis wir Haus und Grundstück verkauften, auf dem er stand. Logischerweise habe ich ihn gefragt, ob er denn auch auf das neue Grundstück mit uns zusammen umziehen wolle. Die Antwort kam so sicher wie das Amen in der Kirche: „Selbstverständlich gerne!"

Das war dann schon eine ziemliche Aktion, und es bedurfte eines großen Traktors mit einer riesigen Schaufel, in welcher wir unseren Thuja-Baum durchs Dorf an seinen neuen Ort brachten. Dort steht er jetzt seit Jahrzehnten und ist an Wuchs und Pracht meine Freude und mein ganzer Stolz.

Vor allen Dingen hat er die ihm gestellte Aufgabe, Haus und Familie, Grundstück und Garten zu bewachen, Tag für Tag mustergültig erfüllt. Ich begrüße ihn jeden Tag mit Handschlag und bitte ihn schon einmal um dieses und jenes, was dann auch in aller Regel in Erfüllung geht. Dafür erfreue ich ihn hin und wieder mit einer Extraportion Wasser aus dem Gartenschlauch, wenn es einmal lange nicht geregnet hat.

Wir beide sind seit Jahrzehnten ausgemachte Seelenfreunde, so seltsam sich das für die wissenschaftsgläubigen Materialisten und Nihilisten unserer modernen Zeit auch anhören mag.

Naturvölkern und sicherlich auch unseren Vorfahren in vorchristlicher Zeit waren derartige Beziehungen und Seelenverwandtschaften selbstverständlich. Der Monotheismus der abrahamitischen Religionen hat Pflanze und Tier ihrer Göttlichkeit entkleidet.

Dieses Schicksal hat der Monotheismus auch uns Menschen bereitet. Seit diesem Verlust haben wir keine gemeinsame horizontale Kommunikationsebene und daher auch keine direkte Kommunikation mehr. Wir sind nicht mehr in der Lage, horizontal und in Nullzeit auf der für uns alle identischen göttlichen Ebene zwischen Pflanze, Mensch, Tier und Kosmos zu kommunizieren.

Die abrahamitischen Religionen haben uns die horizontalen Kommunikationsebenen der Natur genommen und als Ersatz eine von ihren Priestern eingerichtete Kommunikationsvertikale angeboten. Diese Vertikale ist mit zahllosen Schranken besetzt, an welcher in strenger hierarchischer Rangfolge ihre Dienstgrade sitzen, vom Kaplan über den Priester und den Bischof bis zum Papst hinauf. Das Ganze nach dem vielsagenden Motto: „Keiner kommt zum Vater, denn durch mich!"

Wir glauben, dass die göttlich-natürliche Kommunikationsebene die horizontale ist. Logischerweise beobachten wir, dass immer mehr Menschen in der Kontemplation, wie sie sagen, ihre „Mitte" suchen, ihren Frieden in der Natur und in der Stille finden, womit sie sich glücklich in der horizontalen Kommunikationsebene befinden.

Diese „Mitte", das ist unsere oder Ihre wiedergewonnene eigene Göttlichkeit, welche diese horizontale oder eigentlich radiale, also in alle Richtungen nach innen und auch nach außen führende Kommunikation ermöglicht.

Auf dieser horizontalen Ebene kommunizieren jedoch nach wie vor in unserem Mikrokosmos Atom, Zelle und Organ und in der uns umgebenden Natur Mikroben, Pflanzen und Tiere. Wie sonst, wenn nicht auf dieser göttlich-horizontalen Kommunikationsebene verständigt, sammeln sich jedes Jahr im Herbst größere oder kleinere Schwärme von Zugvögeln und starten urplötzlich wie auf geheimem Befehl wohlgeordnet und präventiv wohlgenährt nach Afrika.

Das abgedruckte Bild der Storchensammlung stammt aus der Nachbarschaft unseres Verlages, wo sich vor ihrem Abflug bis zu 50 Störche einfanden. Wer hat diese Vögel über zig Kilometer weg genau an diesen Ort gerufen? Es ist ein Trugschluss, die im Tier- und Pflanzenreich zu beobachtenden genialen Fähigkeiten der Kommunikation auf das Phänomen „Instinkt" zu reduzieren, nur weil wir selber glauben, über diese phänomenalen Fähigkeiten nicht zu verfügen.

Dabei ist jeder von uns so kugelig organisiert wie unser Planet, wie unsere Sonne und wie unser Kosmos. Für uns selber sind wir gleichzeitig ein Staubkorn und der Mittelpunkt des Universums.

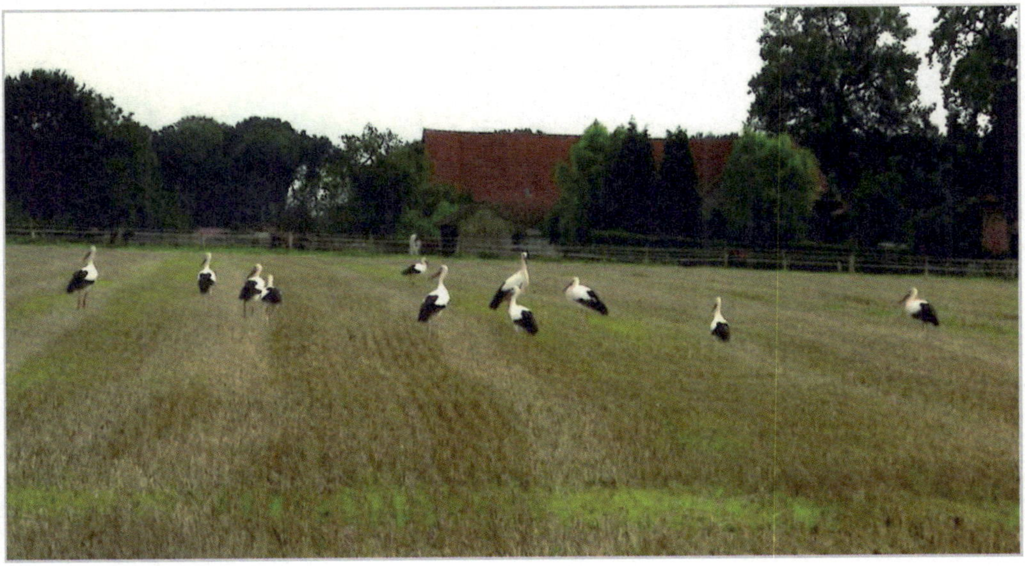

Dieser Mittelpunkt manifestiert sich um unsere beiden Gehirnhälften, die eine gesteuert von dem in uns wohnenden Funken von Gottvater GEIST und die zweite Hälfte gesteuert von dem Liebestropfen von Göttinmutter NATUR, genannt Oberbewusstsein und Unterbewusstsein, als unser Körper.

Aus unserer Mitte heraus können wir omnidirektional in alle Richtungen unseres Mikrokosmos hineinkommunizieren, in jedes Gewebe und in jedes Organ, selbst in jede Zelle und in jedes Molekül. Aus diesem Zentrum können wir gleichfalls omnidirektional in alle Richtungen hinauskommunizieren, so träumend wie denkend wie hoffend und fühlend. Das alles so grenzenlos, wie es die uns geschenkten Kommunikationsmöglichkeiten sind.

Diese Fähigkeit der Fernkommunikation trägt den Begriff der Telepathie. Schaut man in die Lexika unserer Zeit, dann findet man unter Telepathie: „Fernfühle, angebliche Fähigkeit bestimmter Menschen, seelische Vorgänge in anderen Menschen ohne Vermittlung der Sinnesorgane wahrzunehmen.“

Da haben wir es. Es ist keine tatsächliche Fähigkeit, sondern eine angebliche, eine nichts als behauptete. Wenn eine derartige Fähigkeit jedoch beim Menschen schon in Abrede gestellt wird, wie weniger soll sie dann ein Gläubiger der modernen Naturwissenschaften als bei Mikroben, Pflanzen und Tieren existent und praktiziert akzeptieren?!

Es bleibt für uns nur ein Schluss: Unsere Spezies ist die einzige auf unserem Planeten, welche über diese göttlichen Fähigkeiten der Kommunikation nicht verfügt. Oder wir hatten sie und haben sie uns abnehmen oder austreiben lassen.

Von Naturvölkern ist bekannt und überliefert, dass sie nach der Aussaat junge Paare an den

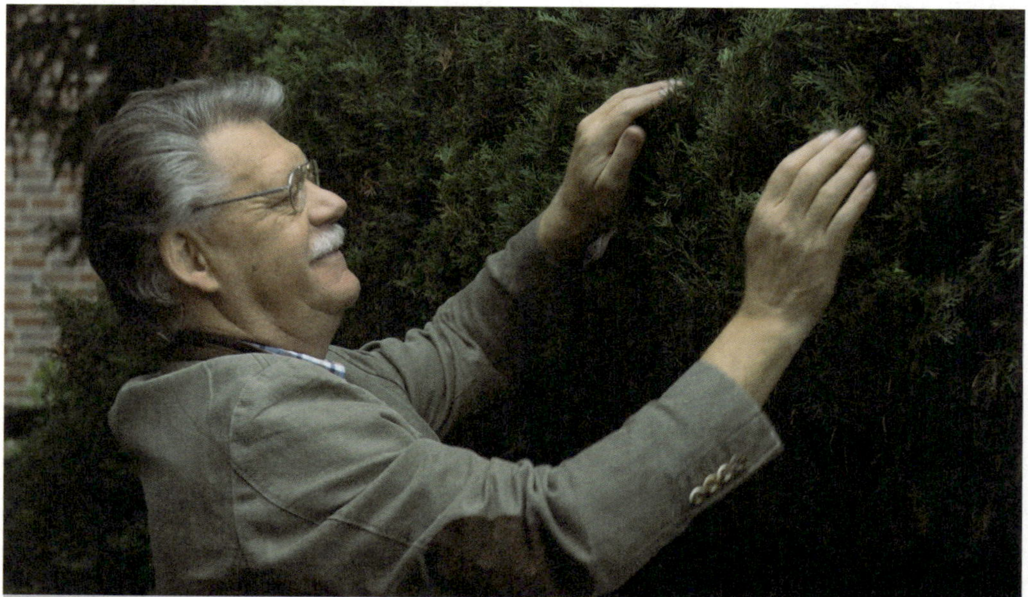

Die allmorgendliche Begrüßung meines Thuja Lebensbaumes

Rändern der Felder den Akt der Liebe vollziehen ließen in der sicheren Gewissheit, dass sexuelle Aktivitäten von Mensch und Tier von der Pflanze nicht nur gesehen und registriert, sondern mit großer Freude in fröhliches Wachstum umgesetzt werden.

Gehen Sie davon aus, dass Pflanzen nicht nur optisch „sehen", sondern auch Gedanken lesen können. Wenn Sie es nicht schon tun, dann beginnen und praktizieren Sie in Zukunft die Kommunikation mit einigen Pflanzen, die Ihnen besonders am Herzen liegen. Tun Sie das auch mit Organen Ihres Körpers, die Ihnen entweder Kummer bereiten oder besondere Freude.

Teilen Sie Ihren Kummer mit, und stellen Sie Fragen, was Sie tun sollten. Sie werden sich wundern, dass Sie hochintelligente Antworten in Nullzeit bekommen. Vor allen Dingen sind diese Antworten ggf. brutal offen und überwältigend ehrlich und manchmal so anspruchsvoll intelligent, dass man mit unserem im Vergleich zur Pflanze niedrigen Intelligenzquotienten eines normalen Menschen einige Male nachdenken muss, was denn da wohl gemeint war.

Steigen Sie ein in das spannende Reich der Psychobotanik, und lesen Sie so interessante Bücher wie bspw. „Die Sprache der Pflanzen", erschienen im Albatros Verlag, oder „Pflanzencode entschlüsselt", Michaels Verlag, oder „Das Bewusstsein der Zellen" aus der MensSana-Reihe des Knaur Verlages.

Es wird Zeit, dass wir das finstere Tal der Dummheit verlassen, in welchem wir den Glauben vermittelt bekommen oder bekamen, dass Pflanze, Tier, Organ und Zelle dumme Sachen seien und dass intelligentes Denken, Fühlen und Handeln einzig und allein im menschlichen Verstand angesiedelt seien. Eher ist das Gegenteil der Fall!

Zum Schluss dieses Kapitels eine Anekdote aus dem Leben von Rudolf Ludwig Virchow. Am Ende des Sezierens einer Leiche bemerkte Virchow, an die interessiert zuschauenden Studenten gerichtet:

„Sehen Sie, meine Herren, eine Seele haben wir hier nicht gefunden!" Worauf einer seiner Studenten bemerkt haben soll: „Aber einen Verstand auch nicht, Herr Professor!"

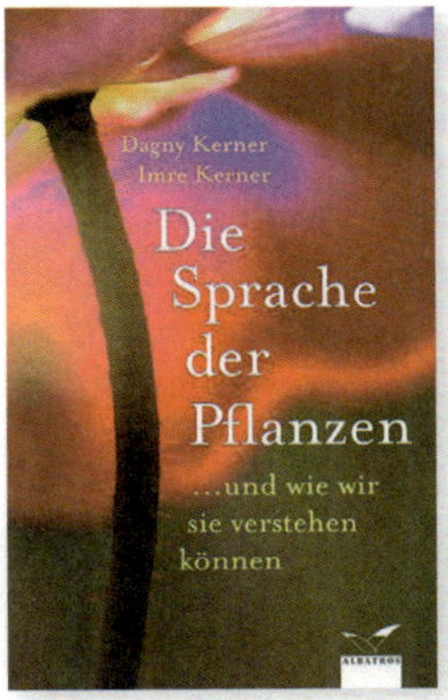

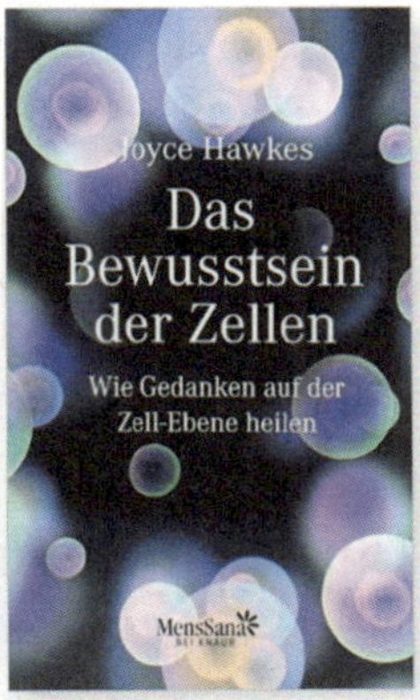

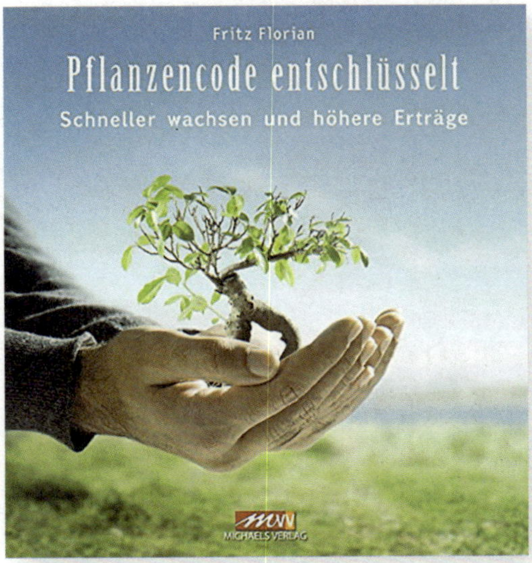

Blütezeiten der Pflanzen – alles Zufall?

Schauen wir in die Natur hinaus, dann finden wir immer irgendeine Pflanze, einen Strauch oder einen Baum, der blüht. In unseren Breiten ist es eigentlich nur die Zeit von Mitte November bis Mitte Dezember, die wir als blütenlos bezeichnen können.

Schon im Dezember oder im Januar machen Hasel und Erle den Anfang. Aber es gibt auch Sträucher wie der Seidelbast oder die Alpenrose, die im kältesten Winter blühen.

Dann geht es das ganze Jahr hindurch, und man hat seine Freude an den Schneeglöckchen, dann am Huflattich und später den Anemonen und den Schlüsselblumen. Diese Blumen könnten ja auch alle zur gleichen Zeit im schönen Monat Mai blühen, wie es die Maiglöckchen und die Pfingstrosen tun. Nein, wie aus einer großen Kommandozentrale geplant und befohlen, hat jede Pflanze ihre Zeit.

All ihr Blühen, Wachsen und Reifen ist im wahrsten Sinne des Wortes taktvoll. Es ist so temporär taktvoll wie taktvoll-rücksichtsvoll. In diesem Takt kommt keine Art zu kurz, aber jede Art zu ihrem Recht.

Wir glauben bei der Betrachtung dieser Takte an keinen Zufall, sondern an das Wirken einer so liebevollen wie taktgebenden Hand, und zwar derjenigen von Göttinmutter NATUR.

Schauen Sie sich die Grafiken einmal an, in denen wir Ihnen die Blütezeit von Bäumen und Heilkräutern dargestellt haben.

Blütezeit Bäume*

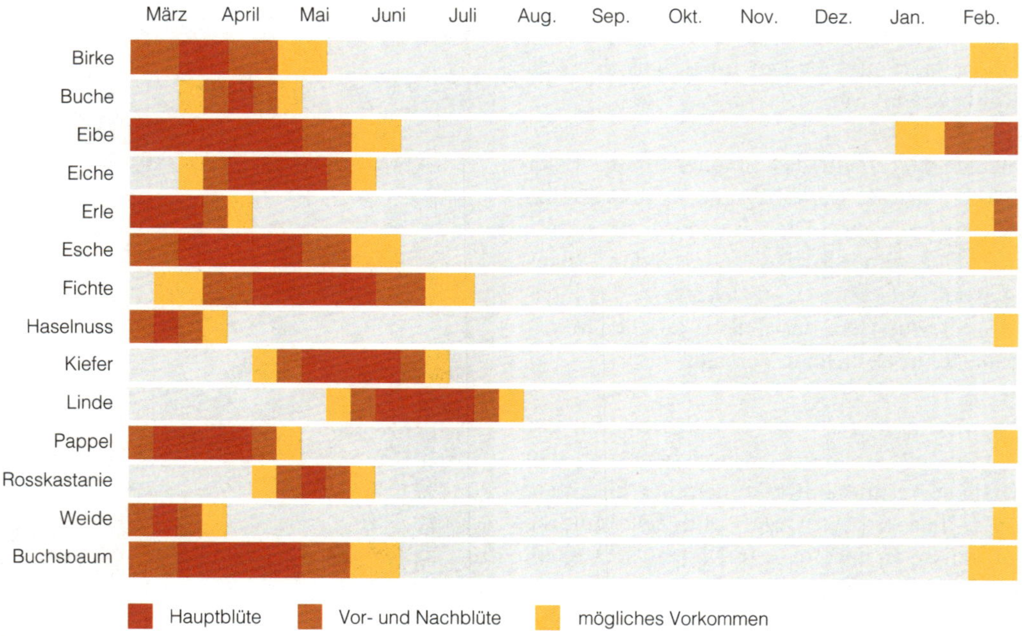

Blütezeit Heilkräuter*

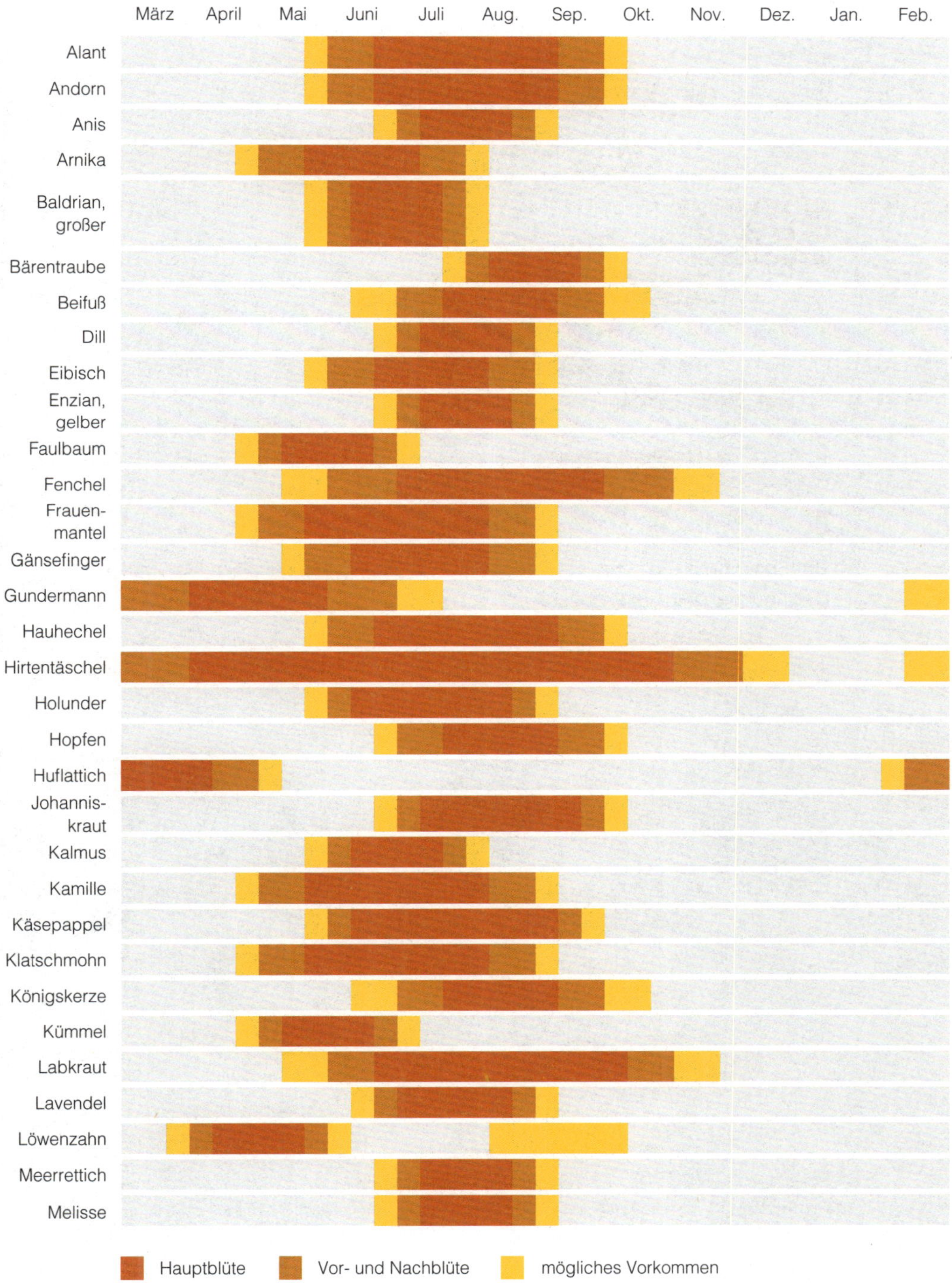

Blütezeit Heilkräuter*

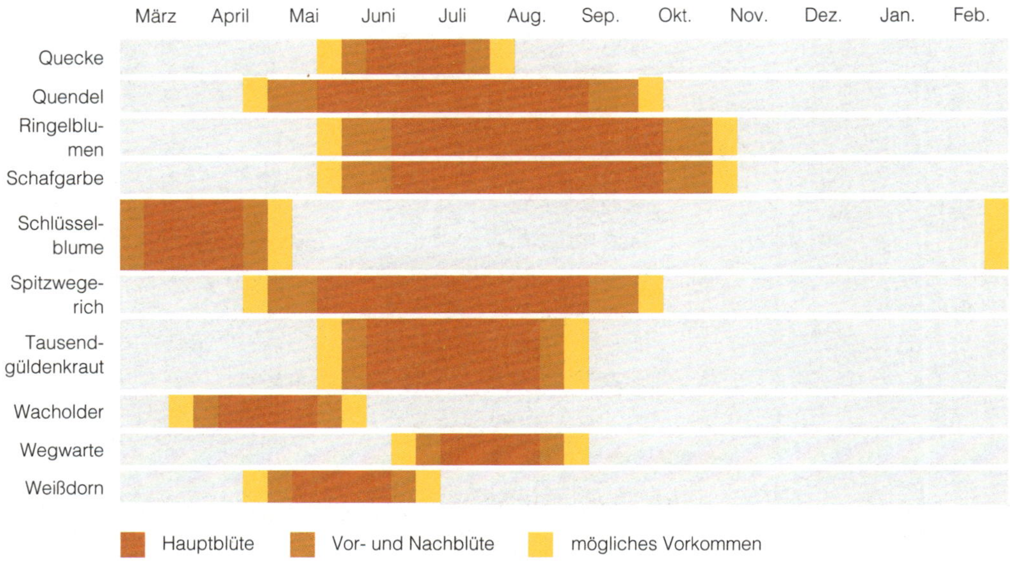

* **Bitte beachten Sie**, dass die Angaben der Blütezeiten je nach Standort und klimatischen Bedingungen variieren können!

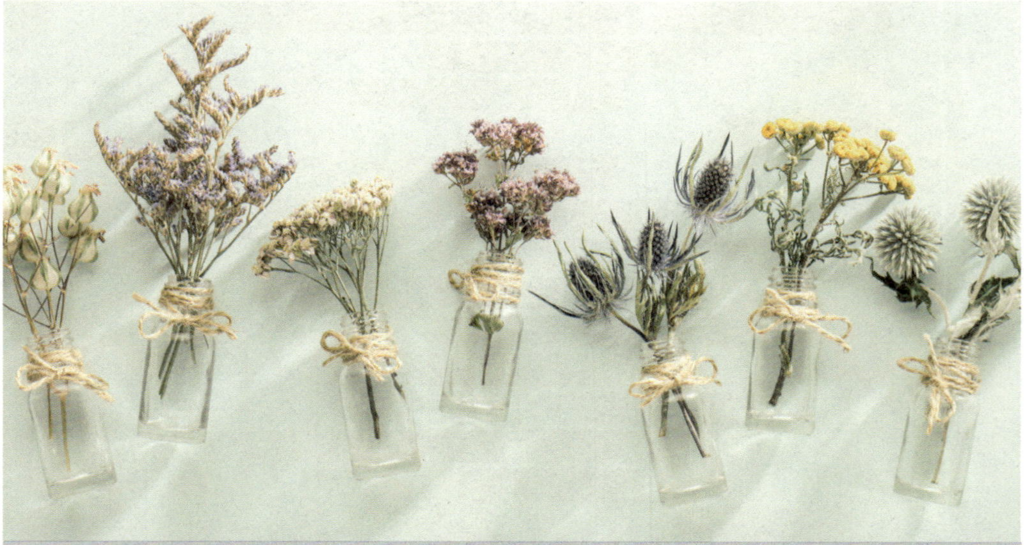

Hermetische Lehrsätze:
Zufall ist nur der Name für ein unbekanntes Gesetz! / Keine Wirkung ohne Ursache! Keine Ursache ohne Wirkung!

Alles Zufall?

Wer alt genug ist, um viele Jahrzehnte zurückdenken zu können, der erinnert sich an die in zahllosen Mäandern fließenden Bäche unseres Landes. Bis dann die Flurbereiniger kamen und aus Bächen Kanäle machten. Durch die rauscht heute nach jedem Regen das Wasser fröhlich hindurch, weshalb viele Bäche nur noch dann fließen, wenn es regnet oder geregnet hat. Früher gab es in unseren Bächen flache, aber auch tiefe Stellen. In denen konnten Fische und Frösche warten, bis es wieder regnete und sich der Bach erneut füllte.

So klug die damalige Flurbereinigung gedacht war, als so dumm hat sie sich erwiesen. Die gleichen Behörden, die früher unsere Bäche zerstört haben, renaturieren sie jetzt nach alten Karten wieder, so wie sie Jahrtausende lang verlaufen sind.

Es ist der Kardinalfehler unserer modernen Naturbetrachtung, alle Ergebnisse, wie wir sie in der Natur sehen, als geist- und planlose Zufälle zu sehen. In der Natur ist jedoch nichts zufällig, sondern alles geist- und planvoll und zum Besten des Planeten und seiner tierischen und pflanzlichen Bewohner gedacht und durchgeführt. Der einzige, der das anders sieht, das ist der Mensch.

Oder nehmen Sie die Pflanzen. Nicht nur, dass es von denen tausende und abertausende verschiedene Arten gibt. Jede Pflanze für sich ist ein Individuum, ist unterschiedlich groß und schaut anders aus, ebenso wie jeder von uns Menschen ein eigenständiges Individuum ist.

Jede Pflanze, ob Schafgarbe oder Johanniskraut, Schachtelhalm oder Löwenzahn besteht aus anderen chemischen Elementen, woraus sich logischerweise deren unterschiedliches Erscheinungsbild ergibt. Und außerdem gibt es nicht nur bei uns Menschen besonders begabte oder talentierte, sondern das Gleiche gilt selbstredend auch für die Pflanzen. Dort gibt es weniger talentierte wie Gras und Moos und hochtalentierte Heiler wie bspw. die Apotheke der Natur, die Schafgarbe, die mit sage und schreibe 27 wirksamen Elementen glänzt.

Sie sind zwar alle Pflanzen, doch unterscheiden wir wenigstens drei oder mehr Ligen, wie wir das z. B. aus dem Fußball kennen. Dort gibt es auch die Bundesliga, die zweite und die dritte Liga. Die Natur ist so durch und durch individuell und einzigartig unterschiedlich bis zu jeder Schneeflocke hin konzipiert und geschaffen, wie das selbstredend auch für uns Menschen gilt.

Subsummieren wir unsere Betrachtung der Zufälligkeiten oder der Absichten der Natur dahingehend, dass uns das scheinbar zufällige Handeln der Natur sinnvoller erscheint als das vorgeblich planmäßige und planvolle Handeln von uns Menschen.

Das, was für uns Zufälle zu sein scheinen, das hat entweder eine Pflanze oder ein Tier, ein Bakterium, die Natur oder der für uns nicht wahrnehmbare Wille eines anderen Menschen oder einer höheren Dimension gewollt, verursacht und durchgeführt.

Vor ein paar Jahren haben wir einmal die mexikanische Halbinsel Yukatan besucht, um uns dort die Pyramiden der Mayas anzusehen. So interessant und beeindruckend die Monumente sind, und so sehr sich deren Geheimnisse tief unter der Erdoberfläche verbergen, so gilt das Gleiche für das dortige Pflanzenreich. Das wurde uns deutlich, als wir Höhlen besucht haben, die leicht zugänglich lediglich drei bis sechs Meter unter der Erdoberfläche liegen und sich kilometerweit hinziehen, immer in der etwa gleichbleibenden lichten Höhe von 2,50 bis 3,50 Meter.

Bei unserem Rundgang sind wir immer wieder an mehr als erstaunlichen armdicken Wurzeln vorbeigekommen. Sie stammten logischerweise von ungefähr sechs bis sieben Meter über uns wachsenden Bäumen. Das Verwirrende an diesen Wurzeln war, dass sie in den abenteuerlichsten Winkeln aus der Decke heraus

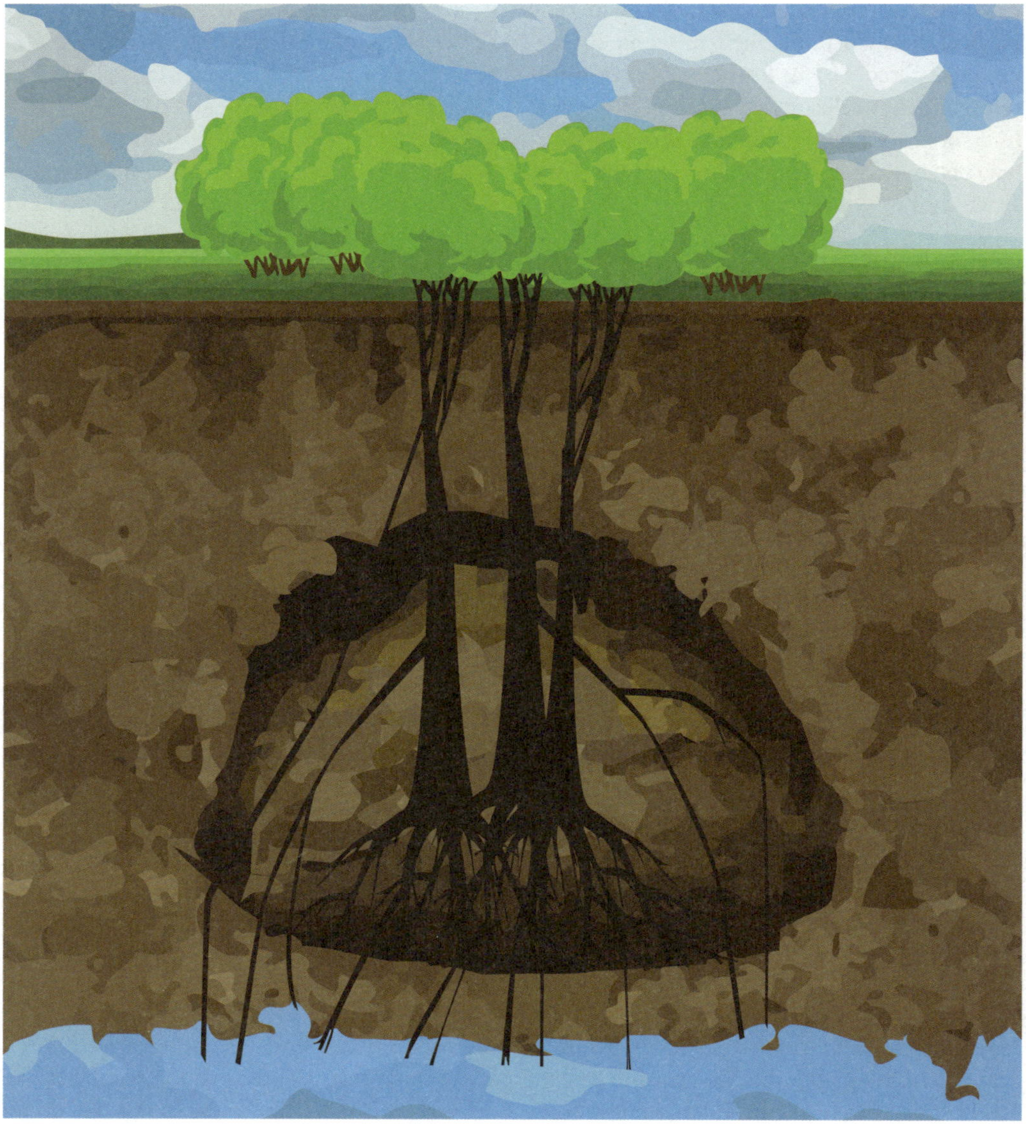

durch den Hohlraum nach unten wuchsen, bevor sie dann in einer Erdspalte verschwanden. Sie wuchsen oftmals in Winkeln von 45 Grad oder weniger oder sogar mehr durch den Hohlraum. Da sage noch jemand, Pflanzen könnten nicht riechen, fühlen oder sonstwie wahrnehmen!

Wie tief mag eine solche Wurzel wohl hinabführen, bis sie am Ziel ihrer Wünsche, am Wasser angelangt ist? Unsere Phantasie reicht bis zu zig Metern. Kein Wunder, wenn man schon dem kleinen deutschen Löwenzahn Pfahlwurzeln bis zu sechs Metern Länge nachsagt!

Uns Menschen sollte die Einsicht dämmern, dass die Pflanze sieht, riecht und fühlt, dass sie entscheidet und sinnvoll handelt.

Dies alles wissen die Lebewesen auf unserem paradiesischen Planeten, außer uns Menschen.

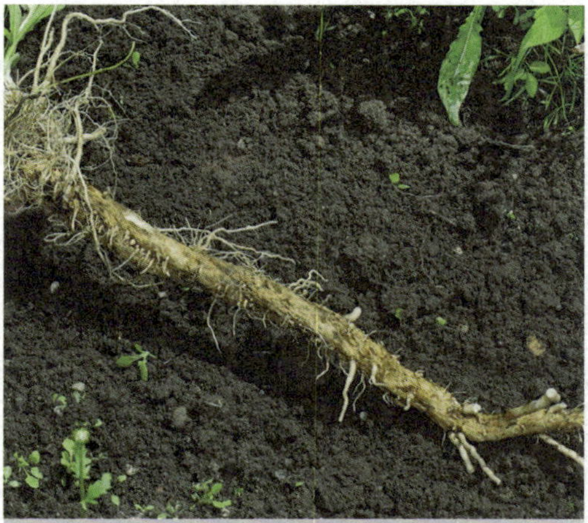

Löwenzahnwurzel

Überall in der Natur beobachten wir unterschiedliche Qualitäten, Ligen, Intelligenz, Ethik u. a.

Qualität	Bäume	Pflanzen	Die Intelligenz der menschlichen Organe
höchste Ebene	Mammutbaum, Mahagoni, Teak, Palisander	Heilkräuter, Orchideen, Blumen	Gehirn, Leber, Milz, Nieren, Darm, Blut, Herz
mittlere Ebene	Buche, Eiche, Kastanie, Linde	Getreide, Büsche, Sträucher	Sehnen, Knorpel, Knochen, Blutgefäße
unterste Ebene	Pappel, Birke, Fichte, Weide	Moose, Gräser, Flechten	Muskeln, Bindegewebe, Fettgewebe

„Habe Mut, Dich Deines eigenen Verstandes zu bedienen!“

„Der Ziellose erleidet sein Schicksal – der Zielbewusste gestaltet es.“

Immanuel Kant

„Mit dem Wissen wächst der Mut.“

Peter Jentschura

„Am Anfang aller Prozesse stehen ein Wille und eine zielgerichtete Information.“

Bertrand Russel

Teil 2

Naturwissenschaft und Naturwissen

zur Hochachtung der Natur → zu Hochkultur und Gesundheit
auf ethischem Höchstniveau

↑ ↑

zur Achtung der Natur → zu Kultur und Wohlbefinden
auf ethisch hohem Niveau

↑ ↑

Von der Verachtung der Natur → zu Zivilisation und Krankheit
auf ethisch niedrigem Niveau

Die Vier-Säfte-Lehre der Antike

Hippokrates sah vier Säfte an unserem Stoffwechsel beteiligt. Schleim, Blut, die Schwarze Galle und die Gelbe Galle.

Aus der Zeit und Sprache des Hippokrates stammt auch der Begriff der Eukrasie, womit die ausgewogene Verteilung und Mischung aller Körpersäfte gemeint ist. Geht es nach der hippokratischen Medizin, dann wird die Schwarze Galle in der Milz und in den Hoden gebildet. Sie soll, wenn sie im Übermaß auftritt, für die Melancholie verantwortlich sein. Melancholie heißt wörtlich übersetzt „Schwarzgalligkeit".

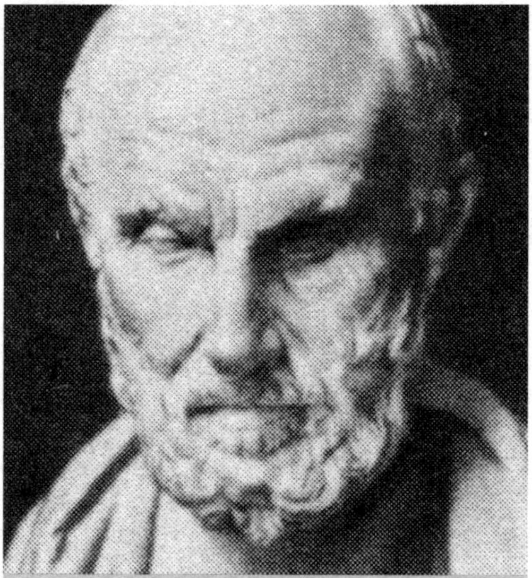

Hippokrates von Kos
gilt als der berühmteste Arzt des Altertums.

Es schaut so aus, als wenn wir diese Schwarze Galle mit dem heutigen Begriff der „Säuren" oder zunehmenden Versauerung des Organismus gleichsetzen könnten.

Besonders interessant ist die Sicht, dass die Schwarze Galle in der Milz und auch in den Hoden gebildet wird. Wir selber bezeichnen die Hoden ja immer als H^+ - Produzenten. Und der Wasserstoff, das Hydrogenium, ist nun einmal das Ion der Säure. Da macht das Ganze plötzlich einen Sinn.

Bleibt nur zu fragen, ob und wie wir mit der Auskunft weiterkommen, dass die Milz die Schwarze Galle produziert. Wenn die Schwarze Galle mit Säure gleichzusetzen wäre, dann würde sich die Milz als Produzent der Schwarzen Galle, damit von Säure, als Helfer des Magens darstellen, was erst recht einen guten Sinn macht.

Ganz sicher ist die Milz nicht nur der Helfer des Magens, indem sie diesem bei Bedarf Schwarze Galle, in unserem modernen Sprachgebrauch Säure, genau genommen als Salzsäure (HCl) zur Verfügung stellt. Ganz sicher ist die Milz ebenso der große Helfer der Bauchspeicheldrüse und damit des gesamten Verdauungsvorganges, weil sie, wie schon die Hippokratiker feststellten, Schwarze Galle absondert und zwar primär in die Bauchspeicheldrüse.

Geht es nach dem Pendel von Josef Lohkämper, dann sondert die Milz sowohl Schwarze als auch Gelbe Galle ab, und zwar bei Bedarf sowohl in den Magen als auch in das Pankreas. Damit erweist sich die Milz genau als das zentrale Steuerungsorgan des Verdauungsbereiches, wie es die anatomische Lage dieses Organs vermuten lässt, gelegen exakt neben dem Magen und exakt am Beginn der Bauchspeicheldrüse, die ihrerseits quasi aus der Milz entspringt.

Zwar legt die Anatomie nahe, dass die hauptsächliche Einspeisung von Gelber und Schwarzer Galle aus der Milz in die Bauchspeicheldrüse hinein erfolgt. Wahrscheinlich gibt es aber auch aus der Milz in den Magen führende Säure- und Basenleiter, durch welche noch während des beginnenden Verdauungsvorganges im Magen alternativ Säuren oder Basen ins Mageninnere eingespeist werden. Wir halten jedoch auch eine nichtchemische Kommunikation zwischen Magen und Milz auf ausschließlich energetischer Ebene für möglich.

Ganz sicherlich erfolgt jedoch die Einspeisung von entweder Schwarzer oder Gelber Galle, also im modernen Sprachgebrauch von Säure oder Base, in das Pankreas hinein und damit ins Duodenum, den Zwölffingerdarm. Dort wird nämlich alles das aufbereitet und für den Dünndarm resorptionsfähig gemacht, was dem Magen nicht gelungen ist. Für uns ist es selbstverständlich, dass Magen und Zwölffingerdarm mit der Milz kommunizieren und diese im Bedarfsfalle um Hilfe rufen.

Je nach Bedarf produziert die Milz dann Säure oder Base. Oder sie ruft die Leber zu Hilfe oder ordnet eine Kontraktion der Gallenblase zwecks Zufuhr von Galle ins Duodenum an. Dort, also im Zwölffingerdarm, mündet in einer gemeinsamen Papille sowohl der Saft der Bauchspeicheldrüse als auch die Galle. Wir sehen, dass im Zwölffingerdarm die chemisch wichtigste Verdauungsarbeit geleistet wird, gesteuert von der Milz unter Zuhilfenahme der Bauchspeicheldrüse, der Leber und der Gallenblase bzw. der Galle.

Wir unterstellen, dass die Milz tatsächlich die von uns reklamierte übergeordnete Steue-

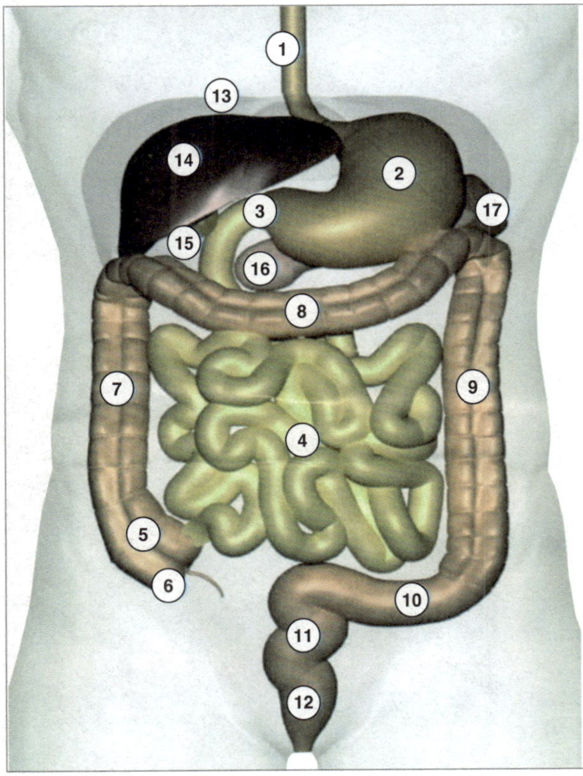

Unser Verdauungstrakt

1. Speiseröhre
2. Magen
3. Zwölffingerdarm
4. Dünndarm
5. Dickdarm
6. Blinddarm mit Wurmfortsatz
7. aufsteigender Dickdarm
8. querer Dickdarm
9. absteigender Dickdarm
10. s-förmiger Dickdarm
11. Enddarm
12. After
13. Zwerchfell
14. Leber
15. Gallenblase
16. Bauchspeicheldrüse
17. Milz

rungsinstanz des aufbereitenden Verdauungsapparates ist, bevor es dann in den resorbierenden Dünndarm geht. Für die Durchführung so vielschichtiger und differenzierter Aufgaben bedarf es logischerweise einer omnimolekularen Versorgung der Milz, damit sie sich, „omnimolekular" versorgt mit allen Elementen des Periodensystems, genau der Stoffe bedienen kann, mit deren Hilfe sie dann die unterschiedlichsten Sekrete oder Stimulanzien selbst produzieren kann.

Nach den Forschungen des genialen Dipl.-Ing. Paul Schmidt ist die Steuerungswelle der Milz die rechtsdrehende Frequenz 11,5.

Wir haben uns einmal die Mühe gemacht und Ihnen die Pflanzen herausgesucht, welche ihrerseits, die Milz unterstützend, auf der Schmidtschen Frequenz 11,5 senden. Das sind in absteigender Reihenfolge der Intensität folgende Kräuter oder Gemüse:

- Paprikaschoten
- Senfkörner
- Knoblauch
- Weißer Rettich
- Zwiebeln
- Wermutkraut
- Zinnkraut
- Schafgarbenkraut
- Johanniskraut
- Frauenmantelkraut
- Goldrutenkraut
- Salbeiblätter
- Tausendgüldenkraut
- Zimtrinde

Als wir den Senf als starken Milzhelfer erkannten, da mussten wir doch schmunzeln, gibt es doch gerade dieses Gewürz sehr sinnvoll zu den wenig gesundheitsförderlichen Grillwürstchen.

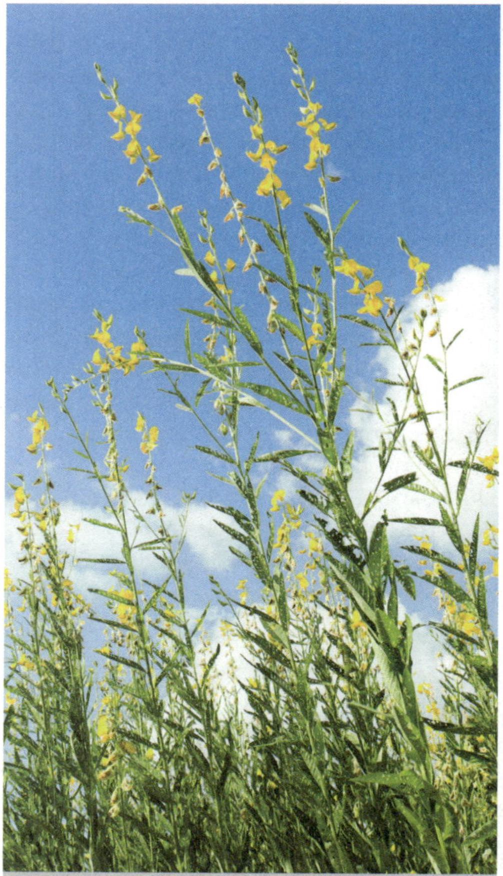

Senfblüten

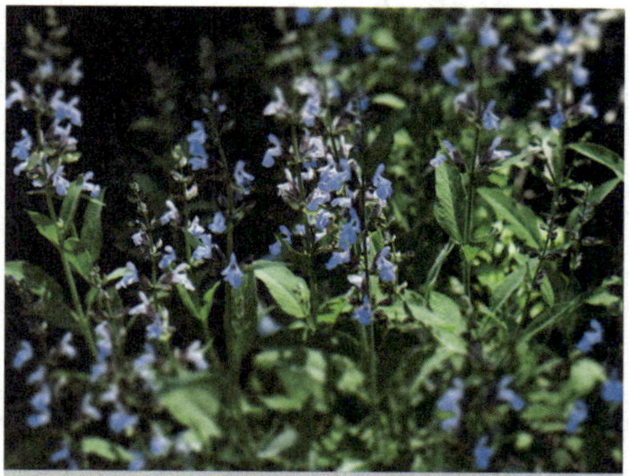

Salbeiblüten

Naturwissenschaft vs. Naturwissen

Jetzt haben Sie das Vergnügen, die Gegenüberstellung der zehn zentralen Axiome des naturwissenschaftlichen Glaubensbekenntnisses zu lesen, wie sie Rupert Sheldrake in seinem neuesten Buch „Der Wissenschaftswahn" publik macht.

Den Axiomen der Naturwissenschaft stellen wir die Axiome unseres Naturwissens gegenüber. Von den Glaubenssätzen der Naturwissenschaften sagt Sheldrake, dass sich diese die meisten Naturwissenschaftler ungeprüft zu eigen gemacht haben:

1. **Alles ist mechanistischer Natur. Tiere sind keine lebenden Organismen mit ganz eigenen Zielsetzungen, sondern komplexe Mechanismen. Auch Menschen sind Maschinen, in Richard Dorkins lebendiger Ausdrucksweise sogar „schwerfällige Roboter". Ihre Gehirne sind wie genetisch programmierte Computer.**

   Unser Naturwissen sagt uns, dass alle Organisationsformen, ob Mikrobe, ob Pflanze, ob Tier, Mensch oder Gestirn, energetischer Natur sind. Wir folgen der Erkenntnis von Max Planck: „Es gibt keine Materie an sich. Es gibt nur organisierte Energie!"

   Jegliches Leben, jede Bewegung oder Entwicklung ist geprägt von Wissen, Können, Wollen und Handeln. Den bewegenden oder sich bewegenden und den sich entwickelnden Strukturen, sei es Gestirn, Wasser und Wolken, Tier, Pflanze, Mensch oder den von diesen geschaffenen Organisationen, wohnen die unterschiedlichsten Energien, Kräfte und Intentionen inne.

   Gehirne sind Brücken des Wissens, Könnens, Wollens und Tuns aus dem göttlichen Reich der Natur ins göttliche Reich des Geistes und der Energien hinüber und auch umgekehrt.

2. **Materie besitzt grundsätzlich kein Bewusstsein. Sie hat keine Innerlichkeit, keine Subjektivität, keine „Ansichten". Auch menschliches Bewusstsein ist pure Täuschung, vorgespiegelt vom stofflichen Geschehen im Gehirn.**

   Unser Naturwissen sagt uns, dass Materie desto mehr weiß, kann, will und tut, in je niedrigeren Organisationsgraden und -formen sie uns entgegentritt. Sie ist organisierte Energie, angefüllt mit subjektivem Wissen, Können, Wollen und Handeln.

   Jede Materie besitzt entweder eine weibliche oder eine männliche Geschlechtlichkeit.

   Aber, oh Wunder, man kann schon in der untersten atomaren Stufe der zu beobachtenden Strukturen sehen, dass es Elemente gibt, die nicht nur männlicher oder nicht nur weiblicher Wesenheit sind, sondern die in den unterschiedlichen Wertigkeiten über beide Geschlechtlichkeiten verfügen.

   So gibt es das Arsen sowohl dreiwertig positiv als auch dreiwertig negativ, das Gold in der Regel dreiwertig positiv, d. h. männlich, aber auch einwertig negativ, d. h. weiblich, das Brom als Halogen einwertig negativ, aber auch in den Wertigkeiten 3, 4 und 5 mit positiv-männlicher Geschlechtlichkeit usw. Insofern brauchen wir uns nicht zu wundern, wenn auch bei uns Menschen zwar die entweder konsequent männliche oder weibliche Geschlechtlichkeit vorherrscht, es aber auch homosexuelle oder lesbische Ausprägungen oder Paarungen gibt.

Unsere Wahrnehmungen und die daraus hervorgegangenen Reaktionen sind reale und essentielle Bestandteile unseres Lebens und vor allen Dingen unseres Erlebens. Sie sind zentrale und wichtige subjektiv wahrgenommene Geschehnisse unserer Inkarnation.

Apropos Erleben. Wir sprechen von Erlebnis, wenn wir Dimensionswechsel oder Dimensionsberührungen erlebt haben. Solche Dimensionsberührungen sind Geburt und Tod, der Sonnenauf- und der Sonnenuntergang, der Sprung ins Wasser ebenso wie der Start und die Landung unseres Flugzeugs.

Dimensionsberührung ist für die Kinder das Seilchenspringen und für die Erwachsenen die geschlechtliche Vereinigung, für den alten Menschen das Eintauchen in die Natur oder in die Inanimation, die gleichzeitig seine Exkarnation ist.

3. **Die Gesamtheit von Materie und Energie ist immer gleich. Die einzige Ausnahme bildet der Urknall, mit dem alle Materie und Energie plötzlich erschien.**

Unser Naturwissen sagt uns, dass die Gesamtheit von Materie und Energie zu keinem einzigen Zeitpunkt gleich ist. Wenn es denn jemals einen gewaltigen Urknall gegeben haben sollte, dann bewiese gerade dieser, dass eine Nanosekunde vor diesem angeblichen Urknall alle Energie quasi in einem Nullpunkt konzentriert war und dass es zu diesem Zeitpunkt überhaupt keinerlei Materie gegeben hat.

Seither expandiert das materielle All, bildet Kosmen und Sonnensysteme und bildet fortwährend neue Materie, indem es z. B. Biomasse aus der Verbindung von bereits bestehender Materie und aufgenommener, jetzt organisierter, Energie bildet.

Die von der Astronomie beobachteten Schwarzen Löcher als auch die gleichfalls zu beobachtenden Supernovae lehren uns das ständige Werden und Vergehen im All.

Ist die maximale Expansion eines Kosmos erreicht, fällt er nach dem Erlahmen der expansiven Kräfte aufgrund der dann dominierenden impansiven Kräfte in sich zusammen, wird in einer Linksrotation zuerst in einem Schwarzen Loch, dann in einem Schwarzen Sack und am Ende in dem Schwarzen Nullpunkt entmaterialisiert und komprimiert, bevor er dann in der Nanosekunde eines im Weltall ganz normalen (Ur-) Knalls als Supernova neu geboren wird.

Im Weltall sind Urknalle so normal wie Geburten innerhalb unserer menschlichen Spezies. Und wieder beginnt die Rechtsrotation der Expansion, zu beobachten als rotierender Spiralnebel, und damit der ewige Takt des Werdens und Vergehens im All.

Im Weltall vergehen Kosmen und werden neu geboren, ebenso wie unser Körper exkarniert, regeneriert und dann erneut inkarniert. So ergeht es nicht nur Kosmen und Menschen, so ergeht es dem Tier, der Pflanze und dem Bakterium. Alles vergeht, alles entsteht neu, alles lebt und alles bleibt.

4. **Die Naturgesetze stehen ein- für allemal fest, und sie sind heute so, wie sie von Anfang an waren und für immer sein werden.**

Unser Naturwissen sagt uns, dass es kein einziges feststehendes Naturgesetz gibt. „Alles fließt", hieß es im Alten Griechenland. „Alles fließt ein, und alles fließt aus!", sagte das Alte Ägypten. „Alles lebt", sagen wir.

Selbst das scheinbar feststehende Gesetz der ewigen Entropie ist nichts als Teil des ewigen Werdens und Vergehens, Teil der ewigen Wiederkehr.

5. **Die Natur kennt keine Absichten. Evolution ist ohne Richtung oder Ziel.**

Unser Naturwissen sagt uns, dass nichts ohne Absicht geschieht. Die Tempel Ägyptens lehren uns: „Zufall ist nur der Name für ein unbekanntes Gesetz." Dieses unbekannte Gesetz ist dasjenige von Ursache und Wirkung. Dabei ist die Ursache oftmals schwer, kaum oder nicht zu erkennen. Die Wirkung kann eine logische oder von wem oder warum auch immer beabsichtigte sein.

Nichts geschieht, ohne dass es von einem Willen und einem Wollen veranlasst wäre. Das Bakterium will das Antibiotikum überleben. Die Pflanze will wachsen und helfen. Mensch und Tier wollen sich paaren, lieben und leben und Gottvater GEIST will zusammen mit Göttinmutter NATUR seine Schöpfung entwickeln und sich an ihr erfreuen. Das Vaterunser der Christenheit spricht es deutlich aus, was die Welt vom Hyperraum des Atoms bis in den Makrokosmos des Universums hinaus bewegt, wenn es formuliert: „Dein Wille geschehe!"

Evolution hat ein Ziel, und zwar Entwicklung und Wachstum der betrachteten Erscheinung bis zum Erreichen derer optimalen Qualität und derer optimalen Größe.

Auch im All wächst nichts in den Himmel, weder die Bäume noch die Kosmen. Alles hat sein Maß, sein Ziel und seine Grenzen. Wille, Absicht, Ziel und Sinnhaftigkeit erkennen wir in jedem Vogelflug, in jedem Hundegebell, in jeder chemischen Reaktion oder in jeder scheinbar zufälligen Eigenart und Erscheinungsform einer Pflanze.

6. **Biologische Vererbung ist ausschließlich materieller Natur, vermittelt über das genetische Material, die DNS und andere materielle Strukturen.**

Unser Naturwissen sagt uns, dass Vererbung sowohl materieller als auch geistiger Natur ist. So können Nachkommen von Tieren oder Menschen sehr wohl einem Elternteil absolut ähneln, fast gleichen, jedoch auch total von Vater oder Mutter abweichende Qualitäten des Geistes, des Wollens oder des Charakters haben.

Neben dem vermittelnden genetischen Material und anderen materiellen Strukturen sind für die Ausprägung des heranwachsenden Menschen dessen Ernährung, Erziehung und Erleben prägend, selbst dasjenige im Mutterleib oder in vorangegangenen Inkarnationen.

7. **Der Geist, unser Denken und Fühlen, sitzt im Kopf und ist nichts als Gehirn-**

aktivität. Wenn wir einen Baum betrachten, ist das Bild, das wir sehen, nicht draußen, wo es zu sein scheint, sondern innen, im Gehirn.

Unser Naturwissen sagt uns, dass unser Denken und Fühlen bipolar organisiert sind zwischen Gehirn und Bauch. Der Bauch ist Sitz und Hort der Reproduktion und des Lebens. Er hat, auch wenn er sich verbal-akustisch nicht äußern kann, einen höheren Intelligenzquotienten als das Gehirn.

Deshalb sollte der Mensch primär seine Gefühls- und seine Charakterqualitäten ausprägen, wie schon Goethe gefordert hat. „Edel sei der Mensch, hilfreich und gut!" Oder wie Kant gefordert hat: „Handele, wie jeder Mensch handeln sollte!"

Im Übrigen ist unser Bauchpol dem Gehirnpol übergeordnet. Sagen Sie einmal mit einem strikten Befehl Ihrem Bauch, dass er bitte seine Peristaltik beschleunigen möge, weil Sie vor dem nächsten Termin unbedingt noch zu Stuhle möchten. Da können Sie lange befehlen.

Wenn Ihr Bauch aber meint, dass Sie sich jetzt zu übergeben haben, dann werden Sie das, so sehr Sie sich auch dagegen sträuben, überraschend schnell tun, selbst vor oder sogar in einem wichtigen Termin.

Die Erkenntnis ist zwingend diejenige, dass unsere Bauchsteuerung bzw. -zentrale stärker ist als unsere Kopfsteuerung bzw. die dort oben angesiedelte Willenszentrale.

Andere Wesen, Leben oder Organisationen existieren nicht nur als Bild oder Einbildung in unserem Gehirn, sondern sie sind real als achtens- und liebenswerte Wesen mit eigenem Wissen, Können und Wollen inkarniert, und wir treten ihnen mit Respekt, Achtung und Liebe entgegen.

8. **Erinnerungen sind als materielle Spuren im Gehirn gespeichert und werden beim Tod gelöscht.**

Unser Naturwissen sagt uns, dass Erinnerungen über viele unserer eigenen Inkarnationen zurückreichen können. Erinnerungen werden nicht nur beim Tod gelöscht, sondern viele davon bereits im Leben. So speichern wir von verstorbenen Freunden und Angehörigen nur die angenehmen Erinnerungen. Die unangenehmen werden in der Regel gelöscht.

Erinnerungen sind wie unser Wissen, Können und Wollen in der geistigen Dimension angesiedelt und mitnichten in materiellen Strukturen unseres Gehirns. Dieses erneuert sich materiell unablässig, sodass Erinnerungen, wenn sie denn an materielle Strukturen von bspw. Zellen gebunden wären, mit dem Zelltod via Fäzes ausgeschieden würden. An diesem lustigen Beispiel mag die Qualität der materialistischen Weltanschauung deutlich werden.

9. **Unerklärliche Phänomene wie Telepathie u. a. sind reine Einbildung.**

Unser Naturwissen sagt uns, dass es viele Fähigkeiten unseres Geistes gibt, die wir als Menschen noch erlernen können. Dazu gehören bspw. Telepathie, Levitation oder präkognitives Wissen.

Oft denken wir einige Minuten, bevor das Telefon klingelt, an einen ganz bestimmten Menschen. Es klingelt, und er oder sie ist am Telefon. Das ist rudimentäre Telepathie, die wir Menschen im Laufe der nächsten Generationen lernen und mehr oder weniger perfekt praktizieren werden.

10. Mechanistische Medizin ist die einzig wirksame Medizin.

Unser Naturwissen sagt uns, dass die moderne mechanistische Medizin nächst misslungener Raumfahrt und misslungener Atomtechnologie der dritte große Fehlgriff der modernen Menschheit ist. Diese Medizin hat den Menschen in seiner Bipolarität von Körper und Geist aus den Augen verloren und betrachtet ihn wie eine Maschine, deren Einzelteile je nach Verschleiß oder Zustand ausgetauscht oder repariert werden können.

Was für uns eine ethische Entgleisung ist, die Organtransplantation, das ist für die mechanistische Medizin der zurzeit erreichte Höhepunkt ihrer Entwicklung. Das zu explantierende Organ muss bei schlagendem Herzen des Explantierten entnommen werden.

Dieses arme Opfer wird mittlerweile total arretiert, um jedes Schlagen und Stoßen des Kopfes, der Arme und Beine zu verhindern. Da bedarf es des Kunstgriffes „Hirntod", um die Explantation nicht als Mord werten zu müssen. Hier scheiden sich die europäischen Geister.

Einige wenige Bereiche wie bspw. die Chirurgie sind von dieser mechanistischen Medizin erhaltenswert, auch wenn die Fakultät derer, die nur mit dem Messer denken, drastisch diszipliniert und reduziert gehört. Das Ganze frei nach der Erkenntnis von Erika Herbst: „Am Ende gescheiterter Heilungsbemühungen stehen Operation und Amputation."

Die Gesamtheit der symptomunterdrückenden Medizin ist nicht erhaltenswert. Das Symptom ist als Lehr- und Heilungsweg und -werkzeug zu verstehen und nicht zu bekämpfen.

Die Medizin der Zukunft hat sich an den Ursachen einer Krankheit und an deren präventiver Vermeidung zu orientieren und im Kurativen den vom Symptom eingeschlagenen Weg zu verfolgen, solange es sich um sinnvolle Ausscheidungen handelt. Vom Organismus vorgenommene Ablagerungen sind aus demselben mit geeigneten Maßnahmen des Essens, Trinkens und Verhaltens zu entfernen, und eingetretene Strukturschäden, ob in der Physis oder in der Psyche, sind zu regenerieren.

Schauen Sie einmal, welche Meinung Sie sich zu den von uns aufgestellten Gegensätzlichkeiten bilden. Wir stehen in vielerlei Hinsicht an einer Wegegabelung der Menschheitsentwicklung, die nach den gelegentlich zu erwartenden Konvulsionen in zweierlei Richtungen verlaufen kann. So oder so gibt es danach eine „Ordo ab chao", eine Ordnung nach dem Chaos.

Das kann eine Befreiung von den geld- und goldgierigen Lügnern und Räubern unserer Zeit sein. Oder das kann eine Befreiung der Menschen und Völker sein zurück zu eigener alter Selbstständigkeit und Selbstverwirklichung, anstelle der im fortschreitenden Maße zu beobachtenden sklavischen Dressur und Pawlow'schen Abrichtung des modernen Menschen.

Entweder bekommen wir einen Weltsklavenstaat, die sog. international-globalistische „Eine-Welt", wie sie George Orwell (Blair) in Kenntnis entsprechender Pläne gegen Ende der Vierzigerjahre des letzten Jahrhunderts mit seinem Roman „1984" veröffentlich hat.

Das wäre eine Welt totaler Überwachung und perfekter Dressur eines jeden Menschen oder im Zweifelsfalle seiner Eliminierung.

Dieser Staat wäre gekennzeichnet von dummen und satten Sklaven (nach Marie-Luise Ebner-Eschenbach) und von einer so perfiden wie perfekten Kollaboration korrumpierter gehobener Schichten der Menschheit mit den „Oberen Zehntausend", um das sog. „Volk" domestiziert und dressiert zu halten.

Oder wir bekommen eine Ordnung der Selbstverwirklichung und Selbstbestimmung der Völker und des Individuums in Disziplin und Bescheidenheit, begleitet von geistiger, sittlicher und ethischer Höherentwicklung. Wir glauben, dass wir diesen Weg vor uns haben und dass wir ihn schaffen werden. Dieser Weg kommt nicht auf uns zugelaufen. Wir müssen ihn hinauf!

Im Augenblick sind wir auf einer tiefen Stufe der Menschheitsentwicklung angekommen, die sich „moderne Zivilisation" nennt. Diese Stufe ist gekennzeichnet von Naturverachtung und von der Ausbeutung von Pflanze, Tier und Mensch. Diese Ausbeutung macht vor dem Planeten nicht halt und beraubt ihn vieler materieller und energetischer Schätze.

Unsere nächste Entwicklungsstufe nach der zurzeit zu beklagenden Naturverachtung ist diejenige der Naturachtung. Diese Naturbetrachtung wird ein höheres Maß von Rücksicht und Skrupel gegenüber Pflanze, Tier, Mensch und Planet beinhalten als die im Augenblick zu beobachtende Naturverachtung. Die Achtung der Natur wird uns wieder kulturfähig machen.

Die nächste Stufe der Höherentwicklung ist diejenige hin zur Hochachtung gegenüber der Natur. Das ist dann die Stufe einer Menschheitsentwicklung, die uns als das „Goldene Zeitalter" angekündigt ist. Wenn wir diese Stufe erreicht haben, dann wird die nächste Hochkultur der Menschheit erblühen.

Mit der in unserer sog. modernen Zeit zu beobachtenden so ignoranten wie intoleranten Diktatur des Materialismus in Form der Naturwissenschaften und der von diesen geforderten „Wissenschaftlichkeit", was immer darunter zu verstehen ist, sind wir seit dem Lichtblick der Aufklärung von einer Geistesdiktatur in die andere geraten.

Die Sancta Eglesia Catholica hatte das „Reich Gottes" für sich gepachtet und ließ nach eigenem Gusto „Gläubige" in dieses Reich ein oder versperrte unliebsamen Zeitgenossen den Weg dorthin. Sie entschied darüber, ob eine Person resp. Persönlichkeit oder ihr Tun und Lassen „GOTTGEFÄLLIG" war. Dabei lag das Urteil im eigenen und ausschließlichen Ermessen der Sancta Eglesia.

Heute bekommt jeder alternativ denkende Zeitgenosse, der sich mit den Themen der Natur, mit zurzeit nicht messbaren Energien oder unerklärlichen Naturphänomenen beschäftigt, die akustische oder schriftliche Verbalkeule zu spüren mit der Frage, ob das denn auch „wissenschaftlich" sei.

Wenn er dann keine Argumente oder keine konsequente Zurückweisung zur Hand hat, dann hat er schon verloren, wird belächelt, diskreditiert oder soziologisch ausgegrenzt, totgeschwiegen oder lächerlich gemacht.

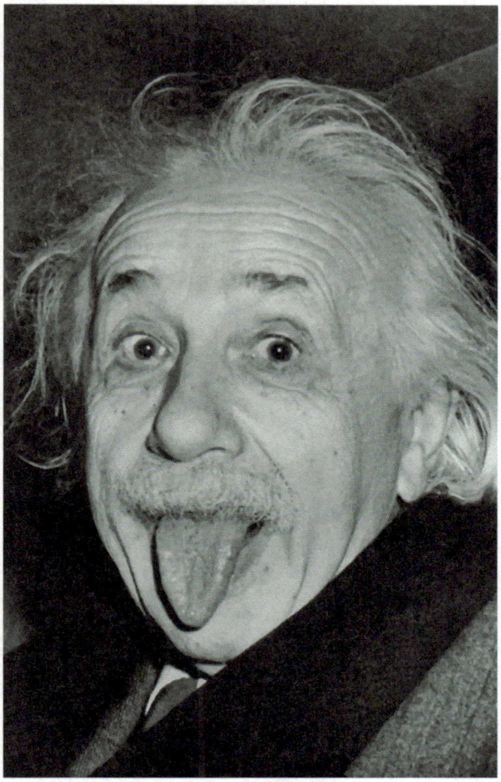

Albert Einstein soll einmal gefragt haben: „Was ist Wissenschaft?" Danach soll er fröhlich-süffisant geantwortet haben: „Wissenschaft, das ist Irrtum auf dem neuesten Stand!"

Ja, und was ist denn Wissenschaftlichkeit? Betrachten Sie diesen Anspruch oder diesen Begriff als nichts anderes als einen nebulösen Begriff, der nicht mehr und nicht weniger widerspiegelt als die gerade und damit temporär und vorübergehend herrschende Lehrmeinung. Mit objektiver und vor allen Dingen mit exakter Richtigkeit hat Wissenschaftlichkeit nichts zu tun.

Wissenschaftlichkeit bezeichnet eine Methodik und kein Ergebnis. Dabei ist die Methodik besonders gekennzeichnet von Sorgfalt und steter Wiederholbarkeit mit dem gleichen Ergebnis. Wiederholbar ist natürlich jedes Experiment, jedoch wird das immer gleiche Ergebnis ein ewiger und unerfüllbarer Wunschtraum bleiben.

Wie ergeben sich überhaupt „wissenschaftlich exakte Werte" und damit Ergebnisse? Da werden Messreihen betreffend irgendwelche Spannungen, pH-Werte, Widerstände o.a. gemessen, und es entstehen unendlich viele immer wieder unterschiedliche Werte. Kein Wert ist zu 100 % identisch mit jedem anderen. Obendrein gibt es unerklärliche Ausreißer nach oben und nach unten. Die werden dann für die Ermittlung des „exakten wissenschaftlichen Wertes" außer Acht gelassen. Dann wird das große Mittelfeld genommen, und es wird der arithmetische Mittelwert festgestellt, der sich aus der Addition, dann Division der Werte des Mittelfeldes ergibt.

Möglicherweise ist genau dieser Wert niemals gemessen worden. Er wird nichtsdestotrotz als der „exakte wissenschaftliche Wert" verkündet. Wissenschaftlichkeit hat also, wie schon gesagt, mit exakter Richtigkeit absolut nichts zu tun.

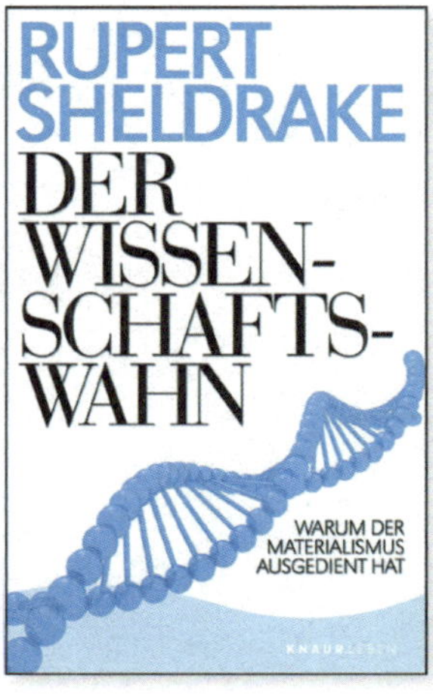

Rupert Sheldrake
„Der Wissenschaftswahn"
Kroemer Knaur

Von der Verachtung der Natur zu ihrer Hochachtung

In unserer tabellarischen Übersicht „Wie wollen wir leben?“ haben wir Ihnen mit starken Strichen die mögliche ethische Entwicklung der Menschheit für die nächsten Jahrzehnte und Jahrhunderte aufgezeigt. Sie führt von der augenblicklichen Naturverachtung mit all ihren Schrecken der Ausbeutung und Verschmutzung unseres Planeten, der Massentierhaltung und der Tierversuche hin zur Hochachtung gegenüber der Natur. Auf diesem Wege braucht es sicherlich noch den Schritt von der Naturverachtung zur Naturachtung, um dann in das Stadium der Naturhochachtung zu gelangen.

Wie wollen wir leben?

Die ethische Basis gegenüber der Natur
Die entsprechenden Kulturstufen

VERACHTUNG DER NATUR STUFE DER ZIVILISATION	ACHTUNG DER NATUR STUFE DER KULTUR	HOCHACHTUNG DER NATUR STUFE DER HOCHKULTUR
Rücksichtslosigkeit	Rücksicht	Fürsorge
Skrupellosigkeit	Skrupel	Hege
Gnadenlosigkeit	Gnade	Pflege
Ausnutzung	Liebe	Hilfe
Ausbeutung	Nutzung	Vorsorge
Tierversuch	Fürsorge	Regenerierung
Massentierhaltung	Hege – Gesundheit	Langes Leben – Gesundheit
Raubbau an Wald- und Bodenschätzen	Pflege – Schönheit	Glück und Zufriedenheit
Symptomunterdrückung	Symptomunterstützung	Symptomvermeidung

Der Umgang mit der Natur

NATURWISSENSCHAFT	NATURWISSEN	SCHÖPFUNGSWISSEN
statisch	dynamisch	taktvoll
unwissend	aufbauend	verständnisvoll
zerstörend	aufmerksam	schöpferisch
analysierend	pflegend	lehrend
herrschend	hilfreich	dienend

Missachtung und Verachtung der Natur treten uns auf der atomaren Ebene in Form von Nukleartechnologie und daraus abgeleiteter Nukleartechnik entgegen.

Was hat das alles für Geld verschlungen mit dem angedachten Thorium-Hochtemperatur-Reaktor, den man in Hamm in Westfalen gebaut hatte, und mit dem abenteuerlichen „Schnellen Brüter", der in Kalkar für sage und schreibe 10 Milliarden Mark gebaut worden ist, bevor er dann nie ans Netz ging. Heute wird in dieser Industrieruine ein riesiger Vergnügungspark betrieben, was allemal sinnvoller ist, als dass dort dieser Brüter eine nukleare Katastrophe „ausgebrütet" hätte.

Der Abriss des Hochtemperaturreaktors in Hamm und die Aufgabe des „Schnellen Brüters" in Kalkar waren allemal sinnvoller, als diese Technologiemonster ans Netz und in Betrieb zu nehmen, flugs dass uns dieses Experiment 15 Milliarden Mark gekostet hat.

Missachtung und Verachtung auf der molekularen Ebene treten uns entgegen in Form der Genmanipulation. Für uns ist Genmanipulation die blanke Blasphemie, nichts als pure Gotteslästerung. Es ist der Irrglaube, dass alles in der Natur Zufall und nicht gottgewollte und gottgeplante Sinnhaftigkeit ist. Wie sonst können Menschen auf den Gedanken kommen, die Schöpfung verändern, nach ihrer Meinung sogar verbessern zu wollen und zu können?!

Missachtung und Verachtung der Natur auf der Ebene der Kleinstlebewesen treten uns entgegen mit dem Missverständnis von Bakterien und Pilzen, die in ihrer Folge von Ursache und Wirkung falsch bewertet und deshalb bekämpft werden. Die in unserer modernen Zeit „Erreger" genannten Kleinstlebewesen, ebenso die im versauerten Körper tätig werdenden Pilze, sind von der Schöpfung als Helfer gedacht, wenn Stoffwechsel und Terrain, d.h. Gewebe und Hygiene entgleisen. Fälschlicherweise werden sie nicht als Helfer, sondern als Erreger und Schädlinge bekämpft, weil Ursache und Wirkung verwechselt werden.

Missachtung und Verachtung gegenüber Kreatur und Mensch werden sichtbar mit Tierversuchen und mit der Massentierhaltung ebenso wie mit der regelrechten Massenschlächterei von Menschen in den letzten großen Kriegen. Der Sockel all dieses so törichten wie frevelhaften Tuns ist die über Jahrhunderte und Jahrtausende gewachsene Verachtung und Missachtung der Natur und ihrer durch und durch sinnvollen Schöpfung.

Wir alle glauben, in einer blühenden Zivilisation zu leben, in der es zahllose Errungenschaften gibt, die uns das Leben einfacher machen, als es früher gewesen sein soll. Wir Menschen haben ungeheure Fortschritte in unserer Mobilität und auch in unserer Kommunikation über weiteste Entfernungen erzielt. Wir haben auch Erleichterungen im Haushalt mit dem Einsatz zahlloser Maschinen und Geräte erreicht, die es früher nicht gab.

Bei all den Bequemlichkeiten, die wir uns geschaffen haben, vergessen wir oft den hohen Preis, welchen unser Planet, unsere Umwelt, die Natur und wir selber für diese angeblichen Fortschritte bezahlt haben.

Die Schätze der Erde werden ausgeraubt, ob es Bodenschätze aus der Erdkruste sind oder die Tiere der Flüsse, der Meere, der Weiden und der Ställe. Gleichermaßen wird die Pflanze ausgebeutet, in dem die Wälder des Planeten abgeholzt werden, in dem die Pflanzen genmanipuliert und monokultiviert werden, wodurch die frühere Artenvielfalt, sogar der Artenreichtum, verloren gegangen ist.

Leider sind wir Menschen auf dem Weg dieses Fortschrittes nicht gesünder, sondern von Generation zu Generation körperlich schwächer, dümmer und kränker geworden. Signifikantes Zeichen für diese Entwicklung ist die rasante Zunahme der Krankenhäuser und die Zahl der Ärzte. Es gab früher kaum Krankenhäuser, weil es kaum Kranke gab!

Wir scheinen so vieles gewonnen zu haben. Wenn man es so betrachtet, dann waren alle diese Gewinne und Fortschritte Verluste und Rückschritte für die Natur. Wenn wir beispielsweise von Energiegewinnung sprechen, dann ist das für die Natur ein Energieverlust, sei es Gas und Kohle, sei es Holz oder Uran.

Besondere Verluste aus unserem vielfältigen Streben nach Gewinnen hat die Tierwelt erlitten, sei es die Welt der Bakterien, die wir versuchen, mit Antibiotika zu vernichten. Oder sei es die Welt der großen Tiere, die wir würdelos in Masttierhaltung züchten und schlachten. Oder sei es die Millionenschar von Versuchstieren, die Jahr für Jahr, wie es wörtlich heißt, „verbraucht“ werden, um irgendwelche wissenschaftlichen Erkenntnisse zu gewinnen, um human- oder Veterinärarzneimittel zu erforschen und zu „gewinnen“.

An einigen Beispielen mag deutlich werden, wie wenig der Tierversuch zur Findung von Arzneimitteln tauglich ist. Beispielsweise können Sie ein Schaf mit Arsen regelrecht füttern. Für dieses Tier ist Arsen ein Genussmittel, und es verlangt nach mehr. Verabfolgen Sie einem Menschen derartige Mengen, er würde sterben.

Nehmen Sie ein für den Menschen wertvolles Heilkraut, den Schachtelhalm, auch Zinnkraut genannt, und betrachten Sie die Wirkung dieses Krautes auf die Kuh. Frist die Kuh Schachtelhalm, dann stirbt sie. Dieses Kraut hat für die Kuh eine ähnliche tödliche Wirkung, wie wir sie als Menschen vom Knollenblätterpilz kennen.

Sie sehen, wir Menschen haben nicht einen identischen Stoffwechsel wie die Säugetiere, zumal die sich auch noch in Pflanzenfresser und Fleischfresser unterteilen. Der Stoffwechsel ist von Tier zu Tier ebenso verschieden wie von jedwedem Säugetier zum Menschen. Von daher ist der Tierversuch als wissenschaftliche Basis zur Findung von Veterinär- oder Humanarzneimitteln als unwissenschaftlich und sogar als schädlich zu verwerfen.

All unser Fortschritt beruht auf einem Höchstmaß an Respektlosigkeit, an Rücksichtslosigkeit und an Skrupellosigkeit gegenüber der Natur und ihren Geschöpfen. Für einen Menschen, der glaubt, einen Charakter zu haben, der von Liebe, Hege und Pflege der Natur geprägt ist, für den ist unsere Zeit mit all ihren geglaubten Fortschritten schier zum Verzweifeln, gäbe es da nicht endlich ein Zeichen, dass der eben besprochene „Schwung des Pendels nach links“ gebremst wird und dass sich eine moralisch-ethische Wende anbahnt.

Diese Wende haben Männer wie die Deutschen Baldur Springmann und Herbert Gruhl vor vielen Jahrzehnten bewirkt, indem sie den Weg in den biologischen Landbau aufgezeigt haben. Das war damals in den 60er und 70er Jahren des 20. Jahrhunderts nicht nur ein alternativer wirtschaftlicher Weg, um kleinen Privatbauern eine Chance des Überlebens zu geben. Das war eine ethische Wende der Menschheit heraus aus den Jahrhunderten von Ausbeutung, Verachtung und Respektlosigkeit, auch von Skrupellosigkeit gegenüber der Natur und ihren Lebewesen hin zu einer neuen Haltung, geprägt von Achtung gegenüber der Natur. Es war tatsächlich ein Quantensprung heraus aus der Verachtung hin zur Achtung der Natur.

Logischerweise war es wieder Deutschland, welches diesen Weg weitergegangen ist, indem man den Ausstieg aus der Atomtechnologie beschlossen hat. Das Ganze ohne Katastrophen, wie sie andere Länder in Harrisburg, Fukushima oder Sellafield erlebt haben. Es war schlicht und einfach die Erkenntnis, dass man sich mit der Natur arrangieren könne. Es war die Erkenntnis, dass man die Natur gar nicht zu berauben braucht. Es war die Erkenntnis, dass uns Menschen die Natur alles schenkt, wenn wir diese Geschenke der Sonne, des Windes, der fließenden Gezeiten und Flüsse nur erkennen und für uns nutzen, ohne die Natur zu manipulieren oder zu berauben.

Lassen Sie uns auf diesem Menschheitswege weitergehen. Der erste Schritt mit der Überwindung der Naturverachtung und Etablierung der Naturachtung ist geschehen und will jetzt weltweit umgesetzt werden. Diese Umsetzung wird Jahre und Jahrzehnte dauern. Die Menschheit wird aus der Atomtechnologie aussteigen und die eben zitierten Energiequellen nutzen, so wie wir hoffentlich auch die Massentierhaltung und den schändlichen Tierversuch überwinden werden.

Wenn wir dann in einem ethischen Stadium der allgemein üblichen Naturachtung angekommen sind, dann haben wir den nächsten Schritt hin zur Hochachtung der Natur zu vollziehen. So wie wir jetzt auf der Basis der Naturverachtung unsere technologisch und technisch geprägte Zivilisation, begleitet von zahllosen schmerzlichen Verlusten der Natur, etabliert haben, so wird es uns gelingen, auf der Basis zukünftiger Naturachtung wieder eine Menschheitskultur zu etablieren.

Das wird eine Phase der wahren Kultivierung der Natur und des gesamten Planeten sein, bevor wir dann auf der Basis der anzustrebenden Hochachtung der Natur wieder zu einer neuen Hochkultur gelangen.

Das Alte Ägypten war klüger als wir und hat uns eine seiner zentralen Erkenntnisse in dem hermetischen Lehrsatz überliefert: „Zufall ist nur der Name für ein unbekanntes Gesetz!" Dieses Gesetz mag von vielen Menschen als dasjenige von Ursache und Wirkung gesehen werden. Das ist es jedoch nicht. Das Gesetz des Zufalls heißt: „Jeder Zufall ist göttlicher Wille!"

Wir sollten uns an der ersten Bitte des Vaterunsers orientieren. Da steht es Schwarz auf Weiß. „Herr, Dein Wille geschehe!" Irgendwie haben wir das bis jetzt nicht verstanden. Es wird jedoch Zeit, dass wir es endlich tun.

Analog dazu wird sich mit Sicherheit unser Gottverständnis verschieben von der augenblicklichen Dominanz der männlich dominierten Gottvorstellung, die sich an dem Befehl orientiert: „Macht Euch die Erde untertan!", hin zu einer Gleichgewichtung zwischen Gottvater GEIST und Göttinmutter NATUR. Diese Gleichgewichtung werden wir im Stadium der Hochachtung der Natur erreichen.

Ganz bestimmt werden wir im Stadium der Naturhochachtung sogar eine Gewichtung hin zu einer Dominanz von Göttinmutter NATUR erleben. Das wird dann u.a. zu einem ungeheuren Wachstum der menschlichen Population auf unserem Planeten führen.

Logischerweise sprechen die Weissagungen davon, dass die Menschen am Ende unseres gerade begonnenen Jahrtausends Städte im Himmel und in den Meeren bauen werden. Warum sollten sie das tun, wenn sie nicht dazu gezwungen wären?

Es ist der ewige Takt des Werdens und Vergehens, dem der Kosmos, die Natur und auch die energetisch-geistigen Strukturen unterliegen. Es ist das ewige Gesetz, welches uns in dem hermetischen Lehrsatz entgegentritt: „Der Schwung des Pendels nach rechts ist der Schwung des Pendels nach links!“ Seit Jahrhunderten strebt dieser Schwung des Pendels nach links dem Anschlag, der sogenannten Zeitenwende, entgegen. Wir werden sie noch erleben.

Als wir die zahllosen Rezepte für die noch zahlloseren modernen Zivilisationskrankheiten und Missbefindlichkeiten erarbeiteten und zusammenstellten, haben wir uns u.a. unseren alten Klassiker durchgeschaut, nämlich den WILLFORT. Richard Willfort hatte in den Fünfzigerjahren seinen Klassiker „Gesundheit durch Heilkräuter“ geschrieben. Davon sind 26 Auflagen mit einer Gesamtauflage von ca. 250.000 Stück gedruckt worden.

Da wollen wir einmal schauen, ob wir mit unserem eigenen Klassiker „Gesundheit durch Entschlackung“ den „guten alten Willfort“ nicht gelegentlich überholen. Wir sind schon in der 20. Auflage und immerhin bei 240.000 Stück.

Der Willfort ist eine wahre Fundgrube für alle interessierten Zeitgenossen, die sich einmal mit Heilkräutern beschäftigen wollen. Leider ist das Buch nur noch antiquarisch zu haben.

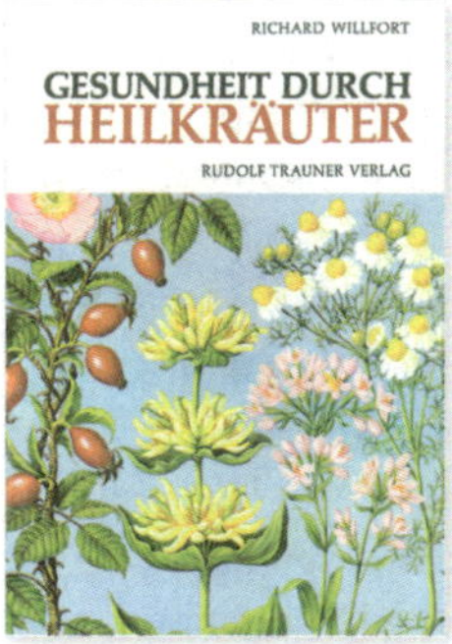

Eines war für uns frappierend. Das uns vorliegende Exemplar stammt aus dem Jahre 1986. Jedoch zahllose uns zurzeit absolut geläufige Krankheiten gab es damals überhaupt noch nicht. Es ist so erschreckend wie verblüffend, welche Krankheiten seit Richard Willforts Zeiten entweder erfunden oder durch die moderne Zivilisation über uns gebracht worden sind.

Zu diesen Krankheiten gehören Allergien, Adipositas, Cellulite und der angeblich zu hohe Cholesterinspiegel. Es gab noch keine Endometritis, keine Bandscheibenleiden. Es gab noch keine Fibromyalgie, keine Polyneuropathie, keine Sarkoidose und keine Mukoviszidose. Es gab weder Demenz noch Morbus Alzheimer. Und, oh Wunder, Richard Willfort hat nicht einmal Morbus Parkinson erwähnt und bearbeitet.

Trösten wir uns. Alle diese modernen Zivilisationskrankheiten werden den Globus so schnell verlassen, wie sie in den letzten Jahrzehnten über uns gekommen sind. Unsere Weissagungen trösten uns, sagen sie doch: „Über die Erde kommt eine neue Zeit!“ Und zu unserer jetzigen Zeit heißt es: „Die Menschen werden diese Zeit vergessen.“ Aus dem Lied der Linde zitieren wir: „Seuchen, Krankheit sind der Welt entrückt. Wer die Zeit erlebt, ist hochbeglückt.“

Da wird man in Zukunft ganz offensichtlich unsere jetzige Epoche nicht mehr als den Höhepunkt der Menschheitsentwicklung sehen, sondern diese so hektische wie unterhaltsame Phase, in die wir uns alle zusammen hineininkarniert haben, eher als endlich überstandene, zwar anstrengende, aber im Rückblick doch nützliche Lehr- und Lernphase begreifen.

Freuen wir uns, dass wir an diesem Lernprozess teilnehmen dürfen, ziehen wir unsere Lehren, warten aber nicht auf eine ferne Zukunft, sondern gestalten wir diese schon jetzt!

Geschlecht ist in allem

Ja, so lautet ein so einfacher wie einprägsamer hermetischer Lehrsatz aus dem Alten Ägypten: „Geschlecht ist in allem." Wenn dem so ist, und unser Naturwissen sagt uns, dass wir mit dieser Erkenntnis der ubiquitären Geschlechtlichkeit allen Seins einem der großen Geheimnisse unseres Universums und unseres eigenen Seins gegenüberstehen, dann gilt diese Geschlechtlichkeit im Makro- wie im Mikrokosmos. Dann gilt sie selbstverständlich auch in der göttlichen Dimension, im All, eben in allem.

Jegliche Geistigkeit ist ebenso bipolar männlich oder weiblich geschlechtlich, wie das ebenso für die Natur mit ihrer Materie und den aus ihr hervorgegangenen männlichen oder weiblichen Daseinsformen gilt. Diese polare Geschlechtlichkeit des entweder männlichen oder weiblichen Prinzips gilt demzufolge auch auf der obersten göttlichen Ebene, wo wir Gottvater GEIST und Göttinmutter NATUR als die Erzeuger unseres vom männlichen Prinzip dominierten Geistes und unserer vom weiblichen Prinzip dominierten Naturwelt sehen.

Schauen wir uns einige Geschlechtspaarungen der geistigen Welt an, dann erkennen wir sofort deren bipolare Geschlechtlichkeit. Dort steht männlicher Mut oder Übermut weiblicher Vorsicht oder Verzagtheit entgegen. Dort findet sich männliche Aggressivität weiblicher Hege und Pflege gegenüber. Dort finden wir den ewig neugierigen oder sogar zerstörenden Forscherdrang ebenso wie die liebevolle Bewahrung alter Traditionen.

Oder leuchten wir einmal unter Berücksichtigung männlicher und weiblicher Aspekte in das Phänomen der Liebe hinein. Selbst die Liebe ist bipolar zu betrachten als entweder körperliche Liebe, als materielles Naturphänomen der Lebenserhaltung oder als männlich-geistige Liebe des Geistes.

Schauen wir auf die geistige Liebe, dann finden wir das männlich-weibliche Paar von aggressiver Zucht und Züchtigung, gepaart mit weiblich-liebevoller Sorge und Nachsicht. Dann finden wir arrogant-aggressives Verführen parallel zu liebevollem Vergeben und Vergessen. Dann finden wir kompromisslose und immerwährende Rache, aber auch Verzeihen, Vergeben, Vergessen und große Gnade.

Genauso männlich oder weiblich geschlechtlich ist unsere körperliche Liebe, welche wir in den unterschiedlichsten Intensitätsgraden erleben. Diese Liebe kann sich männlich-brutal mit Vergewaltigung zeigen oder ebenso weiblich-brutal mit erstickender und erwürgender Eifersucht.

Wir sehen, dass sowohl die geistige Welt als auch die materielle Welt über diese Zweigeschlechtlichkeit sowohl des männlichen als auch des weiblichen Prinzips verfügen. Manchmal fragen wir uns allerdings, ob der Natur oder dem Geistesreich eine höhere Intelligenz oder eine höherstehende Ethik innewohnt.

Schauen wir in das Thema dieses Buches hinein oder in die Pflanze, dann finden wir höchst intelligente Organisationsformen mit einem Höchstmaß von Wissen, Können, Wollen und Tun ohne jegliche Aggressivität. Derartige Kriterien höchsten Anspruches der Organisation und der Ethik können wir in der Geisteswelt beim besten Willen nicht erkennen.

Dort wimmelt es in erschreckendem Maße von Aggression, von Lüge, Krieg, Mord und Rache, dass einem für die Zukunft des Planeten und unserer menschlichen Spezies Angst und Bange werden könnte. Vielleicht durchlaufen wir gerade unter der Herrschaft der drei monotheistisch daherkommenden abrahamitischen Religionen eine besonders strapaziöse Lehreinheit in der Entwicklung unserer Spezies. Ganz bestimmt soll diese Lehreinheit der letzten 2000 Jahre zu der Erkenntnis führen, dass Monotheismus der falsche Weg der Weltanschauung ist, der uns nichts gebracht hat als Jahrtausende voller Lüge, Krieg, Raub und Mord.

Glücklicherweise lassen immer mehr und immer sichtbarer werdende Zeichen der Zeit erkennen, dass wir bald am finstersten Ende des Lügenzeitalters angelangt sind und nach einer kurzen Phase heftigster Konvulsionen in das Goldene Zeitalter der Harmonie zwischen dem männlichen und dem weiblichen Prinzip eintreten werden, genannt das „Goldene Zeitalter".

Logischerweise teilt sich auch das Pflanzenreich in ein männliches und in ein weibliches. Nicht umsonst haben die Pflanzen entweder männliche oder weibliche Namen.

Als wir jünger waren, haben wir nichts dabei gefunden, wenn es heißt, der Hafer, der Roggen, der Weizen, aber die Gerste, die Hirse usw. Oder dass Bäume und Sträucher der Holunder, der Buchs, der Ahorn, aber die Linde, die Eiche, die Birke usw. heißen. Auch die kleinen Pflanzen und Kräuter unterscheiden sich in der Sellerie und die Rote Bete, in der Schnittlauch, der Knoblauch und die Zwiebel, die Karotte usw.

Wer hat wohl mit welchem Wissen den Pflanzen eine Gechlechtszuweisung in männliche oder weibliche Wesenheit zugeordnet?

Johann Wolfgang von Goethe spricht von der „Geschlechter unendlicher Kette". Diese Kette erwächst immer wieder aufs Neue aus der Vereinigung aus Mann und Frau, von Erpel und Ente, aus der Befruchtung des „Tulpeneis" durch den Blütenpollen oder was dergleichen Befruchtungs- und Zeugungsvorgänge mehr oder andere sein mögen.

Es ist das Wunder eines für uns unerforschlichen, nennen wir es einmal Steuerungsprogrammes, welches aus Ei und Spermium innerhalb von neun Monaten einen Menschen werden lässt oder in kürzerer Zeit eine Pflanze oder in längerer Zeit ein Elefantenkind.

Schauen wir uns eine Eichel oder eine Buchecker an, woraus in Jahrzehnten oder Jahrhunderten riesige Bäume emporwachsen, die ihrerseits jedes Jahr Tausende von Bucheckern und Eicheln in die Welt hinaussenden. Es müssen von der geistigen Welt installierte hochkomplexe Programme sein, welche diesen einfachen Erscheinungsformen vom Apfelkern bis zum befruchteten Ei im Uterus der Frau dieses schier ungeheure und uns so beeindruckende Entwicklungspotential schenken.

Wir betrachten es als eine absolute Kläglichkeit geistiger Entwicklung unserer Spezies, all diese Phänomene von Zeugung, Vermehrung und Wachstum allein auf Funktionen von Materie zu reduzieren. Diese klägliche Stufe von Weltanschauung wird hoffentlich bald überwunden.

Das männlich-weibliche Geistespaar finden wir nicht nur in den von uns eben beschriebenen Paarungen von Aggressivität und Passivität, von Erbarmungslosigkeit und Rücksichtslosigkeit und auf der anderen Seite von Verzeihung und Gnade. Diese Zweigeschlechtlichkeit finden wir bspw. auch bei Friedrich Hegel mit seiner Sicht, dass sich immer wieder These und Antithese gegenüberstehen, quasi wie Mann und Frau, woraus sich dann eine Synthese ergibt, das Geisteskind, das für die nachkommenden Generationen zur These heranreift, quasi eine Art Synthesekette des Geistes aus der Vergangenheit in die Zukunft.

So mag sich denn hoffentlich aus der Synthese von männlich-aggressivem Monotheismus und weiblich-passivem Nihilismus die Synthese einer wunderschönen Tochter in der Form schönster und beglückendster Harmonie ergeben.

In dieser Harmonie existieren gleichgewichtet und gleichberechtigt das männliche und das weibliche Prinzip nebeneinander unter den so gnädigen wie strengen Augen von Gottvater GEIST und Göttinmutter NATUR.

So sehr wir die Wirkung eines jeden einzelnen Heilkrautes schätzen, wie bspw. die Selbstheilungskraft, welche der Kamille innewohnt, so wichtig ist die Verwendung von mehreren oder sogar von vielen Kräutern in einer Teemischung. Auch die Natur bedient sich nur in den seltensten Fällen einer einzigen Substanz oder Steuerungsfrequenz.

Um sich selbst zu helfen, heilt sie die ihr gerissenen Wunden, zumindest gilt das in unseren Breiten, immer mit der Dualität von Kamille als Hilfe für den „Herrn des Körpers im Kopf“ und von rotem Mohn als Hilfe für die „Herrin des Körpers im Bauch“. Ganz sicher walten schon in diesen beiden Pflanzen viele Heilkräfte. Wie viele mehr sind es dann in einer Mischung von sechs, zwanzig oder neunundvierzig Kräutern?!

Noch etwas zur Energetik der Substanzen. Alle chemischen Elemente des Periodensystems sind so geschlechtlich unterschiedlich, also männlichen oder weiblichen Geschlechtes, wie sie unterschiedliche Charaktere aufweisen.

Die Sicht der Dinge, die für unseren Intellekt unbewusste Steuerung des Körpers sowohl einem Herren als auch einer Herrin zuzuordnen, ist nicht allein unsere Sicht. Sie fußt auf einem der hermetischen Lehrsätze, der da lautet: „Geschlecht ist in allem!“

Logischerweise hatten die Alten Griechen sowohl ihren Zeus (altdeutsch Daus) und seine Frau, die Herrin der Götterwelt, mit dem bezeichnenden Namen Hera, was man auch „Herra“ schreiben könnte. Wie sich überhaupt viel Altdeutsches in der Wiege der europäischen Kultur findet, wie bspw. die Helenen, zu gut deutsch die „Hellen“, resp. die Hellhäutigen, die apollinischen Hyperborärer von jenseits des Nordwindes, also aus der Inneren Erde stammend.

Schauen Sie einmal, was sich namensarchäologisch aus dem Wort „Apollo“ heraus- graben lässt. „**A**us dem **Pollo**ch!“ Seien wir dankbar dafür, welch interessante Spuren uns in Form von Artefakten, Bauwerken oder Namen unsere Vorfahren hinterlassen haben.

Nehmen wir als Beispiel die beiden weiblichen, sog. negativen, Elemente Sauerstoff und Chlor. Betrachten wir den Sauerstoff als das Mutterelement unseres Planeten mit einem liebevoll hegenden und pflegenden Charakter, so haben wir das Element Chlor als von regelrecht nymphomaner weiblicher Geschlechtlichkeit einzustufen. Das manifestiert sich für den Chemiker als ausgeprägte Reaktionsfähigkeit oder sogar Reaktionsaggressivität.

Mit dieser ausgeprägten Reaktionsfähigkeit bleibt das Chlor immer der Sieger bzw. die Siegerin im Kampf um den sich einzuverleibenden „männlichen“, den sog. positiven, Mineralstoff. Eine derartige Einvernahme eines Mineralstoffes beobachten wir bspw., wenn wir Natriumhydrogenkarbonat $NaHCO_3$ in den salzsauren Magen geben, um dort uns zu

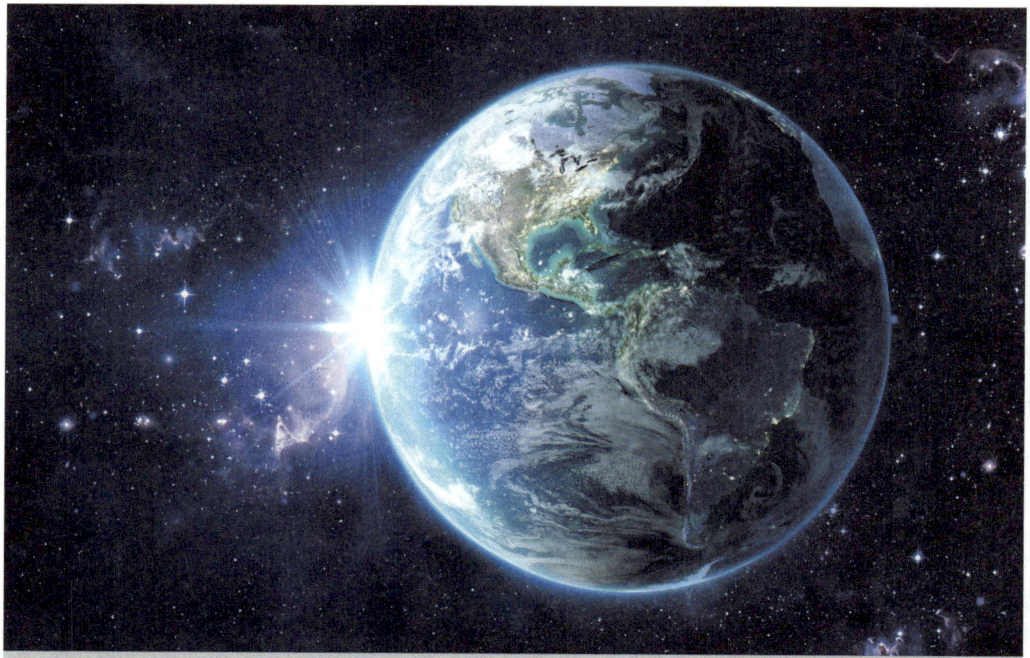

Wir leben auf dem blauen Planeten. Blau ist die Farbe des Sauerstoffgases. Insofern leben wir nicht nur auf einem Sauerstoffplaneten, sondern auch auf einem weiblichen Planeten.

aggressiv erscheinende Salzsäure zu neutralisieren. Blitzschnell verbindet sich das Chlor der Salzsäure mit dem Natrium des Natrons, bildet Kochsalz NaCl und lässt Wasser H_2O und CO_2 übrig, womit dann ein kleines „Bäuerchen" gemacht wird.

Aber es sind nicht nur der Sauerstoff und das Chlor, welche über Geschlechtlichkeit und Charakter verfügen. Das Gleiche gilt für alle 111 Elemente des chemischen Periodensystems. Die wichtigsten Elemente haben wir Ihnen in einer Tabelle samt ihrer Geschlechtlichkeit und ihren Charaktereigenschaften aufgelistet.

Die Zuordnung der unterschiedlichen Geschlechtlichkeit haben wir am Bor'schen Atommodell orientiert, nach welchem ein Atom entweder Elektronen abgibt oder aufnimmt. Die Orientierung erfolgt am Bestreben eines jeden Atoms, auf der äußeren Elektronenschale die Edelgaskonfiguration von acht Elektronen zu haben. Deshalb nimmt ein Element ein bis vier Elektronen auf und qualifiziert sich damit als „weibliches Element". Oder ein Atom gibt ein, zwei, drei oder vier Elektronen ab und qualifiziert sich damit als „männliches" Element.

Die entsprechende Wertigkeit haben wir in den Spalten „männlich" und „weiblich" eingetragen. Die verschiedenen Charaktereigenschaften der chemischen Elemente haben wir selbst formuliert und als entweder konstruktiv oder destruktiv, als entweder pflegend und heilend oder als verführend klassifiziert, als kommunikativ oder verschlossen, als introvertiert oder extrovertiert oder als entweder aggressiv oder passiv.

Man darf einmal darüber nachdenken, ob manchem Menschen seine Aggressivität nicht angeboren ist, sondern aus dem übermäßigen Verzehr von Kochsalz, von Gepökeltem und/oder aus dem übermäßigen Verzehr von Fleisch- und Wurstwaren resultiert.

Demnach müsste der Mensch der Zukunft, der sich omnimolekular und vorwiegend vegetarisch ernährt, ein blitzgescheiter und naturverbundener Mensch sein, der sich kulturell und auch ethisch höherentwickelt und damit endlich die Chance erhält, dass ihm

Element	Deutscher Name	Lateinischer Name	Männlich (+)	Weiblich (-)	Charaktereigenschaft
Ag	Silber	Argentum	1		verführend, kommunikativ
Al	Aluminium	Aluminium	3		passiv
As	Arsen	Arsenicum	3		ängstlich-destruktiv, passiv
Au	Gold	Aurum	3		pflegend, heilend
B	Bor	Borum	3		kommunikativ
Ba	Barium	Barium	2		verschlossen
Be	Beryllium	Beryllium	2		mutig, konstruktiv
Bi	Bismut	Bismutum	3		verführend
Br	Brom	Bromum	1		kommunikativ
C	Kohlenstoff	Carboneum	4		mutig, konstruktiv
Ca	Kalzium	Calcium	2		mutig, konstruktiv
Cd	Kadmium	Cadmium	2		verführend
Ce	Cer	Cerium	3		mutig, kommunikativ
Cl	Chlor	Chlorum		1	aggressiv
Co	Kobalt	Cobaltum	2		verführend
Cr	Chrom	Chromium	2		verführend, extrovertiert
Cu	Kupfer	Cuprum	2		mutig, konstruktiv
Cs	Cäsium	Cäsium	1		verführend
Er	Erbium	Erbium	3		pflegend, heilend
F	Fluor	Fluorum		1	ängstlich, konstruktiv
Fe	Eisen	Ferrum	2 und 3		mutig, konstruktiv
Ge	Germanium	Germanium	4		verschlossen
H	Wasserstoff	Hydrogenium	1		verführend, konstruktiv
Hf	Hafnium	Hafnium	4		verführend
Hg	Quecksilber	Hydragyrum	1		ängstlich, konstruktiv
I	Iod	Iodum	1 und 3		pflegend, heilend
In	Indium	Indium	3		mutig, konstruktiv
Ir	Iridium	Iridium	3		mutig, konstruktiv

Element	Deutscher Name	Lateinischer Name	Männlich (+)	Weiblich (-)	Charaktereigenschaft
K	Kalium	Kalium	1		mutig, konstruktiv
La	Lanthan	Lanthanum	3		ängstlich, destruktiv
Li	Lithium	Lithium	1		ängstlich, destruktiv
Mg	Magnesium	Magnesium	2		ängstlich, destruktiv
Mn	Mangan	Manganum	1		mutig, konstruktiv
Mo	Molybdän	Molybdaenum	6		mutig, konstruktiv
N	Stickstoff	Nitrogenium	5		mutig, konstruktiv
Na	Natrium	Natrium	1		mutig, konstruktiv
Ni	Nickel	Niccolum	2		verführend
O	Sauerstoff	Oxygenium		2	kommunikativ, pflegend, heilend
Os	Osmium	Osmium	8		verführend
P	Phosphor	Phosphoricum	5		ängstlich, destruktiv
Pb	Blei	Plumbum	2		mutig, konstruktiv
Pd	Palladium	Palladium	2		mutig, konstruktiv
Pl	Platin	Platinum	2		mutig, konstruktiv
Rb	Rubidium	Rubidium	1		ängstlich, destruktiv
S	Schwefel	Sulfuricum	6		ängstlich, destruktiv

der Kosmos Zutritt gewährt, der ganz offensichtlich unserer im Augenblick zu aggressiven und nicht hinreichend intelligenten Spezies verwehrt wird.

Arbeiten wir also an der Etablierung einer omnimolekularen täglichen Ernährung, um einen Wunsch unseres Philosophen Friedrich Nietzsche zu erfüllen, der da lautet. „Pflanzt Euch nicht fort, pflanzt Euch höher!“

Dafür gibt es zwei einfach durchzuführende Maßnahmen. Die eine ist diejenige, dass „bunt“ gekocht wird. Rote Bete und rote Radieschen gibt es, rote und gelbe Tomaten, aber auch Paprika in gelb, rot und grün, violette Auberginen, grüne und gelbe Zucchinis, weißen Rettich und Schwarzwurzeln, grünen Salat und orangefarbene Karotten. Essen und bereiten Sie bunt zu. Alle Farben bedeuten verschiedene Mineralstoffe und die verschiedensten Vitalstoffe der Natur.

Variieren Sie auch die Geschmäcker der Gemüse- und Obstsorten und der von Ihnen zubereiteten Speisen. Einige sind scharf, und andere sind süß. Manche schmecken pikant scharf und andere süß, manche schmecken sauer, erfrischend oder pikant und wiederum andere sind salzig oder bitter. Wechseln Sie mit Ihrer Ernährung durch die Farben und durch die Geschmäcker, und achten Sie dabei vor allem auf die Gemüse und Früchte, die in der aktuellen Jahreszeit Saison haben. Dann versorgen Sie sich omnimolekular.

Materie ist organisierte Energie

Geht es nach dem wissenschaftlichen Testament von Max Planck, dann ist Materie nichts weiter als organisierte Energie. Jedes Atom besteht aus einer inneren rechtsdrehenden und expansiven Kraft in der Balance mit einem linksdrehenden äußeren Mantel oder einer Schale/Blase, die impansiv fast die gleiche Kraft hat wie der expansive Kern. Diese Kräfte sind jedoch keineswegs statisch stabil. Wenn dem so wäre, dann gäbe es kein Wachstum, keine Aufblähungen und keine Schrumpfungsprozesse. Alles Leben pulst zwischen diesen beiden, sich in ihrem Potential kontinuierlich verändernden Kräften, zwischen Expansion und Impansion.

Max Planck ging sogar noch weiter und äußerte seine Ansicht, dass ein Atom in seinen Augen möglicherweise ein ganzes Sonnensystem darstelle. Das führt uns in den Hyperraum, wo es einem schon etwas schummrig in der eigenen Gedankenwelt wird, wenn man denn unterstellt, dass wir ggf. selber im Hyperraum eines Superatoms leben. Anscheinend gibt es, was die Raumvorstellung angeht, weder eine Grenze in den Mikrokosmos hinein noch eine solche in den Makrokosmos hinaus.

Zurück zu der angeblichen Wissens-, Könnens-, Willens- und Tatenlosigkeit der Materie. Ein Wellenprotokoll nach Dipl.-Ing. Paul Schmidt, von Josef Lohkämper ermittelt, zu den Mineralien Gold, Silber, Chrom und Kupfer belehrt uns eines Besseren. Die von ihm festgestellten Steuerungsfrequenzen sind keine statischen, sondern kybernetische Phänomene, die auf ein enormes Wissen, Können und vor allen Dingen kybernetisch-steuerndes Wollen des Atoms schließen lassen. Schauen Sie sich diese Wellenprotokolle gerne an.

Mehr als beeindruckend waren die von Josef Lohkämper angefertigten Wellenprotokolle. Für Gold und Silber hat er insgesamt 137 Schmidtsche Frequenzen ermittelt, für das Silber 87. Nachdem sich in diesen Spektren auch schwächer ausgeprägte Frequenzen befinden, haben wir Ihnen nur die starken Wellen und damit Wirkungen ausgedruckt oder auch deren von Paul Schmidt erforschte Bedeutungen.

Das Testament von Prof. Max Planck

Als Physiker, also als Mann, der sein ganzes Leben lang der nüchternen Wissenschaft, der Erforschung der Materie, diente, bin ich sicher von dem Verdacht frei, für einen Schwarmgeist gehalten zu werden. Und so sage ich nach meinen Erforschungen des Atomes folgendes:

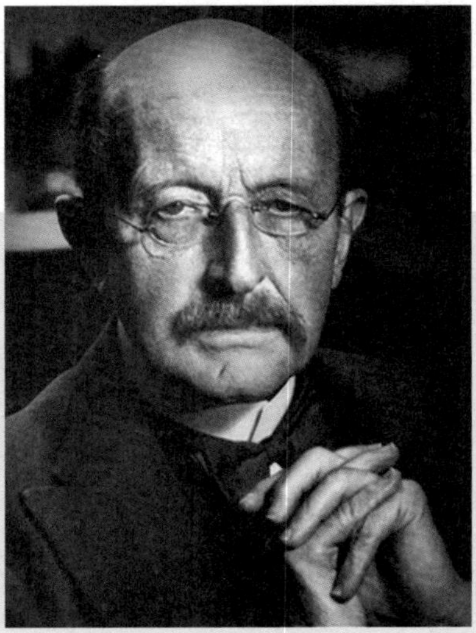

Es gibt keine Materie an sich.

Alle Materie entsteht und besteht nur durch eine Kraft, welche die Atomteilchen in Schwingung bringt und sie zum winzigen Sonnensystem des Atoms zusammenhält. Da es im ganzen Weltall aber weder eine intelligente noch eine ewige (abstrakte) Kraft gibt, so müssen wir hinter dieser Kraft einen bewußten intelligenten Geist annehmen.

Dieser Geist ist der Ursprung aller Materie.

Nicht die sichtbare, aber vergängliche Materie ist das Reale, Wirkliche, Wahre, sondern der unsichtbare, unsterbliche Geist ist das Wahre.

Da es aber Geist an sich nicht geben kann und jeder Geist einem Wesen angehört, so müssen wir zwingend Geistwesen annehmen. Da aber auch Geistwesen nicht aus sich selbst sein können, sondern geschaffen sein müssen, so scheue ich mich nicht, diesen geheimnisvollen Schöpfer ebenso zu nennen, wie ihn die alten Kulturvölker der Erde früherer Jahrtausende genannt haben: Gott.

Es gibt keine Materie an sich. Es gibt nur organisierte Energie.

Prof. Max Planck*
(geb. 23. April 1858 - † 4. Oktober 1947)
* bedeutender deutscher Physiker und Begründer der Quantentheorie

Dipl.-Ing. Paul Schmidt

Im Jahre 1976 erklärt Paul Schmidt, dass man mit Frequenzen, also mit Schwingungen, im Organismus von Mensch und Tier Reaktionen hervorrufen kann. Seine ersten Untersuchungen führte er mit einem Frequenzgenerator durch. Damit stellte er fest, welche Frequenzen welche Organe stimulieren. So können schulmedizinisch diagnostizierbare Erkrankungen auf bestimmten Frequenzebenen beschrieben werden. Krankheiten durchlaufen schwingungsmäßig mehrere Frequenzebenen, bevor sie körperlich sichtbar werden.

Mit diesen Kenntnissen der beobachteten Frequenzbereiche können Krankheitsgeschehen sichtbar gemacht werden, lange bevor sie zu gesundheitlichen Beschwerden bis hin zu schwerwiegenden Erkrankungen führen. Aufgrund dieser Annahmen entwarf er Anfang der 1980er Jahre die erste Generation der nach ihm benannten Bioresonanzgeräte.

Wellenprotokolle nach Dipl.-Ing- Paul Schmidt

Gold | Gold sendet insgesamt 50 verschiedene Frequenzen. Davon sind 32 stark ausgeprägt, die wir Ihnen nachstehend mit ihrer Bedeutung abdrucken.

Welle	Körperregion
1,5	Unterarmsyndrom
2,5	Bandscheibenregeneration, Epiphyse, Halswirbelsäule, sexuelle Steuerung der Frau
5,0	Schlafstörungen, limbisches Zentrum
7,0	Durchblutungsstörungen, Kapillare
10,5	Schluckauf
11,5	Milz, Brustfellentzündung
15,5	Potenzschwäche
20,5	Hormonzentrale, Mandeln
22,0	Monatszyklus
24,5	Innere Unruhe
26,0	Stärkung der Abwehrkräfte, Bauchspeicheldrüse, Schnupfen
30,0	Gleichgewichtsstörung, Gleichgewichtszentrum, Trigeminusnerv
34,0	Magersucht
37,0	Fußpilz
39,5	Herzmuskelschwäche, Raucherbein
43,0	Steuerung rechte Herzkammer
44,0	Arterienverschluss am Herz
47,5	Meniskus, Denkzentrum
50,0	Mangelnde Sauerstoffversorgung
53,0	Nierensteinauflösung
56,0	Leber
59,5	Leukose
61,0	Dickdarmgeschwür
63,5	Abführmittel
65,0	Funktion von Sympathicus und Nervus vagus
73,5	Nervenentzündung, Polyarthritis
75,0	Atembeschwerden, Husten
82,0	Halsschmerzen, Asthma
83,5	Unterkiefer
86,5	Halsentzündungen, Abszesse, Eiterungen
94,0	Krampfadern, Ischias, Rheuma im Lendenbereich, Nervenaufbau
94,5	Sehnervreizung, Stimmbänder, Arterien

Silber | Silber sendet insgesamt 87 verschiedene Frequenzen. Davon sind 36 stark ausgeprägt, die wir Ihnen nachstehend mit ihrer Bedeutung abdrucken.

Welle	Körperregion
1,5	Unterarmsyndrom
2,0	Schultergelenk, Hormonhaushalt der Frau
3,5	Hormonhaushalt des Mannes
4,5	Sexuelle Steuerung des Mannes
6,0	Schuppenflechte, Haut
7,0	Kapillare, Kopfschmerzen
8,5	Gebärmutterentzündung
9,5	Ausfall der Samenproduktion
10,5	Schluckauf
15,5	Potenzschwäche
17,0	Gallensteinauflösung, Hepatitis B
18,0	Erkältung, Bluttemperatur zu niedrig
22,5	Zellerneuerung, Tumor, Krebs
25,5	Cholesterin zu hoch
28,0	Narbenverheilung, Bindegewebe, Ekzem
31,0	Wundrandentzündung, Zahnschmerzen
32,0	Magersucht, sexuelle Erregung der Frau
36,0	Warzen
37,0	Fußpilz
43,0	Steuerung rechte Herzkammer
45,5	Muskulaturverstärkung, Muskelaufbau
50,5	Wetterfühligkeit
56,0	Leber
61,5	Angstneurosen, Dünndarm
63,5	Abführmittel
76,0	Lendenwirbel
80,0	Konzentrationsschwäche
88,0	Gürtelrose, Stress, Harnröhre
88,5	Augenmuskel, Lockenbildung, Hüftgelenksarthrose
91,5	Kehlkopf, Zwerchfell, Thalamus
92,5	Hypophysen-Hinterlappen
94,0	Krampfadern, Kreuzbein
95,0	Aorta, Lymphsystem
95,5	Schnupfen, Angina pectoris
97,5	Traumzentrum, Zerebraldystonie
99,0	Hypophyse-Hinterlappen

Wellenprotokolle nach Dipl.-Ing- Paul Schmidt

Chrom

Welle	Körperregion
4,0	Muskelkater, Brustwirbelsäule
10,0	Nervensystem, Epiphyse
12,0	Nase, Schnupfen, Erkältung
15,0	Halschakra, Hypothalamus
20,0	Halszentrum, limbisches System
25,0	Verdauungszentrum
28,0	Narbenverheilung, Bindegewebe, Ekzem
33,0	Herzbeutelentzündung. Wetterfühligkeit
36,0	Warzen
43,0	Steuerung rechte Herzkammer
50,0	Sauerstoffaufnahme des Blutes
52,0	zuviel Blutzucker, Bauchspeicheldrüse
56,0	Leber
66,0	Sehnen, Sehnenscheidenentzündung
75,0	Ischias, Rheuma
77,0	Eiterpickel auf der Brust
88,0	Harnröhre, Gürtelrose, Stress, Prostataentzündung
93,0	Schizophrenie
98,0	Hypophyse-Vorderlappen, Eierstöcke, Ostitis

Kupfer

Welle	Körperregion
4,0	Muskelkater, Brustwirbelsäule
5,0	Schlafsteuerung, Schlafstörung
7,0	Kapillare, Kopfschmerzen
8,0	Ischias
9,0	Knochenmark
10,0	Nervensystem, Epiphyse
11,0	Tränendrüse
14,0	Hoden
17,0	Auflösung von Gallensteinen
18,0	Erkältung, Bluttemperatur
20,0	Halszentrum, limbisches System
23,0	Wundfieber
25,0	Verdauungszentrum
27,0	Ohr, Ohrensausen
32,0	Magersucht, sexuelle Erregung der Frau
34,0	Magersucht
37,0	Fußpilz
42,0	Herzscheidewand, Monatsbeschwerden der Frau
45,0	Thrombose
51,0	Hoden, sexuelle Steuerung des Mannes
54,0	Muskelverspannung
61,0	Dickdarm
65,0	Sympathikus, Nervus vagus
68,0	After
83,0	Vagina
85,0	Haarwuchs, Hautzentrum
88,0	Harnröhre
90,0	Urinretention
94,0	Krampfadern, Kreuzbein, Ischias, Nervenstärkung

Lebensenergie – alles fließt ein, und alles fließt aus.

Trotz immenser Aufwendungen im medizinischen Bereich verschlechtert sich der Gesundheitszustand der Bevölkerung immer mehr. Über 90 % der Menschen in den westlichen Ländern sterben heutzutage an Schlaganfall, Herzinfarkt oder Krebs.

Die Fülle an gesundheitlichen Empfehlungen, klugen Ratschlägen und gut gemeinten Warnungen vor diesen oder jenen Produkten ist schier unermesslich. Von einer derartigen Informationsflut werden die meisten Menschen jedoch erdrückt, verunsichert und insofern verwirrt, als die in den Medien und in der Presse veröffentlichten Informationen oft völlig gegensätzliche Hinweise und Argumentationen enthalten.

Doch vielleicht sind manche Dinge viel einfacher, als wir vermuten! Überall dort, wo man auf anderen Planeten Leben vermutet, sucht man zu allererst nach Wasser. Ohne Wasser kein Leben! Pflanzen bestehen zum größten Teil aus Wasser. Auch der menschliche Körper und der Körper von Tieren bestehen zu mehr als 80 % oder gar 90 % aus Wasser!

Was hat es also mit dem Wasser auf sich? Was hat Wasser mit Leben, mit Energie und mit Gesundheit zu tun? Weshalb ist Heilwasser in der Lage zu heilen?

Worauf beruht die stärkere Wirkung der Hochpotenzen in der Homöopathie, obwohl doch von der Ausgangssubstanz physisch immer weniger, am Ende de facto überhaupt nichts mehr, vorhanden ist?

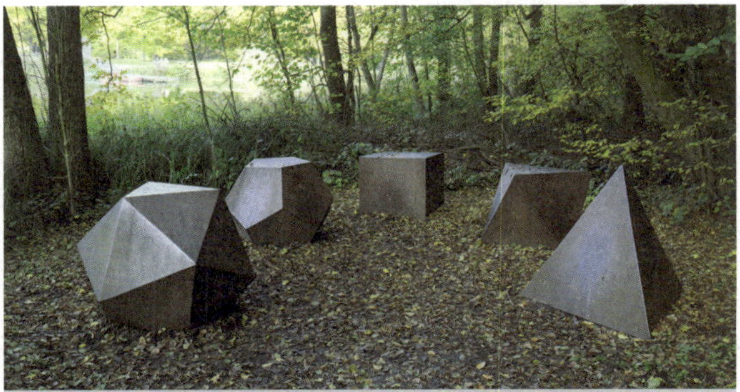

„Die fünf platonischen Körper", Ekkehard Neumann, Stahlblech-Skulpturen, Bagno, Kreis Steinfurt in Westfalen

Worauf beruht die Wirkung der Heilkräuter, der Pflanzen und der Heilsteine?

Antworten auf diese Fragen finden wir, wenn wir die Struktur der Materie, insbesondere des Wassers, und das Prinzip der Resonanz verstehen! Alles ist Klang! Planetenbahnen, geometrische Körper, Blattformen, DNS-Strukturen etc. entsprechen individuellen Proportionen der Obertonreihen. Jede Pflanze, jeder Stein, jedes Tier, jeder Mensch besitzt seine eigene Schwingung.

Auf der Webseite ***http://www.florasonium.de*** findet man beispielsweise nähere Informationen über den Klang der Pflanzen. Auch jeder Heilstein besitzt z.B. ein individuelles Kristallgitter, eine fraktale, wiederkehrende, geometrische Struktur, der die Form eines bestimmten platonischen Körpers zugrunde liegt. Jede geometrische Form entspricht einer bestimmten Schwingung, einer bestimmten Wellenlänge, einem bestimmten Ton, einer Farbe. Außerdem ist die Harmonie der Lichtschwingungen außerordentlich wichtig.

Spezifische Krankheiten, Schmerzen, Blockaden, Ängste, Depressionen, motorische Störungen etc. bedeuten nämlich nichts anderes als eine Veränderung oder gar einen Zusammenbruch der harmonischen Schwingungen und folglich eine Abstrahlung disharmonischer Frequenzmuster. Vollkommene Gesundheit ist nur durch die Wiederherstellung des Gleichgewichtes von Körper, Geist und Seele erreichbar, durch die Harmonie aller Frequenzmuster, die Harmonie zwischen Mensch und Schöpfung.

Jede Heilpflanze ermöglicht also durch ihren eigenen, spezifischen Klang sehr individuelle Heilungen für ganz bestimmte Organe oder spezifische energetische Defizite und Ungleichgewichte. Während des Wachstums der Pflanze sowie zu unterschiedlichen Tages-, Nacht- oder auch Jahreszeiten verändert sich dieser Klang. Das tut er sowohl qualitativ als auch quantitativ. Darüber hinaus ergibt sich durch die Fülle der unterschiedlichsten Pflanzen in der Natur eine Symphonie von Millionen Stimmen, den Gesang des Lebens. Bei entsprechender Harmonie trägt jeder dieser Klänge bereits die Information des Ganzen in sich.

In seinem Buch „Achtung Wasser!" dokumentiert der Autor Bernd Bruns sehr anschaulich die Zusammenhänge zwischen der Qualität eines Wassers und den im Wasser befindlichen geometrischen Mustern.

Bei einem qualitativ relativ schlechten Wasser zeigen sich beispielsweise teppichartige Muster. Qualitativ besseres Wasser zeigt dagegen Blattformen bestimmter in der Natur vorkommender Pflanzen, und ein qualitativ hochwertiges Wasser zeigt sogar schönste Blütenformen. Insofern wird nachvollziehbar, dass die Blüten einer Pflanze (z. B. im Unterschied zu den Blättern) über stärkere Energien und Heilkräfte verfügen. Erinnert sei hier insofern an die Bachblüten und deren besondere sehr gut dokumentierte Heilwirkungen.

Ein individuelles Heilmittel, welches ganz gezielt die fehlenden Lichtfrequenzmuster (Obertonreihen) zur Verfügung stellen kann und über eine hohe Energie verfügt, kann natürlich sehr wirkungsvoll helfen. Bei den Pflanzen kommt hinzu, dass die Chlorophyllmoleküle bevorzugt grünes Licht reflektieren. Dies deshalb, weil die Elektronen bei anderen Frequenzen keine erzwungenen Schwingungen ausführen können *(https://de.wikipedia.org/wiki/Erzwungene_Schwingung).*

Des Weiteren besitzt das Chlorophyll der Pflanzen de facto die gleiche chemische Struktur wie das Hämoglobin, welches den Sauerstoff im Blut transportiert. Beide Stoffe unterscheiden sich nur dadurch, dass beim Chlorophyll ein Atom Magnesium und beim Hämoglobin dagegen ein Atom Eisen vorhanden ist.

Unser Organismus nutzt das Chlorophyll sehr effektiv, indem er das Magnesiumatom durch ein Eisenatom ersetzt und so Hämoglobin erzeugt. Diese Hämoglobinvermehrung wirkt sich positiv auf den Sauerstoffgehalt im Blut aus.

Krebszellen fehlt Sauerstoff. Sie schalten deshalb von Sauerstoff- auf Gärungsarten um. Deshalb ist eine erhöhte Sauerstoffversorgung für den Krebspatienten sehr hilfreich.

Das im Prozess der Umwandlung von Chlorophyll in Hämoglobin freiwerdende Magnesium kann durch elektrische Transmutation im Plasma des Blutes in viele andere, dem Körper fehlende Stoffe umgewandelt werden. Durch diese Magnesiumgabe wird der Organismus in die Lage versetzt, ihm fehlende Stoffe nach und nach bei Bedarf selbst herzustellen *(siehe Robert O. Becker / Gary Selden: The body Electric).*

Der Verzehr grüner Nahrung ist also für unseren Organismus deshalb offensichtlich sehr bedeutsam.

Hinzu kommt, dass die Heilpflanzen, insbesondere wenn sie frisch und ohne metallene Messer geerntet wurden, über eine sehr hohe Energie verfügen. Dies deshalb, weil in ihnen stets hochwertigste, sehr energiereiche Fettsäuren, wenn auch in geringer Menge, zu finden sind. Die Energiewerte dieser Fettsäuren können die Energien einzelner Heilquellen weit übertreffen und insofern, gezielt eingesetzt, für den Menschen von großem Nutzen sein.

Da ein energetisch hochschwingendes Wasser oder Öl ein energetisch niedrig schwingendes Wasser auf ein gleichhohes Schwingungsniveau bringen kann, kommt es vordergründig nicht auf die Menge der Fettsäuren, sondern mehr oder weniger nur auf den Energiegehalt an. Ein sehr energiereiches und optimal zum jeweiligen gesundheitlichen Problem genau passendes Heilkraut kann insofern ganz erstaunliche Heilungen ermöglichen.

Doch wer hat schon die Möglichkeit, zu jeder Zeit die für ihn im jeweiligen Augenblick gerade optimalen Heilmittel auszutesten und dann auch ausschließlich nur optimale Heilkräuter oder optimale Lebensmittel zu sich zu nehmen? Oder wer sucht schon viele Male pro Jahr einen Heiler, einen Kinesiologen oder eine andere Person auf, die derartiges austesten und den Kunden oder Patienten optimal beraten kann?

Sofern wir 24 Stunden pro Tag, 365 Tage pro Jahr und Jahrzehnt für Jahrzehnt dies möglich machen könnten, hätten wir die Chance, sehr gesund zu bleiben oder ausgesprochen gesund zu werden.

Gibt es heutzutage dafür vielleicht einfachere Lösungen? Genau dies ist der Fall, und genau deshalb möchten wir Ihnen nachfolgend einen wahrhaft innovativen, sehr außergewöhnlichen Energiespender vorstellen. Es handelt sich hierbei um ein Gerät namens Qi-Home© (Abb. 1).

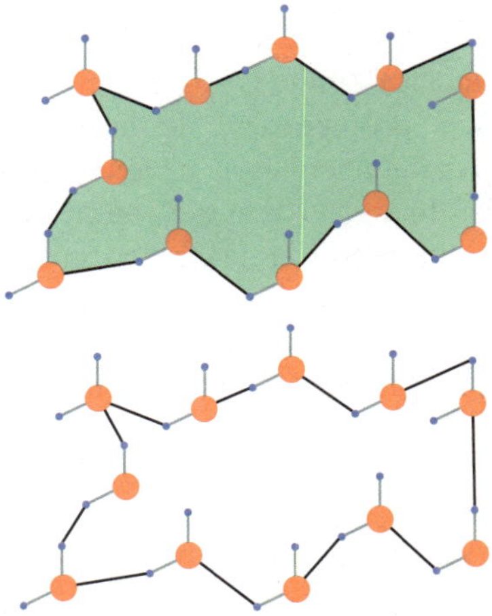

Einzelne Wassermoleküle umschließen eine Substanz und bilden somit ein Cluster. Sie erzeugen dann über Verschüttelung/Resonanz neue, mit der Ausgangssubstanz geometrisch identische Cluster/neue Stimmgabeln – „Energie-Fotografien".

Abb. 1: Funktionsweise der Homöopathie/Energieübertragung mittels Wasser: Je mehr neue, geometrisch gleichartige Stimmgabeln/Energiefotografien mittels Resonanz/Verschüttelung erzeugt werden, um so stärker die homöopathische Wirkung

Der Qi-Home© nutzt die Vorteile von Wasser! Inwiefern unterscheiden sich Heilkräuter oder Heilsteine von Heilwässern? Da Wasser alle Informationen speichern kann, lassen sich im Wasser nicht nur einzelne Schwingungen oder Obertonreihen speichern, sondern letzten Endes alle Lichtfrequenzen, die unser Körper benötigt! Wasser mit einem vollständigen Lichtspektrum kann insofern, im Gegensatz zu Heilsteinen oder Heilkräutern, als *das ultimative Allround-Langzeit-Heilmittel* dienen; vorausgesetzt, es ist entsprechend strukturiert und besitzt eine ausreichend hohe Energie.

Zu beachten ist weiterhin, dass das Wasser sowohl die gesunden als auch alle krankmachenden Frequenzen mittels sogenannter Clusterstrukturen, geometrischer Formen, speichert und uns damit über Resonanz mit den uns umgebenden Energiefeldern der Natur, der Erde, des Sonnensystems etc. eine der Struktur des Wassers jeweils entsprechende Energie z. B. auf den Körper überträgt. Diese kann dann also gesund oder eben auch krankmachend sein.

Die Qualität der Strukturen unseres Körperwassers ist deshalb ein wichtiges Kriterium unserer Gesundheit. Wasser wirkt zum einen durch das, was es mitbringt, ein möglichst vollständiges Lichtspektrum, und auch durch das, was es an Schadstoffen oder Stoffwechselabfallprodukten aus dem Körper mitnimmt. Auch durch das Vermögen, möglichst effizient negativ wirkende Clusterstrukturen aufzulösen.

Je geringer die Oberflächenspannung des Wassers, je dünnflüssiger das Wasser also ist, umso größer ist seine Reinigungswirkung. Und je sauberer unser Körper und je optimaler die Strukturen unseres Körperwassers werden, desto mehr Lebensenergie haben wir, und desto gesünder können wir werden!

Insbesondere hexagonal strukturiertes Wasser liefert uns über Resonanz Lebensenergie! Dies ist das Geheimnis der Heilwässer, aber auch der Heilpflanzen. Sie stellen unterschiedliche Lichtfrequenzen, d. h. Schwingungen zur Verfügung.

So kann die Mariendistel beispielsweise der Leber helfen, der Weißdorn dem Herzen etc. Heilquellen besitzen darüber hinaus unterschiedliche Polaritäten, die jeweils zu genau einem der 3 Keimblätter in der ersten menschlichen Körperzelle gehören (siehe Tabelle Abb. 2).

Als Keimblätter bezeichnet man in der Entwicklungsbiologie der Gewebetiere eine erste Differenzierung eines Embryos in verschiedene Zellschichten. Aus diesen entwickeln sich anschließend unterschiedliche Strukturen, Gewebe und Organe.

Wir Menschen gehören zu den Gewebetieren, welche in der eben genannten Differenzierung in verschiedene Zellschichten, eine Innenschicht, eine Mittelschicht und eine Außenschicht bilden. Deren wissenschaftliche Namen sind Entoderm, Mesoderm und Ektoderm.

Neben uns als Gewebetieren mit drei Keimblättern gibt es auch Lebewesen, die lediglich zwei Keimblätter ausbilden wie Nesseltiere und Rippenquallen.

Sofern also eine Person beispielsweise Nierenprobleme hat, wird ihr eine Heilquelle mit vorwiegend elektrischer Energie wenig helfen. Eine Person mit Erkrankungen des Nervensystems kann dagegen davon ganz besonders profitieren.

Genau dies ist auch der Grund, warum bei Tausenden von Menschen, die jährlich beispielsweise zur Heilquelle nach Lourdes reisen, gesundheitlich kaum etwas passiert, wenn sie das dortige Wasser trinken. Aber bei jenen Personen, denen die hochenergetische Schwingung / Frequenz und Polarität genau dieses Wassers am meisten fehlt, also dort, wo das stärkste Energiedefizit vorhanden ist, kann es zu sogenannten Spontanheilungen kommen.

Elektrisch	Magnetisch	Divifluv
Ektoderm (äußeres Keimblatt)	Entoderm (inneres Keimblatt)	Mesoderm (mittleres Keimblatt)
Haut, Zähne	Verdauung/Stoffwechsel	Knochen
Nervensystem	Leber, Pankreas	Herz, Blutgefäße
Gehirn, Augen	Schilddrüse, Thymus	Nieren, Lymphsystem
Sinnesorgane	Atmungstrakt	Bewegungsapparat
Geschlechtsorgane des Mannes	Geschlechtsorgane der Frau	Ei und Spermien
Das Elektron	Das Neutron	Das Proton
Die Rechtsrotation	Die Linksrotation	Der ewige Fluß der göttlichen Energie
Die Expansion	Die Impansion	Ursprung, Takt, Ewigkeit

Abb. 2: Energien im Wasser und in unserem Organismus, im Kosmos, im All

Es hat allerdings mit Spontanität überhaupt nichts zu tun. Vielmehr ist es genau das richtige therapeutische Mittel, das genau richtige Wasser mit den genau richtigen Lichtfrequenzen für die entsprechende Person, was solch einen überwältigenden Effekt bewirken kann.

Neben den positiven Effekten von Wasser ist es im Umkehrschluss allerdings auch so: Je mehr Schadstoff-Cluster-Strukturen im Wasser oder in den Lebensmitteln vorhanden sind, umso mehr krankmachende Energien empfangen wir mittels Resonanz. Wer Nahrung mit Herbiziden, Pestiziden u. a. Schadstoffen zu sich nimmt, überträgt diese Informationen oder Strukturen über Resonanz auch auf sein Körperwasser. Er nimmt dann permanent diese krankmachenden Schwingungen auf und wird dadurch früher oder später unter Energiemangel oder auch Krankheiten leiden.

Die Lichtfrequenzen, welche die Organe unseres Körpers für ihre Gesundheit benötigen, fehlen zur Zeit mehr und mehr, da immer mehr Wassermoleküle durch Schadstoffcluster gebunden sind. Wie im Buch „Gesundheit durch Entschlackung“ bereits anschaulich gezeigt wurde (Abb. 3), vollzieht sich der Alterungsprozess des Menschen durch zunehmende Vergiftung und Verschlackung unseres Körpers und seiner Flüssigkeiten.

Darüber hinaus stellt sich die Frage: Welche Lichtfrequenzen sollten als Clusterstrukturen im Wasser enthalten sein, das wir trinken? Antwort: Nicht nur die Frequenz für ein individuelles, einzelnes Organ, wie bei einer einzelnen Heilquelle, sondern vielmehr das möglichst vollständige Lichtspektrum wie beim Sonnenlicht oder wie bei der Summe der besten Heilquellen der Welt. Der Qi-Home© stellt uns genau ein solches Lichtspektrum zur Verfügung.

Alter: 0-15 Jahre 16-30 Jahre 50-60 Jahre über 60 Jahre

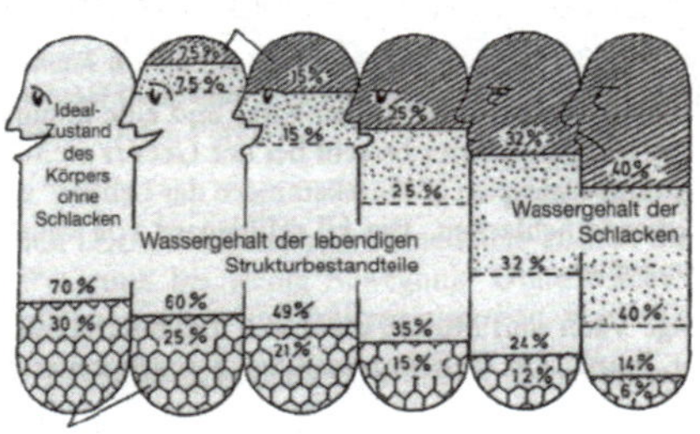

mineralische Anteile

Aus Ötinger/Beck: „Durch Entsäuerung zu körperlicher und seelischer Gesundheit".

Abb. 3: Alterungsprozess des Menschen

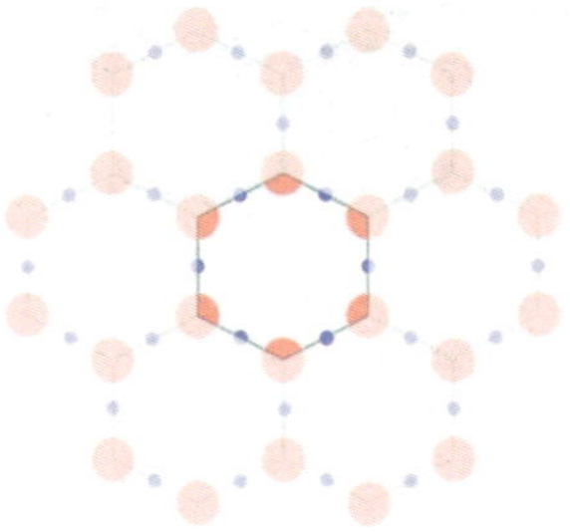

Anzahl der Atome:

Wasserstoff		½ x 6 = 3
Sauerstoff		⅓ x 6 = 2

Ladung:

Wasserstoff	3 x (+1) = +3
Sauerstoff	2 x (-2) = -4
	Gesamtladung: - 1

Abb. 4: Hexagonale Wasserstrukturen erzeugen Elektronen und Energie!

Sofern wir über ein hochenergetisches Heilwasser oder auch „nur" über ein entsprechend starkes Energiefeld, wie z.B. beim Qi-Home© verfügen, wären wir in der Lage, das beim über sechzigjährigen Mann zu 40 % verschmutzte Schadstoff-Cluster-Körperwasser großteils wieder in ein gesundes, optimal strukturiertes Körperwasser zu verwandeln. Und mit einem Wasser geringer Oberflächenspannung wären wir außerdem noch in der Lage, sehr viele der festen Schlackenstoffe auszuleiten und damit den Alterungsprozess zu verlangsamen.

Darüber hinaus: Strukturiertes Wasser erzeugt Elektronen und ermöglicht dadurch Stromfluss! Ohne Elektrizität gibt es kein Leben! Einzelne Wassermoleküle sind elektrisch neutral. Aber durch hexagonale Strukturen wird ein Elektronenüberschuss erzeugt (Abb. 4; Lit.: Dr. Gerald Pollack: „Wasser – mehr als H_2O")

Nur dort, wo Elektronen zur Verfügung stehen, kann ein elektrischer Strom fließen, Leben existieren! Die elektrischen Ströme im menschlichen Körper lassen sich beispielsweise mittels EKG und EEG direkt messen.

Doch wie kommt der Stromfluss überhaupt zustande, wenn wir doch im Körper keine Spannungsquelle oder Batterie besitzen?

Peter Ferreira spricht in seinem Vortrag „Wasser und Salz" davon, dass unser Herz keine Pumpe, sondern ein Generator und damit eine Spannungsquelle ist. Dies macht insofern Sinn, als der pH-Wert des Blutes immer ganz dicht bei etwa 7,37 liegt und der Körper ihn genau dort permanent aufrecht erhält, um absolut jeden Preis, koste es, was es wolle. Ohne Rücksicht auf Osteoporose etc. holt sich der Körper die dafür notwendigen basenbildenden Vitalstoffe und Mineralien aus den Knochen, den Zähnen und aus anderen Geweben.

Warum macht er das? Dieser pH-Wert entspricht einer ganz bestimmten Kombination an Mineralien und damit den Lichtfrequenzen. Ein ausgewogenes, harmonisches Lichtspektrum ist nämlich in der Lage, wie bei einer Heilquelle Levitation zu erzeugen, also dafür zu sorgen, dass das Wasser des Blutes, das Blutplasma, entgegen der Schwerkraft nach oben strömt und mittels des im Hämoglobin befindlichen Eisens im Sinusknoten des Herzens eine elektrische Spannung induziert.

Elektronen werden benötigt, um mittels der Redoxkaskade sämtliche freien Radikale, z. B. Sauerstoffradikale oder verbrauchte Vitamine, Fettsäuren, Eiweiße (z. B. Glutathion!) zu regenerieren, also wieder in den reduzierten, neu aktivierten Zustand zu versetzen und am Ende der Redoxkaskade über die Atmungskette und den Zitronensäurezyklus für den Körper Lebensenergie (ATP, Adenosintriphosphat) und einzelne, noch nicht in Clustern eingebundene Wassermoleküle zu erzeugen!

Ohne Elektronen keine Lebensenergie, kein ATP und keine Bildung von Wasser. Somit stellt strukturiertes Wasser eine Grundlage allen Lebens dar!

Nur mittels neuen, sauberen Wassers und einzelner Wassermoleküle kann der Körper sein „Schmutzwasser" verdünnen, reinigen, über das Lymphsystem ausreichend Schadstoffe ausleiten und dieses Wasser dann so strukturieren, dass es wieder in der Lage ist, die für die einzelnen Organe nötigen Lichtfrequenzen über Resonanz aufzunehmen.

Gesättigtes Wasser, also Wasser ohne freie, ungebundene Wassermoleküle, ist dazu nicht in der Lage. Infolge der stärkeren Vergiftung des Körpers mit zunehmendem Alter, dem dadurch bedingten Ansteigen der Zahl freier Radikale und dem zusätzlichen Verbrauch an Vitaminen sowie freien Elektronen, ist der Körper im Alter immer weniger in der Lage, ausreichend Wasser selbst herzustellen.

Alte Menschen bekommen deshalb Falten und können in der Regel nicht mehr ausreichend entgiften. Sie werden vergesslich, sind oft sehr energiearm und meist chronisch dehydriert.

Optimale Wasserstrukturen können durch hexagonale Torus-Energiefelder erzeugt werden (siehe Abbildungen 5 und 6). Derartige Torusfelder stehen untereinander in Resonanz und liefern sich gegenseitig Energie.

Leitungswasser, gefiltertes oder destilliertes Wasser sind, im Gegensatz zum Heilquellwasser, nicht energetisch für den Menschen nützlich strukturiert und somit auch nicht in der Lage, Leben oder ausreichend Lebensenergie zu vermitteln.

Artesische Heilquellen dagegen liefern lebendiges Wasser. Ein lebendiges Wasser wird niemals verkeimen. Durch seine Struktur nimmt es für unbegrenzte Zeit mittels Resonanz permanent Energie auf, spendet somit dem Menschen Le-

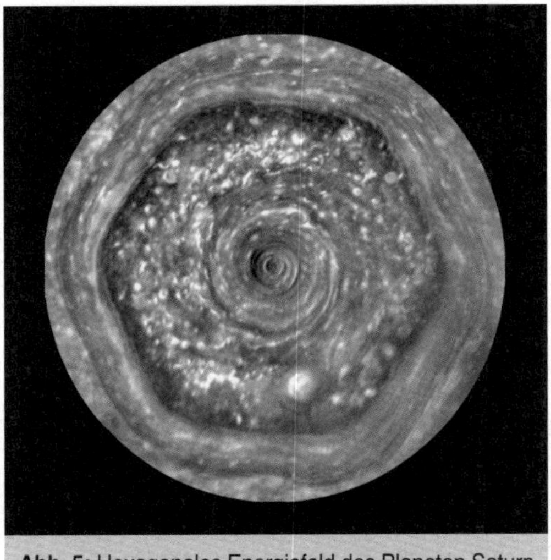

Abb. 5: Hexagonales Energiefeld des Planeten Saturn
(http://www.jpl.nasa.gov/images/cassini/20131204/pia17652bw.gif © NASA/JPL-Caltech)

bensenergie, ist unbegrenzt haltbar, sofern die Wasserstrukturen nicht durch Strahlung zerstört werden, und kann somit nach Jahrzehnten, Jahrhunderten oder gar Jahrtausenden noch als „frisches“ Wasser getrunken werden.

Sofern Sie dies mit Leitungswasser oder Flaschenwasser aus dem Supermarkt auch testen wollen, werden sie feststellen, dass diese Wässer nach sehr kurzer Zeit verkeimen und dann anfangen, übel zu riechen.

Um Verkeimung zu verhindern, setzt man dem Trinkwasser Chlor, den größten Antagonisten unseres Lebenselementes Sauerstoff, und dem Flaschenwasser Kohlenstoffdioxid zu! Das Kohlenstoffdioxid will unser Organismus jedoch mit dem Ausatmen loswerden und nicht per Flaschenwasser dem Körper zusätzlich, quasi als Gift, zuführen.

Der Druck sowohl in den Flaschen als auch in den Rohrleitungen kann zwar die Keimbildung unterdrücken. Er sorgt aber auch dafür, dass die Lichtfrequenz-Cluster-Strukturen im Wasser, die wir als Lebensenergie-Stimmgabeln dringendst benötigen, fast oder gänzlich zerstört werden. Nicht umsonst hat man in der Antike das Wasser oft Dutzende Kilometer weit über offene Wassergerinne, die Äquadukte, transportiert. Nur so blieben die Struktur des Wassers und die Gesundheit der Menschen erhalten.

Den Zustand unseres heutigen Trinkwassers beschreibt Wilfried Hacheney sehr anschaulich auf S. 138/139 in seinem Buch „Wasser – Wesen zweier Welten“: „Das Abwasser, das eine Person heute verursacht, gehört zu den giftigsten Abwässern, die wir überhaupt kennen. Nur ein geringer Prozentsatz an Industrieabwässern übertrifft die Giftigkeit der Fäkalien und Abwässer eines Menschen. All die schädlichen Inhaltsstoffe werden durch die Biologie, das heißt, durch den hohen Anteil anaerober Mikroben am Wasserreinigungsprozess, in höchstem Maße toxisiert.“

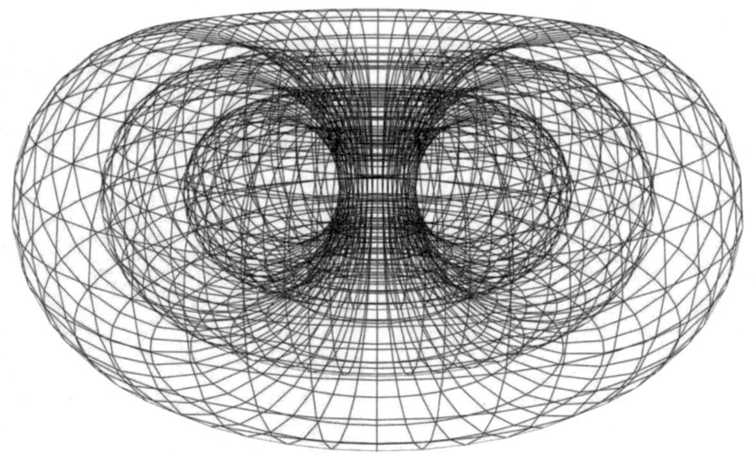

Abb. 6: Die Torusfelder von Galaxie, Sonnensystem, Erde und jene der Chakren des Menschen stehen miteinander in Resonanz! Analog zu dem Fließen des irdischen Torusfeldes strömen die Wasser unserer Ozeane zur nordpolaren Öffnung der Erde, durchfließen die Meere der Inneren Erde und treten aus der südpolaren Öffnung aus. Sie folgen damit dem ewigen divifluven Energiefluss.

Insofern kann man sagen, dass das vom Menschen gelieferte Abwasser als sogenanntes Reinwasser, das heißt, nach Durchgang durch die Kläranlage, in weiten Teilen noch giftiger ist als vorher. Dadurch ist es zu einer weltweiten Vergiftung des Wassers gekommen. Das MIT (Massachusetts Institute of Technology) in Boston, hat in jahrelangen Untersuchungen herausgefunden, dass erdenweit alle Wässer bis zu 1000 m Tiefe vergiftet sind.

Da das Wasser in Deutschland etwa 6-8mal im Kreislauf verwendet wird, nach „Reinigung" in der Kläranlage also in die Flüsse gelangt und anschließend als Uferfiltrat flussabwärts in der nächsten Stadt wieder als „Frischwasser" zur Verfügung gestellt wird, kann man anschaulich nachvollziehen, um was für einen unbeschreiblichen Giftcocktail es sich im Hinblick auf die negativ wirkenden Schadstoff-Cluster-Strukturen im Leitungswasser handelt.

Dort, wo nach dem ersten Wasserkreislauf noch nicht alle Informationen sämtlicher Schadstoffe, Schwermetalle, Tenside, Herbizide, Pestizide, Fungizide, Medikamente, Hormone, Genmanipulationen etc. im Abwasser und späteren Reinwasser enthalten sind, kann man aber mit größter Sicherheit davon ausgehen, dass dies nach dem 6., 7. oder gar 8. Durchgang des Wasserkreislaufes ganz gewiss der Fall sein wird.

Derartige Schadstoff-Cluster-Strukturen im Wasser lassen sich nur über Verdunstung (Destillation), Verwirbelung (Levitation), Hochspannung (z. B. Blitze) oder Elektrolyse (Feinstrom), jedoch nicht mittels der allgemein üblichen Prozessabläufe in den Kläranlagen beseitigen.

Erstaunlicherweise interessiert man sich seitens der Wasserwerke oder staatlicher Behörden dafür jedoch nicht im Geringsten, ebenso wenig wie sich ein Arzt dafür interessiert, ob die Strukturen unseres Körperwassers noch in Ordnung sind oder ob es durch Schadstoffe, Stoffwechselabfallprodukte, Schlacken etc. schon stark verunreinigt oder durch unzählige Schadstoffinformationen und technische Strahlungen seiner lebendigen Strukturen fast schon vollständig beraubt wurde.

Gesunde, z. B. hexagonale Wasserstrukturen, werden durch technische Strahlung, insbesondere durch Mobilfunk-, also Mikrowellen-Strahlungen, zerstört. Da Wassermoleküle Dipole, d. h. kleine Magnete sind, bedarf es keiner thermischen Erwärmung, um die Struktur zu zerstören. Vielmehr reicht die wechselnde Polarität des Mikrowellenfeldes aus, die einzelnen Wassermoleküle sehr schnell hin und her zu bewegen, sie dadurch aus dem jeweiligen Clustergefüge, auch aus den uns Lebensenergie spendenden Stimmgabel-Strukturen, herauszureißen und letztgenannte restlos zu zerstören. Energiemangel und Krankheiten sind die Folge.

Was kann man also tun, um an dieser nicht sehr erfreulichen, ja sogar ziemlich verheerenden Situation etwas zu ändern?

Beim bereits kurz erwähnten Qi-Home© handelt es sich um ein Gerät, welches ohne technische Hilfsmittel, wie Stromanschluss etc., in der Lage ist, ein sehr starkes, ausschließlich natürliches Energiefeld mit dem vollständigsten Lichtspektrum aufzubauen. Solch ein Energiefeld findet man ansonsten nur in der unberührten, völlig gesunden Natur, ausschließlich auch nur dort, wo keine Belastungen durch krankmachende Strahlungen vorhanden sind.

Der Qi-Home© erzeugt ein Torusfeld gleichbleibender Stärke mit einem Durchmesser von

15 m. Da Torusfelder in der Lage sind, Clusterstrukturen aufzulösen, Wasser-Levitationsgeräte nutzen genau diesen Effekt, werden die beispielsweise im Wasser vorhandenen Schadstoffinformationen gelöscht, die Oberflächenspannung sinkt deutlich ab, das Wasser wird sehr dünnflüssig und bekommt damit eine ca. 600fach stärkere Reinigungswirkung für den Körper als das Ausgangswasser, z.B. normales Leitungswasser. Durch die Vereinzelung der Wassermoleküle wird in Verbindung mit dem vom Qi-Home© bereitgestellten Energiefeld (siehe Abb. 7) erreicht, dass die Wassermoleküle neu geordnet und hexagonale Heilwasserstrukturen aufgebaut werden.

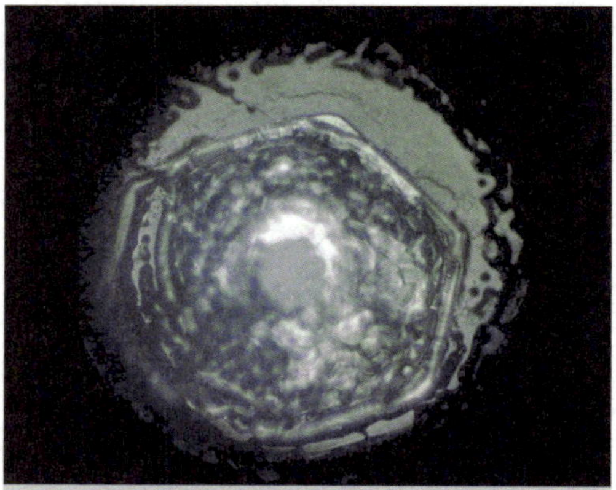

Abb. 7: Energiefeld des Qi-Home©
(Blick ins Torusfeld von oben)

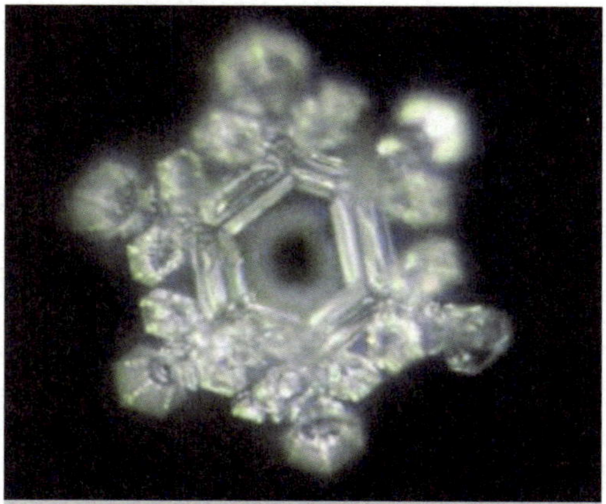

Abb. 8: Das Qi-Home©-Wasser: Ausgangswasser war strukturloses destilliertes Wasser.

Um beispielsweise dem Leitungswasser mittels des Qi-Home© eine Struktur wie Heilquellwasser zu geben, ist nichts weiter zu tun, als den Qi-Home© maximal 7,5 m entfernt vom betreffenden Wasserhahn aufzustellen. Das Qi-Home©-Torusfeld, welches nicht nur die Frequenzen / Obertonreihen einer einzigen, sondern Hunderter Heilquellen in sich vereint, sorgt dann dafür, dass die Clusterstrukturen / Schadstoffinformationen im Leitungswasser aufgebrochen sowie neue Kristallstrukturen gebildet werden und das Wasser in der Regel bis auf 25.000 Bovis, nach anderen Skalen bis auf 250.000 Bovis-Einheiten, energetisiert wird.

Messungen und gutachterliche Untersuchungen ergaben eine etwa 20- bis 30fach so starke Energie wie die der meisten Heilquellen und eine Veränderung des Redoxpotentials um 41 mV. Genau diesbezüglich schreibt der allgemein beeidete und am Landgericht Linz gerichtlich zertifizierte Sachverständige Mag. Dr. Walter Hannes Medinger e. U. in seinem Gutachten zum Qi-Home© vom 11. April 2015:

„Eine Senkung um 8 mV bedeutet bereits eine Verdoppelung des Anteils der reduzierten elektronenreichen Form an der Gesamtkonzentration eines Redoxpaares." Wir bekommen somit an jedem Wasserhahn, der sich im Energiefeld befindet, optimal strukturiertes, sehr elektronen- und damit auch energiereiches Wasser mit dem vollständigsten Lichtspektrum.

Doch nicht nur das! Der Qi-Home© verändert auch das Wasser in den Lebensmitteln. Die Clusterstrukturen von Fungiziden, Herbiziden, Pestiziden, gentechnischen Veränderungen an Lebensmitteln und sonstigen Schadstoffen werden aufgebrochen. Das Wasser in den Lebensmitteln wird mittels der Frequenzmuster der besten Heilquellen der Welt neu strukturiert und kraftvoll energetisiert. Die Lebensmittel werden somit „gesund gemacht".

Durch den höheren Gehalt an Lebensenergie und Biophotonen werden wir auch mit wesentlich weniger Nahrung schneller satt. Dies ist insbesondere für jene Menschen von großem Vorteil, die unter Gewichtsproblemen leiden, die ihren Körper entlasten und wirkungsvoll entgiften wollen.

Da die Heilquellen genau jene Energien beinhalten, die unser Körper benötigt, sonst würden die Heilquellen nicht HEIL-Quellen heißen, kann der menschliche Körper natürlich auch direkt vom Lebensenergiefeld des Qi-Homes© profitieren. Abbildung 9 und 10 zeigen dazu zwei Beispiele.

Neben der Energiebereitstellung für den Menschen und neben der Optimierung des Wassers und der Lebensmittel ist das Gerät auch in der Lage, Minusionen in der Luft zu erzeugen. Abb. 4 und Abb. 7 zeigen, wie dies ermöglicht wird.

Diese Minusionen, also der Elektronenüberschuss in der Luft, sorgen dafür, dass die Schwebstoffe im Raum, die elektrisch positiv geladenen Pilze, Viren, Bakterien, Staubpartikel etc., elektrisch neutral werden, sich damit nicht mehr gegenseitig abstoßen und in Schwebe halten, sondern mittels der Schwerkraft zu Boden sinken. Dadurch wird die Luft gereinigt, schlechte Gerüche verschwinden, und unser Immunsystem wird massiv entlastet. Allergiker und Menschen mit feuchten Wänden oder Schimmelbefall in der Bausubstanz können wieder besser „durchatmen".

Eine letzte, sehr wesentliche Funktion des Qi-Home© soll noch Erwähnung finden. Wie wir gesehen haben, kommt der Wasserqualität in unserem Körper die größte Bedeutung im Hinblick auf unsere Gesundheit zu.

Was gefährdet diese Wasserstrukturen? Das tun nicht nur die Schadstoffe und Schadstoffinformationen im Trinkwasser und in der Nahrung, die Umweltgifte in der Luft usw. Zuallererst tun es die technischen Strahlungen!

Diese Strahlungen, wie z.B. von Mikrowellen, Radioaktivität etc., sind in der Lage, die äußerst sensiblen, energetisch sehr leicht veränderbaren Clusterstrukturen des Wassers vollständig zu zerstören. Da wir heutzutage überall Handyempfang haben und somit de facto mitten in einem Mikrowellenherd wohnen, werden wir quasi lebendigen Leibes „gegrillt". Die dadurch zerstörten Wasserstrukturen im Körper sorgen mehr und mehr für Energiemangel, Erschöpfung des Immunsystems und der Selbstheilungskräfte. Was kann man also tun?

Viele Menschen versuchen, sich vor diesen krankmachenden Energien zu schützen, kaufen sich z. B. diverse Chips für ihr Handy, versuchen mit diversen Hilfsmitteln, den Elektrosmog in ihrer Wohnung zu beseitigen, kleben Abschirmmatten an die Wände oder kaufen sich wieder ein schnurgebundenes Telefon etc. Sie bekommen damit von den Hunderten Strahlungsquellen, die heutzutage auf uns einwirken, jedoch nur einige wenige in den Griff, niemals jedoch die gesamte Problematik.

Der Qi-Home© arbeitet nicht „nur" auf der Informationsebene mittels Gegenschwingungen, sondern vielmehr auf der Energieebene. Er baut in unserer Wohnung / im Haus „lediglich" ein stärkeres Lebensenergiefeld auf als das Feld der ungesunden Strahlungen und ist damit in der Lage,

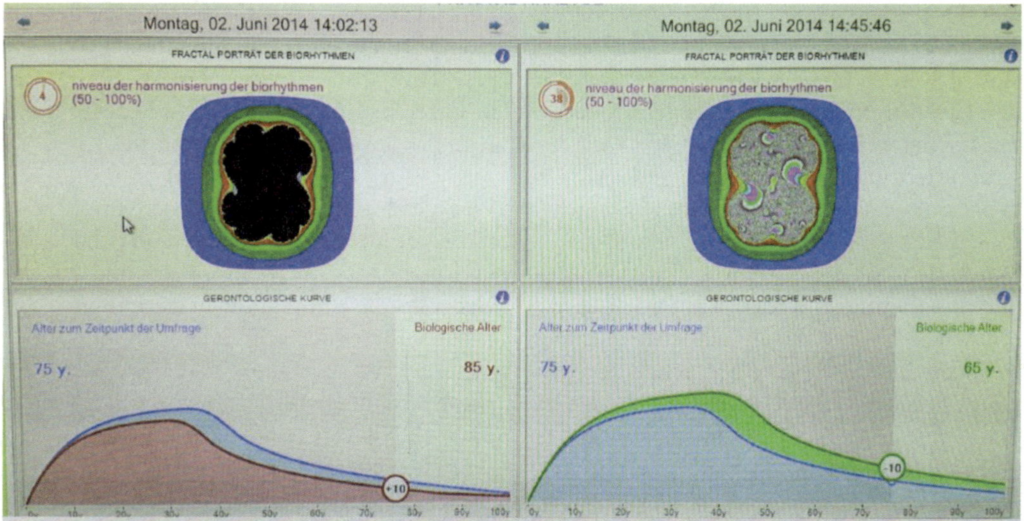

Abb. 9: Energetische Verjüngung eines 75-jährigen Patienten um 20 Jahre in 43 Minuten (gemessenes biologisches Alter vorher: 85 Jahre, nachher: 65 Jahre); gemessen mittels HRV-System „Lotus"

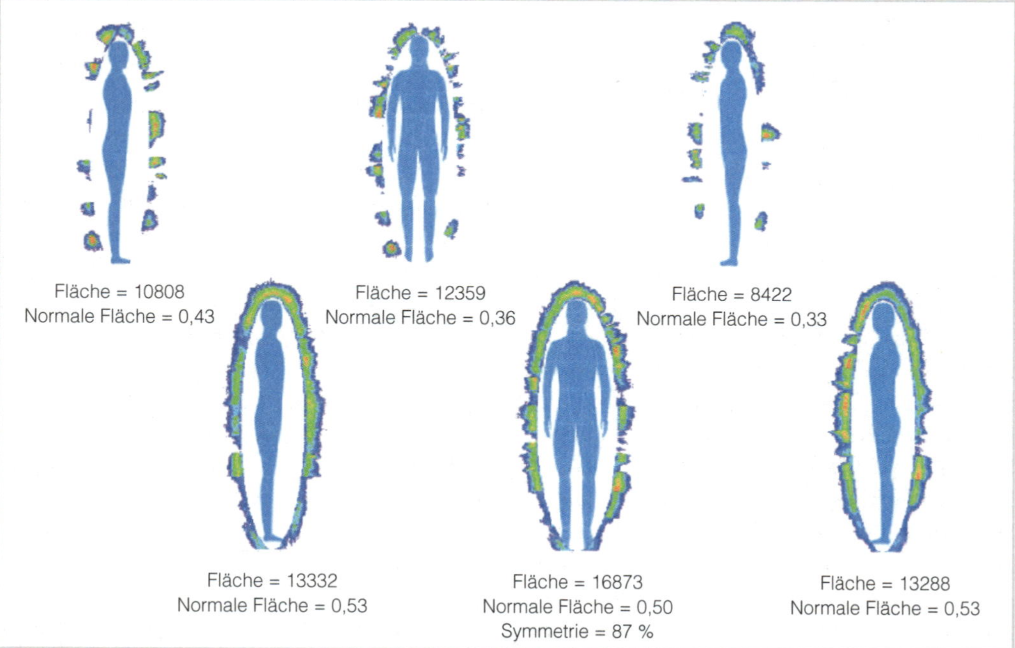

Abb. 10: Veränderung des Energiefeldes innerhalb von ca. 3 Stunden, gemessen mittels GDV-System „Crownscopy"

die den Körper krankmachende Wirkung sowohl der technischen Strahlungen (Elektrosmog, W-LAN, Bluetooth, Handy- und Schnurlos-Telefon-Strahlung etc.) als auch die der geopathischen Belastungen (Wasseradern, Erdstrahlen, Gitternetze etc.) zu beseitigen. Die Problematik wird somit ganzheitlich behandelt, und es muss nicht mehr für jede einzelne Strahlungsquelle eine individuelle Lösung gefunden werden.

Die Mikrowellenfelder oder geopathischen Störzonen sind mit technischen Messgeräten zwar nach wie vor messbar, doch die krankmachende Wirkung auf den Körper wird durch das stärkere Energiefeld des Qi-Home© verhindert und damit die Wasser- und Energiestruktur unseres Organismus geschützt.

Wer die fünf Wirkungsbereiche des Qi-Home© auch für seinen Betrieb und seine Mitarbeiter nutzen möchte, kann bei der Herstellerfirma Qi-Technologies UG auch ein größeres Gerät, ein Qi-Business©, erwerben. Das Gerät besitzt die gleichen Funktionen, wirkt im Gegensatz zum Qi-Home© allerdings nicht nur 15 m im Durchmesser, sondern 150 Meter!

Für denjenigen, der sich auch außerhalb des Energiefeldes vom Qi-Home© oder Qi-Business© vor Strahlung sowie vor Zerstörung seiner Wasserstrukturen und körpereigenen Energien schützen möchte, gibt es auch kleine Qi-Mobile©-Geräte zum Einstecken für die Hosen- oder für die Handtasche.

Die fünf Wirkungsbereiche des Qi-Home©
1. Lebensenergie für den Menschen
2. Heilquell-Wasserqualität aus dem Wasserhahn
3. gesunde Lebensmittel
4. Minusionen in der Luft und
5. Schutz vor technischer Strahlung

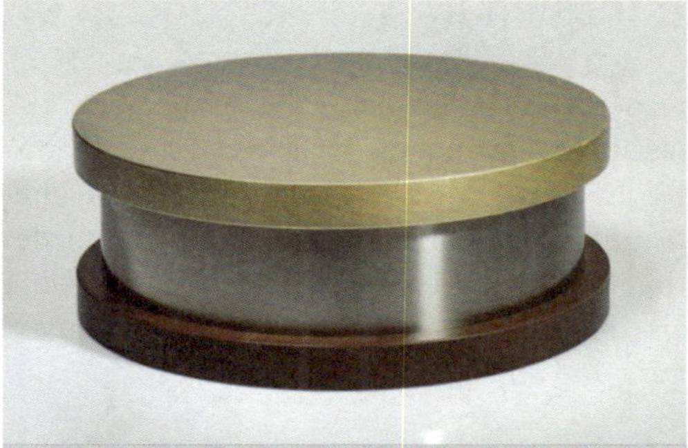

Abb. 11: Der Qi-Home©

Frisch geerntete Pflanzen, deren Wasser noch den Plasma-Zustand und damit einen sehr hohen Gehalt an Biophotonen aufweisen, sind insbesondere als Rohkost optimal für unsere tägliche Ernährung. Ihr hochwertiges Wasser liefert uns Lebensenergie pur! Da sie ebenso wie der menschliche Körper zum allergrößten Teil aus Wasser bestehen, wird der menschliche Körper während der Verdauung dieser Pflanzen somit nicht dehydriert, wie das bei allen sonstigen Nahrungsmitteln mit geringem Wassergehalt generell der Fall ist.

Den Heilpflanzen kommt eine bedeutende Funktion zu, wenn es darum geht, im Körper spezifische Ungleichgewichte, Disharmonien und individuelle energetische Defizite wieder auszugleichen.

Mit diesem Gerät steht nicht nur ein starkes Lebensenergiefeld mit einem sehr ausgeglichenen, vollständigen Lichtspektrum wie in der gesündesten Natur zur Verfügung, sondern auch beste Heilquell-Wasser-Struktur an jedem Wasserhahn, gesunde Lebensmittel, an Minusionen reiche Luft und ein wirkungsvoller Schutz vor krankmachenden Strahlungen.

Nähere Informationen zu diesem Gerät können Sie beim Hersteller anfordern.

Energien im Wasser und in unserem Organismus

Sicherlich hat Sie die Tabelle auf Seite 197 fasziniert. Darin haben wir Ihnen die bekannten Energien der Elektrizität und des Magnetismus aufgelistet, ebenso wie die von uns definierte Lebensenergie, die wir in dieser Grafik als „Fluß der göttlichen Energie" bezeichnen, kurz und adjektivisch als „divifluv".

Die elektrische Energie ist für uns verbunden mit Begrifflichkeiten und Eigenschaften wie: expansiv, eruptiv, ausscheidend, kommunikativ und von der temporären Betrachtungsweise her mit Eigenschaften wie schnell, kurzfristig, ggf. auch hektisch.

Die magnetische Energie ist für uns definiert mit Begriffen und Eigenschaften wie: kontraktiv, impansiv, resorbierend, anziehend, oxidierend und von der temporären Betrachtung her als langsam, stetig und mittelfristig.

Die divifluve Energie bezeichnen wir als taktend, pumpend, fließend, stimulierend und von der temporären Betrachtung her als langfristig, im Grunde genommen als ewig.

Während sowohl die Elektrizität als auch der Magnetismus zwar nicht als statische, aber doch in lediglich eine Richtung wirkende Energien anzusehen sind, gilt die Kraft des göttlichen Flusses nicht nur als von ewiger Dauer, sondern auch als in alle Richtungen wirkend. Dieser Fluss ist der ewige Spender der Ideen und Visionen, der Takte materieller und immaterieller Flüsse, des ewigen Wachsens, Werdens und Vergehens.

Als wir über die dritte Energie des göttlichen Flusses, daher „divifluv", lateinisch divinus und divina (göttlicher/göttliche) und fluvis, der Fluss, nachdachten, da kam uns ein atemberaubendes Erlebnis in den Sinn, welches wir vor einigen Monaten in einem Labor des Universitätsklinikums Münster hatten.

Wir waren dort in ein Institut eingeladen und hatten Gelegenheit, in einem Labor am Schirm den Blutfluss eines Mäuserichs durch die Haut seines Hodensackes zu beobachten. Besonders gut sichtbar waren die gleichmäßig und geordnet fließenden Roten Blutkörperchen, bis plötzlich etwas Atemberaubendes geschah.

Urplötzlich überholte eine ganze Kohorte Roter Blutkörperchen in schnellstem Tempo die mit normaler Geschwindigkeit schwimmenden Erythrozyten, die regelrecht Platz für ihre eiligen Kollegen machten. Diese eilige Truppe verließ die Arterie an einer Stelle, an welcher weder ein arterieller Abzweig noch ein Kapillargefäß zu sehen waren. Das Blutgefäß machte auf und ließ die ganze Truppe hindurch. In kürzester Zeit war der eilige Erythrozytentrupp vom Schirm verschwunden.

Da standen wir, schauten dumm und fragten uns, wer wohl diese Truppe zu Hilfe gerufen hatte oder wer sie geschickt hatte. Wir fragten uns, ob diese Truppe wohl genau wusste, was sie zu tun hatte, was sie zu bringen hatte, wem sie wo zu helfen hatte, und was dergleichen Fragen mehr waren. Wir waren nicht nur erstaunt. Wir waren von Ehrfurcht ergriffen, und uns wurde klar, dass wir nicht nur Rote Blutkörperchen gesehen, sondern dass wir blitzschnell ablaufende und ganz bestimmt sinnvoll gesteuerte Prozesse beobachtet hatten.

Zuhause haben wir dann über die in jeglicher Materie wirkenden Energien nachgedacht. Und natürlich auch über diejenigen, die in den Pflanzen enthalten sind. Ganz sicher war der

Gemüse und seine Energien

Elektrisch	Magnetisch	Divifluv
Austernpilz	Artischocke	Brennnesselblätter
Erbsen	Blumenkohl	Champignon
Giersch	Endiviensalat	Chillis
Grüne Bohnen	Fenchelgemüse	Eisbergsalat
Kohlrabi	Haselnuss	Gurke
Kopfsalat	Karotte	Kürbiskerne
Kürbis	Paprikagemüse	Melde
Mangold	Parisolpilz	Meerrettich
Porree / Lauch	Peperoni	Pfifferling
Rettich	Rote Bete	Rosenkohl
Rote Bohnen	Schwarzrettich	Steinpilz
Rotkohl	Vogelmiere	Tomate
Schwarzwurzel	Wirsing	Walnuss
Sellerie		
Shitakepilz		
Stockschwämmchen (Pilz)		
Wachsbohnen		
Weißkohl		
Zuckerschoten		

Obst und seine Energien

Elektrisch	Magnetisch	Divifluv
Aprikose	Birne	Apfel
Banane	Erdbeere	Johannisbeere Schwarz
Johannisbeere Rot	Granatapfel	Pfirsich
Kirsche	Kiwi	Stachelbeere
Mango	Mandarine	Zitrone
Pflaume	Orange	
Wassermelone	Papaya	
	Quitte	
	Schlehe	

Gewürze und ihre Energien

Elektrisch	Magnetisch	Divifluv
Liebstöckl	Basilikum	Gewürznelke
Majoran	Borretsch	Piment
Senfkörner	Fenchel	Anis
	Kümmel	Bohnenkraut
	Muskatnuss	Knoblauch
	Petersilie	Pfeffer Weiß
	Rosmarin	Schnittlauch
	Thymian	Zwiebel
		Pfeffer Schwarz
		Muskatblüte

Heilkräuter und ihre Energien

Elektrisch	Magnetisch	Divifluv
Baldrian	Angelikawurzel	Arnika
Birkenblätter	Bärentraubenblätter	Augentrost
Bitterklee	Bärlauch	Beinwell
Faulbaumrinde	Benediktenkraut	Brennnessel
Gänsefingerkraut	Bibernellwurzel	Ehrenpreis
Holunderblüte	Bockshornklee	Eisenkraut
Hopfenblüte	Bohnenhülsen	Frauenmantel
Huflattichblätter	Borretsch	Goldrute
Leinsamen	Eibischwurzel	Hagebutte
Liebstöckel	Fenchel	Hanf
Löwenzahnwurzeln	Gundelrebe	Hauhechelwurz
Mariendistelkraut	Heidelbeerblätter	Hirtentäschel
Mariendistelsamen	Isländisch Moos	Johanniskraut
Melissenblätter	Käsepappelkraut	Kamille
Ringelblume	Löwenzahnblätter	Lavendel
Stiefmütterchenkraut	Rosmarin	Lindenblüten
Taubnesselblüten	Sonnentau	Löwenzahn
Wacholderbeere	Spitzwegerich	Lungenkraut

Heilkräuter und ihre Energien

Elektrisch	Magnetisch	Divifluv
Weißdorn	Waldmeister	Mistelkraut
Wollblume	Walnussblätter	Odermennig
Zinnkraut	Wegwarte	Pfefferminze
	Wermut	Salbei
		Schafgarbe
		Schlüsselblume
		Storchenschnabel
		Tausendgüldenkraut
		Tomentilla
		Weidenrinde

Steuerungsprozess, welcher die Roten Blut-körperchen bewegt hatte, weder ein magnetischer noch ein elektrischer. Dieser Steuerungsprozess konnte nur ein divifluver gewesen sein, ein Prozess des göttlichen Lebensflusses und der Lebenserhaltung. Glücklicherweise ist diese divifluve Energie in zahlreichen Heilpflanzen enthalten.

Die Zuordnung der Organe und Funktionen unseres Organismus zu einer einzigen der drei möglichen Energiebereiche ist leider insofern zu kurz gesprungen, als natürlich an jedem Organ und an jeder Funktion zumindest zwei, wenn nicht alle drei Energien beteiligt sind. So ist z. B. die Leber zu 50 % magnetisch und zu 50 % divifluv gesteuert, die Nieren zu 75 % divifluv und zu 25 % elektrisch, das Herz zu 50 % divifluv, zu 30 % elektrisch und zu 20 % magnetisch. BeimMagen sind es 60 % magnetisch und jeweils 20 % elektrisch und divifluv, bei der Milz 50 % divifluv, 30 % magnetisch und 20 % elektrisch.

Betrachten wir einige besondere Pflanzen, dann stellen wir beispielsweise beim Tausendgüldenkraut fest, dass es nicht nur dessen Alkalität und dessen Bitterstoffe sind, die dem Magen helfen. Nein, es ist auch die energetische Steuerung des Tausendgüldenkrautes mit 60 % divifluv und mit je 20 % elektrischer und magnetischer Energie.

Der Weißdorn ist zu 90 % elektrisch, zu 9 % divifluv und zu 1 % magnetisch gesteuert und ist insofern mit seiner elektrischen Stärke ein ausgesprochener Takt- und Impulsgeber für das schwache Herz.

Die Goldrute bietet 60 % divifluve Energie und 40 % elektrische Energie und ist somit auch auf dem energetischen Felde eine der besten Helfer für die beiden Nieren. Und die Mariendistel ist mit 50 % elektrischer, 35 % magnetischer und 15 % divifluver Energie ein ausgewiesener Leberhelfer. Auf diesem Felde der energetischen Analyse der Heilpflanzen liegt noch ein weites Forschungsfeld vor uns, dem wir uns in den nächsten Jahren gerne widmen werden.

Schlusswort

Liebe Leserin, lieber Leser,

lassen Sie sich zum Schluss Ihrer Lektüre noch über drei große Vorhaben informieren, die wir uns beide, Peter Jentschura und Josef Lohkämper, für die nächsten Jahre vorgenommen haben.

Die erste große Aufgabe, die wir uns gestellt haben, ist die Errichtung eines auf unseren bewährten Methoden der Reinigung und Regenerierung des Organismus basierenden Zentrums der Naturkunde.

Zahlreiche, uns teilweise persönlich bekannte Leser sind darüber informiert, dass wir seit einigen Jahren bestrebt sind, ein eigenständiges, ausschließlich an der Naturkunde orientiertes Regenerierungszentrum zu errichten. Das hatten wir vor Jahren auf der Ebene eines Vier- oder Fünf-Sterne-Hotels vor, sind jedoch in der Zwischenzeit von diesem soziologischen Anspruch total abgerückt. Wir wollen dieses Zentrum nach wie vor realisieren, allerdings ohne jedweden Sterne-Anspruch. Wir wollen uns ausschließlich an den Kriterien der Reinhaltung, Reinigung und Regenerierung des menschlichen Organismus orientieren.

Für dieses Zentrum hantieren wir intern mit der Formel: $E_3+R_2 = G$. Diese Formel soll bedeuten, dass wir ein möglichst hohes Maß an Gesundheit mit Entgiftung, Entsäuerung und Entschlackung bewirken wollen, gepaart mit Reinhaltung und Regenerierung.

Wir vertrauen darauf, dass der entgiftete, entsäuerte und entschlackte Organismus, wenn er denn von jeglicher weiteren Vergiftung und Versauerung verschont bleibt, seine Selbstheilungskraft mobilisieren und sich nach Möglichkeit selbst heilen will. Aber wir haben in den letzten Jahren auch einen Durchbruch in der Erforschung der Regenerierung erzielt. Wir haben auch Methoden entwickelt, die in der Lage sind, die körpereigenen Selbstheilungskräfte zu stimulieren.

Wir haben erkannt, dass man vielen Menschen ganz offensichtlich ihnen fehlende Substanzen in bester Qualität und in beliebiger Menge zwar zuführen kann, sie jedoch trotzdem nicht gesunden. Die gewünschte Heilung wird in vielen Fällen durch von uns erforschte Resorptionsinhibitoren, also durch Stoffe behindert, welche die Resorption der notwendigen Substanzen behindern oder sogar verhindern.

Diese Inhibitoren müssen erkannt und gemieden werden. Gleichzeitig muss die Resorptionsfähigkeit des geschwächten und zu regenerierenden Organismus gestärkt werden. Zu diesem Zweck haben wir ein resorptionsverstärkendes Sauerstoffprodukt entwickelt und mit dieser Erkenntnis der Resorptionsbehinderung, -vermeidung und -beförderung ein großes Tor zur einer bislang nicht für möglich gehaltenen Regenerierung aufgestoßen.

Interessierten Lesern bieten wir die Möglichkeit, sich an diesem großartigen Projekt der Naturkunde zu beteiligen. Es soll kein Projekt der Naturheilkunde werden, mit welchem wir uns als die besten Heiler in Szene setzen wollen. Wir wollen keine Naturheilkunde, sondern Naturkunde praktizieren, und zwar vor allen Dingen die Lehren des Hippokrates und des Paracelsus in die Tat umsetzen mit deren Forderung: „Eure Lebensmittel seien Eure Heilmittel, und Eure Heilmittel seien Eure Lebensmittel."

Im Augenblick gehen unsere Menschen, wenn sie sich krank fühlen, als erstes zur etablierten Wissenschaft, sei es zur Medizin oder zur Pharmazie. Sind diese zu der gewünschten Hilfe nicht in der Lage, geht es zur Naturheilkunde. Die hat es dann schon sehr schwer, noch zu helfen, und oft ist der letzte Ausweg das Gebet.

Möglicherweise würde dann jedoch noch Hilfe von der Natur und von der von uns entwickelten Naturkunde kommen. Ein Versuch ist es wert, und wir werden ihn machen. Seien Sie gerne mit dabei!

In einer solchen Institution könnten wir nicht nur gemeinsam Naturkunde mit der Reinhaltung, Reinigung und Regenerierung unseres Organismus praktizieren, sondern wir könnten uns dort auch phantastischen Aufgaben widmen, von denen wir Ihnen jetzt einige Beispiele nennen wollen.

Die nächste Aufgabe, zu deren Lösung wir gern beitragen möchten, ist das Levitieren von Gegenständen, ob Eisen oder große Steine. Für die Levitierung von schweren Gegenständen hat man nach unserem Dafürhalten radiästhetisch exakt deren Plus- und deren Minuspol zu bestimmen. Genau dort wird ein Loch gebohrt, in welches dann eine noch zu findende und zu definierende Blumenzwiebel gesteckt wird, einmal mit dem Plus- und einmal mit dem Minuspol voran.

Dazu braucht es Blumenzwiebeln, ob aus dem Mittelmeerraum oder aus unseren Breiten, und einen guten Radiästhesisten, der sowohl den Plus- als auch den Minuspol eines zu levitierenden Gegenstandes exakt bestimmen kann.

Dieser Plus- oder Minuspol ist das exakt einzuhaltende Zentrum einer immer größeren Aufbohrung des zu levitierenden Steines. Je nach Größe des zu levitierenden Steines fällt das Loch unterschiedlich tief und im Radius unterschiedlich groß aus. Diese Löcher können Sie an riesengroßen behauenen oder verbauten Steinen in Griechenland, Ägypten und Italien bewundern.

Wir denken, dass diese Zwiebeln, ob Knoblauch, Tulpe, Gladiole oder von welcher Blume auch immer, aktiviert werden müssen, bevor man ihre Spitze, das ist deren Minuspol, voraus oder die Triebseite, aus welcher der zukünftige Trieb nach oben wächst, voraus in die jeweils anderspoligen Löcher steckt. Also die Spitze voraus kommt in das Loch des Pluspols und der Pluspol der Triebseite kommt voraus in das Minuspolloch des Steines. Am besten aktiviert man die Zwiebel in der Zeit, in welcher sie auch in der Natur ihr Wachstum startet. So weit unser theorethischer Ansatz.

Als wir uns vor Kurzem mit einem polyglotten Zeitgenossen unterhielten und ihm von unserer These berichteten, dass man in die zu levitierenden Gegenstände an deren Plus- und Minuspol Löcher zu bohren habe, bekamen wir ein fröhliches Lachen zu hören: „Ja, dann fahren Sie einmal in die antiken Steinbrüche nach Griechenland oder Ägypten. Da finden Sie Steine mit Ihren beiden runden Löchern!" Da haben wir nicht schlecht gestaunt und werden uns möglichst bald auf den Weg machen, um unsere ersten Experimente genau dort zu machen, wo man uns das Levitieren von Steinen im wahrsten Sinne des Wortes vorgemacht hat.

Vielleicht suchen wir einmal diese beiden Löcher an der tonnenschweren Platte auf dem Mausoleum Theoderichs des Großen in Ravenna. Wie haben die Ostgoten dieses Mons-

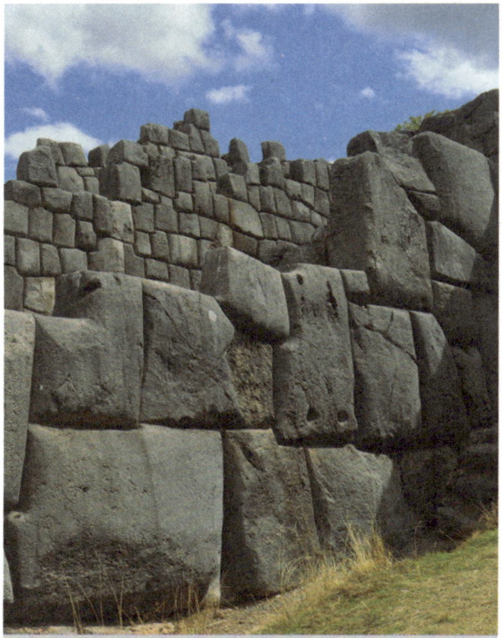

Inkamauer in der Calle Hatunrumiyoc/Cusco

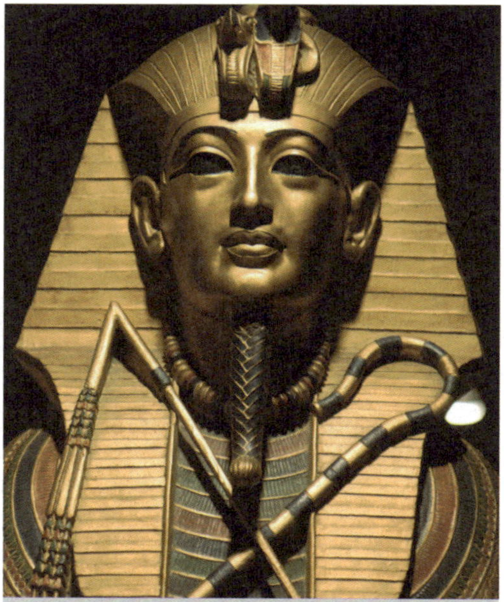

Statue aus Ägypten

trum nur auf das Mausoleum bekommen, wenn nicht durch das Levitieren dieser riesigen Platte?!

Aber es ist nicht nur das Levitieren großer und größter Steine, welches unsere Vorfahren beherrscht haben. Sie konnten auch große und größte Steine verformen. Diese Fähigkeit zu dieser Verformung ließ zyklopenhafte Mauern in Südamerika und auch in Italien entstehen, zwischen deren einzelne Steine nicht einmal eine Rasierklinge hineinpasste. Diese Steine können also nicht mit Hammer und Meißel geformt worden sein, sondern sie müssen mit einer damals bekannten, jedoch heute nicht mehr bekannten Paste bestrichen, erweicht und danach passgenau verformt worden sein.

Wir beide gehen davon aus, dass nicht nur größte Steine in der Antike oder in vorgeschichtlicher Zeit verformt worden sind, sondern dass die damaligen Künstler gleichfalls über diese Fähigkeit und diese Paste verfügten. Wenn wir uns ihre gigantischen Skulpturen z. B. in den Tempeln Ägyptens anschauen, dann glauben wir nie und nimmer daran, dass hier die Künstler mit Hammer und Meißel gearbeitet haben. Die auf das Feinste herausgearbeiteten Züge sind einfach zu genau modelliert.

Ja, wie lassen sich Steine verformen?

Wir nehmen uns als Vorbild einen Vogel, den es am Oberlauf des Amazonas in den peruanischen und kolumbianischen Anden geben soll. Der nistet dort in schwindelerregenden und steilsten Höhen, und zwar mitten in der senkrecht stehenden Granitwand. Dieser Vogel erweicht zuerst den Granit und gräbt sich dann mit dem Schnabel seine Nisthöhle in den erweichten Stein.

Von Vögeln ist bekannt, dass ihr Kot extrem ätzend ist. Jetzt bedarf es zum ganz offensichtlich alkalischen Vogelkot noch einer uns unbekannten Beere oder eines Samens, den wir entweder mit dem Magensaft oder mit dem Kot von Vögeln mischen. Es muss sicherlich nicht der uns im Augenblick noch unbekannte Vogel vom Amazonas sein. Auch in Italien finden sich exakt verformte Steine mit ein bis zwei und mehr Tonnen Gewicht. Also muss es auch im Mittelmeerraum sowohl die gesuchte Beere als auch den gesuchten Vogel geben.

Für die Verformung von Steinen bedarf es also einer alkalischen Paste aus entweder einem Magensekret, Speichel oder Kot eines zu findenden Vogels als auch des hindurchzumischenden Breies einer ganz bestimmten Beere oder eines bestimmten Samens.

Das Pflanzenreich hält nicht nur für uns Menschen gesunde und bekömmliche Stoffe parat, sondern auch hochaggressive Gewürze wie bspw. das Capsaicin der Chilis. Deren Schärfe ist so aggressiv, dass es einem beim Genuss von Chili habanero die Schädeldecke vom Kopf hebt. Dieses Gewürz ist auch von einer unvorstellbar hohen Alkalität.

Wie sagt doch unser kluger Kopf Kurt Tucholsky? – „Alles ist richtig, auch das Gegenteil!" Es ist für uns also vorstellbar, dass der Weg zur Steinerweichung sowohl über extreme Säure-, aber möglicherweise auch über extreme Grade von Alkalität verläuft. Unser Pendel spricht von einer notwendigen Alkalität von pH 15 zur Steinerweichung. Capsaicin soll eine Alkalität bis zu pH 20 – 21 erreichen. Es wird im Labor im Hochsicherheitsbereich verwaltet.

Wer sieht sich in der Lage, uns zu den angedachten Aufgaben der Levitierung und der Steinerweichung Hinweise aus antiker Literatur oder aus eigenem Erleben oder aus Berichten südamerikanischer Indianer, dort beheimateter Naturforscher oder Naturkundler zur Verfügung zu stellen? Wir freuen uns über jede Rückmeldung und danken ganz herzlich im Voraus. Bitte melden Sie sich unter E-Mail: **info@verlag-jentschura.de**

Da sehen Sie einmal, womit sich Peter Jentschura und Josef Lohkämper beschäftigen. Wenn es uns gelingt, ein von uns angedachtes Reinigungs- und Regenerierungszentrum der Naturkunde zu errichten, dann arbeiten wir da nicht nur an der Erhaltung oder Wiedergewinnung menschlicher Gesundheit. Dann arbeiten wir dort auch an der Wiedergewinnung phantastischer Fähigkeiten, über welche schon unsere Vorfahren in der Antike oder in vorgeschichtlicher Zeit verfügten.

Und dann werden wir dort auch versuchen, an der Wiedergewinnung von Kultur und Hochkultur zu arbeiten, indem wir einen Beitrag dazu leisten, unsere Wahrnehmung der Natur aus der zurzeit üblichen Verachtung, Missachtung und Respektlosigkeit gegenüber der Natur herauszuführen, hinaus in eine neue Betrachtung der Achtung und später der Hochachtung der Natur und ihrer Lebewesen und Erscheinungsformen.

Wir grüßen Sie ganz herzlich.

Ihre

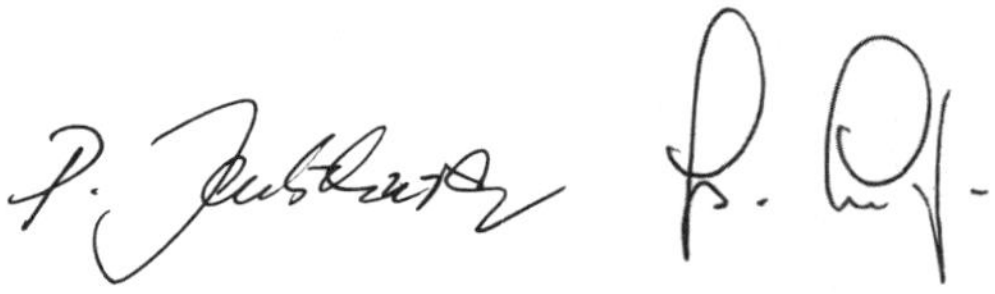

Dr. h. c. Peter Jentschura Josef Lohkämper

Stichwortverzeichnis

Literaturverzeichnis / Weiterführende Literatur

Grandt, Michael und Monika:
„Antibiotika aus der Natur"
Kopp Verlag

Jentschura, Dr. h. c. Peter / Josef Lohkämper:
„Gesundheit durch Entschlackung"
Verlag Peter Jentschura

Jentschura, Dr. h. c. Peter / Josef Lohkämper:
„zivilisatoselos leben – frei von den Zivilisationskrankheiten unserer Zeit"
Verlag Peter Jentschura

Jentschura, Ute und Roland:
„Ratgeber Ernährung"
Verlag Peter Jentschura

Künzle, Johann:
„Chrut und Uchrut"
AT Verlag

Moritz, Andreas:
„Die wundersame Leber- und Gallenreinigung"
Narayana Verlag

Schmidt, Paul:
„Biomosaik des Lebens"
Rayonex Schwingungstechnik

Schmidt, Paul:
„Symphonie der Lebenskräfte"
Rayonex Strahlentechnik

Schmidt, Paul:
„Krebs" (nur noch antiquarisch erhältlich)

Schönfelder, Ingrid und Peter:
Der Kosmos Heilpflanzenführer
Kosmos Verlag

Siewert, A. M.:
„Pflanzliche Antibiotika"
Gräfe und Unzer / GU Verlag

Vanselow-Leisen, Katharina u. Feist, L. Dr.:
„Die Leisenkur"
Turm Verlag Bietigheim

Willfort, Richard:
„Gesundheit durch Heilkräuter"
Rudolf Trauner Verlag

Gesundheitsliteratur aus dem Verlag Peter Jentschura

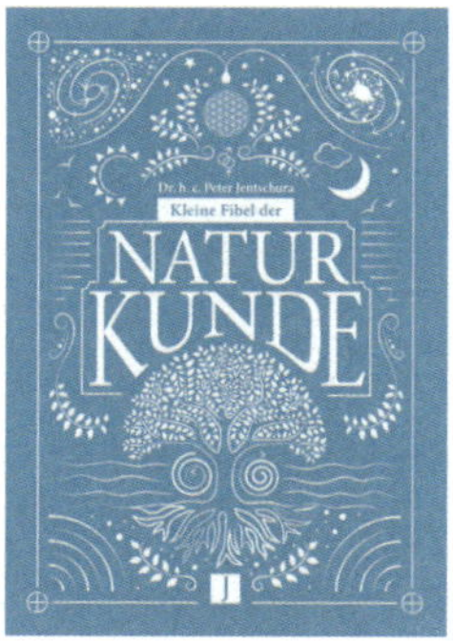

Kleine Fibel der NaturKunde
Dr. h. c. Peter Jentschura

„Eines der großen Ziele der Naturkunde ist es, Wissen und Verhalten zur Bewahrung der Gesundheit von Mensch und Tier, der Natur und unseres gesamten Planeten zu vermitteln und zu bewahren“, betont der Säure-Basen-Bestseller-Autor Dr. h. c. Peter Jentschura. In seinem neuen Werk „Kleine Fibel der Natur-Kunde“ konfrontiert uns der Autor mit herausfordernden Thesen über Mensch, Schöpfung, Natur und Kosmos. Lesen Sie, wie uns Gesundheit für alle Lebewesen gelingen kann!

180 Seiten · Softcover · € 13,90 · ISBN: 978-3-933874-20-7

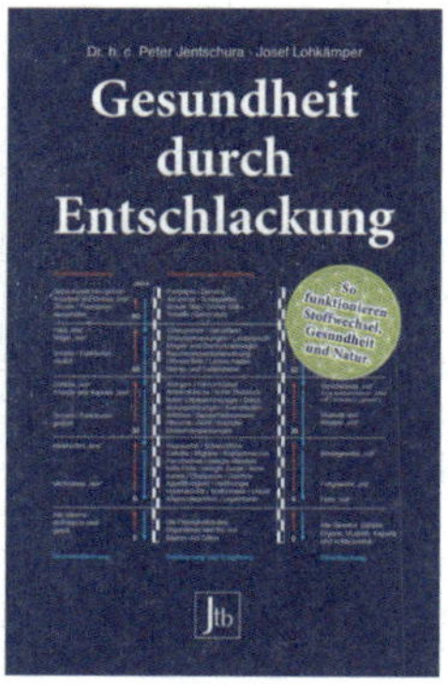

Gesundheit durch Entschlackung
Dr. h. c. Peter Jentschura · Josef Lohkämper

Wenn Sie dieses Buch gelesen haben, werden Sie Ihren Körper mit anderen Augen betrachten als bisher, jeden Menschen mit anderen Augen und mit neuem Wissen anschauen.

Sie werden erfahren haben, dass die zahllosen Zivilisationskrankheiten Folgen menschlichen Fehlverhaltens sind und dass der Mensch unab-lässig Fehler macht, nicht aber sein Körper, seine Organe und Zellen.

354 Seiten mit über 100 Grafiken und Abbildungen
Hardcover · € 17,50 · ISBN: 978-3-933874-37-5

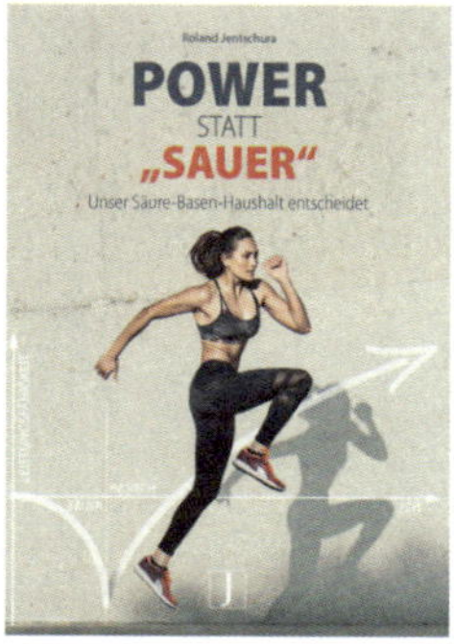

Power statt „sauer“
Roland Jentschura

Das wichtige Buch von Ökotrophologe und Referent Roland Jentschura im Verlag Jentschura für alle Sportler/innen, die gesund ihre ganz persönlichen Ziele erreichen oder sogar aufs Treppchen wollen! Dieses Buch bietet, einfach und bildhaft erklärt, zusammen mit einprägsamen Grafiken und sportlichen Erfolgsgeschichten, das grundlegende Körperverständnis und die Anleitung für gesunden, erfolgreichen Sport in der Säure-Basen-Balance!

176 Seiten mit 80 Abbildungen · Softcover · € 19,50 · ISBN: 978-3-933874-50-4
